Jan Geurtz

Süchtig nach Liebe

Ein Weg zu Selbstakzeptanz und Glück in Beziehungen

Jan Geurtz

Süchtig nach Liebe

Ein Weg zu Selbstakzeptanz und Glück in Beziehungen

Omega

Bibliographische Information der Deutschen Bibliothek

Die Deutsche Bibliothek verzeichnet diese Publikation
in der Deutschen Nationalbibliografie;
detaillierte bibliografische Daten sind im Internet über
http://dnb.ddb.de abrufbar.

1. Auflage Februar 2011

Titel der Originalausgabe:
Verslaafd aan liefde. De weg naar zelfacceptatie en geluk in relaties
erschienen 2009 bei Ambo, Amsterdam
ISBN 978 90 263 2229 7

Übersetzung aus dem Niederländischen:
Martin Rometsch, Martin Meier, Jan Geurtz

Lektorat: Gisela Bongart, Helga Seiler, Martin Meier

Covergestaltung: Hermann R. Lehner

Satz und Gestaltung: Martin Meier

Druck: FINIDR, Český Těšín, Tschechische Republik

Dieses Buch wurde nach den Regeln
der alten Rechtschreibung lektoriert.

ISBN 978-3-930243-59-4

Omega®-Verlag, Gisela Bongart und Martin Meier (GbR)

D-52080 Aachen • Karlstr. 32
Tel: 0241-168 163 0 • Fax: 0241-168 163 3
e-mail: info@omega-verlag.de
www.omega-verlag.de

Inhalt

TEIL 2
Alles ist, wie es ist 123

Anhang 1

Anhang 2

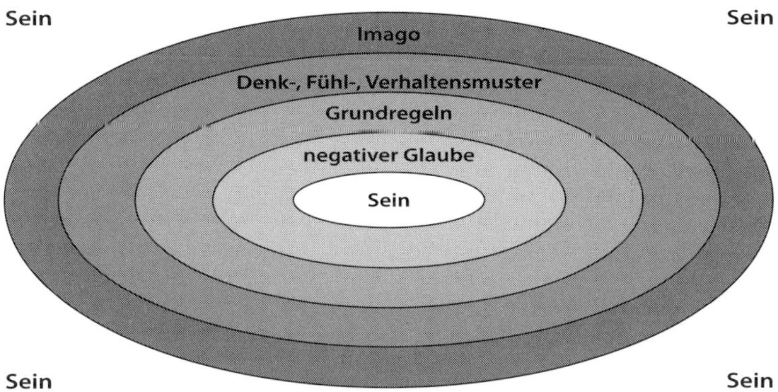

Abbildung 1

Die Schichten unserer Identität als Schleier vor dem natürlichen Seinszustand

TEIL I

Nichts ist so, wie es erscheint

Erkenne alle Dinge als so beschaffen:
wie eine Luftspiegelung, ein Luftschloß,
ein Traum, eine Erscheinung
ohne Essenz, aber mit wahrnehmbaren Eigenschaften.

Erkenne alle Dinge als so beschaffen:
wie die Spiegelung des Mondes
in einem klaren See,
ohne daß der Mond in den See gefahren wäre.

Erkenne alle Dinge als so beschaffen:
wie der Widerhall
von Musik, Klängen und Stimmen,
in einem Echo, das selbst keine Melodie enthält.

Erkenne alle Dinge als so beschaffen:
wie eines Magiers Illusion
von Pferden, Ochsen, Karren und anderem,
ist nichts so, wie es erscheint.

Buddha, geboren als Siddhartha Gautama
(um 450 v. Chr. – um 370 v. Chr.)

Aus dem *Tibetischen Buch vom Leben und Sterben*
von Sogyal Rinpoche

1 Einleitung: Die Mutter aller Irrtümer

Alles Leiden ist Verwirrung.
Verwirrt sein heißt, sich wehren gegen das, was ist.
Wenn du vollkommen erleuchtet bist, willst du das, was ist.
Wenn du also etwas anderes willst als das, was ist,
dann weißt du, daß du verwirrt bist.

Byron Katie
aus *Eintausend Namen für Freude*

Die Liebe hat etwas Seltsames an sich: Sie kann uns das höchste Glück auf Erden schenken, aber auch das tiefste Elend und Leid. Wenn du je erlebt hast, daß der Mensch, in den du insgeheim verliebt warst, dich an einem schönen Tag plötzlich umarmt, seufzt und gesteht, daß er sich schon seit Monaten nach dir sehnt, dann weißt du, was überschäumendes Glück ist. Wenn du mit der Geliebten stundenlang im Bett liegst und alle erregenden Phantasien auszusprechen und auszuprobieren wagst, dann kennst du auch Ekstase. Wenn du schon seit Jahren ein Kind haben willst und der Schwangerschaftstest eines Tages positiv ist, dann weißt du, was tiefe Freude ist.

Aber wenn der Mensch, an den du seit Monaten pausenlos denkst, sich vor deinen Augen einem anderen in die Arme wirft, dann erlebst du die schmerzlichste aller Enttäuschungen. Wenn der Partner, mit dem du seit Jahren zusammen bist, stundenlang mit einer anderen im Bett liegt, während du zu Hause auf die Kinder aufpaßt, dann erlebst du quälende Schmerzen. Und wenn du geschieden wurdest und wieder alleine lebst, verzehrt von Einsamkeit und Niedergeschlagenheit, nun, dann weißt du, was Einsamkeit und Niedergeschlagenheit ist.

Über Glück und Leid wurden unzählige Bücher geschrieben, und die meisten erklären – bewundernd, kritisch oder mit einer Gebrauchsanleitung –, wie wir in diesem prächtigen und gefährlichen Urwald der Gefühle überleben.

Das Buch, das du jetzt in den Händen hältst, handelt von Liebe und Leid, aber noch viel mehr von dem, was Liebe und Leid erfährt, nämlich von unserem Geist. Da wir die wahre Natur unseres Geistes nicht kennen, haben wir auch eine grundlegend falsche Auffassung von Liebe und von der Liebesbeziehung. Die Folge ist, daß wir in unseren Beziehungen selbst die Schmerzen und das Elend erzeugen, denen die Liebe eigentlich ein Ende bereiten sollte.

In diesem Buch geht es um ein Mißverständnis, das so groß und allumfassend ist, das unser Leben so sehr bestimmt, daß ich kaum weiß, wo ich anfangen soll. Da du unter einigen Aspekten dieses Mißverständnisses vielleicht nie bewußt gelitten hast, könntest du den Eindruck gewinnen, ich wolle dir ein Problem einreden. Außerdem hängt dieses Mißverständnis auch davon ab, wie du es betrachtest, und deshalb gibt es auch viele Mißverständnisse über dieses grundlegende Mißverständnis. Mit anderen Worten: Viele Menschen sind sehr geschickt darin, dieses Problem zu leugnen, was übrigens viele neue Probleme hervorruft, die für sie dann Anlaß sind, das eigentliche Problem noch stärker zu verdrängen. Kurz gesagt geht es hier im Grunde um die Mutter aller Probleme, und es könnte dich einige Mühe kosten, dies zu erkennen. Aber wenn es dir gelingt, wird es ein Fest der Erkenntnis sein.

Die Ursache dieses fundamentalen Irrtums liegt in unserem Geist, vor allem in unserer Beziehung zu uns selbst oder noch genauer: in der Art und Weise, wie wir auf unsere Gedanken und Emotionen reagieren und mit ihnen umgehen. In diesem Buch geht es um die tieferen Schichten unseres Geistes, in denen die Ursache vieler Leiden verborgen ist, innerhalb unserer Beziehungen und im übrigen Leben. Es ist nicht leicht, diese Ursache zu verstehen. Dies erfordert einen offenen Geist, der erst prüft, ehe er urteilt. Dennoch ist die Erforschung der Wirklichkeit hinter dem Irrtum viel angenehmer und inspirierender als die dauerhafte Verwirrung. Du kannst beim Lesen dieses Buches viel Neues über deinen Geist lernen und ihn auf ganz neue Weise kennenlernen. Und das Schöne ist: Du mußt nichts glauben oder akzeptieren, nur weil andere es behaupten. Du kannst alles, was in diesem Buch steht, an dir selbst mit Hilfe der praktischen Übungen prüfen, die dir helfen, deinen Geist und die Wirklichkeit mit ganz anderen Augen zu sehen. Dein Geist ist in diesem Buch also der Forscher und das Forschungsobjekt zugleich. Diese Erforschung des Geistes führt unweigerlich dazu, daß das Mißverständnis sich aufklärt und daß du alles, was existiert, auch dich selbst, so siehst, wie es wirklich ist. Diese Wirklichkeit ist so unglaublich tief, so freudvoll, und sie liegt obendrein so sehr auf der Hand, daß man sie kaum *nicht* erklären kann. Somit also doch!

Zuerst möchte ich darüber berichten, wie ich auf dieses Problem und seine Lösung gestoßen bin. Nach einem Leben voller Glück und Leid, mehreren Liebesbeziehungen, dem Großziehen von vier Kindern, verschiedenen Süchten, vielen anstrengenden Berufen und Arbeitsstellen, einem schlimmen Burnout, einer Scheidung, langweiligen und interessanten Studien, verschiedenen Therapien und Ausbildungen, kurz, nach einem ganz normalen Leben begann ich mit 45 Jahren, Menschen zu helfen, die das Rauchen aufgeben wollten. Ich hatte gerade selbst aufgehört zu rauchen und war sehr glücklich darüber. Da ich mich zum Trainer ausbilden ließ, schien es ganz lustig zu sein, mich selbst einer Raucherentwöhnung zu unterziehen. Dieses Vorhaben gelang sofort, und nach einem Jahr schrieb ich ein Buch für Menschen, die das Rauchen aufgeben wollten. Es ist inzwischen ein Bestseller. Danach baten mich viele Menschen um Hilfe bei anderen Süchten. Nun fiel mir ein Muster bei all diesen Suchtproblemen auf: Sie waren die Folge des Strebens nach mehr Glück und weniger Leid. Doch gerade die Art und Weise, wie die Betroffenen nach Glück strebten, verursachte die Sucht. Und gerade die Art und Weise, wie sie versuchten, schmerzliche Gefühle loszuwerden, rief immer schmerzlichere Gefühle hervor.

Wenn die Wirkung einer Handlung das genaue Gegenteil dessen ist, was du damit bezweckst, liegt ein kontraproduktiver Reflex vor. Ein oft zitiertes Beispiel ist das Kratzen nach einem Mückenstich: Der Juckreiz wird dadurch noch schlimmer. Eine Sucht ist ein Schulbeispiel für einen kontraproduktiven Reflex: Das süchtigmachende Mittel soll ein unangenehmes Gefühl beseitigen und durch ein angenehmes ersetzen. Das gelingt übrigens nur für den kurzen Zeitraum, während dessen das Mittel einen Rausch auslöst, aber gleichzeitig verstärkt der Gebrauch des Mittels die negativen Gefühle, die man eigentlich loswerden wollte. Wenn du trinkst, um in Gesellschaft weniger gehemmt zu sein, fühlst du dich immer gehemmter und mußt immer mehr trinken, um gelegentlich spontan handeln zu können. Wenn du Aufputschmittel schluckst, um deine chronische Müdigkeit zu überwinden und im Alltag energischer zu sein, dann wirst du immer müder, und mit der Zeit kannst du ohne das Mittel nicht einmal mehr deine Wohnung aufräumen. Kurz gesagt: alle scheinbaren Vorteile der Droge sind nur kurze Aufmunterungen in einer Entwicklung, die stetig abwärts führt und immer mehr Leid hervorruft. Das Mittel wird dadurch immer notwendiger, um wenigstens ab und zu dem Elend noch entrinnen zu können.

Ich habe meine Erfahrungen in einem Buch über Süchte beschrieben (Suchtfrei), und viele Menschen fanden dadurch heraus, daß es viel einfacher und angenehmer ist, Abhängigkeit zu überwinden, als sie während ihrer Sucht geglaubt haben. Anders gesagt: Der Gedanke, es sei furchtbar schwierig aufzuhören, ist eine Illusion, hervorgerufen von der Sucht. Eben diese Angst vor dem Aufhören ist das Wesen der Sucht. Es ist eine Angst, die sich selbst bestätigt. Ein kontraproduktiver Reflex, wie etwa eine Sucht, hält nämlich nur sich selbst in Gang. Sobald der süchtige Geist sein Mißverständnis durchschaut, ist er frei. Dann ist das Aufhören ein Fest der Befreiung und Erlösung, das Gegenteil dessen, wovor der Süchtige Angst hatte.

Während der Arbeit mit Süchtigen wurde mir klar, daß die negativen Gefühle, die wir mit süchtigmachenden Drogen loswerden wollen, immer in der Kindheit entstehen. Ich entdeckte, daß die Art, wie Eltern versuchen, ihre Kinder zu glücklichen und erfolgreichen Erwachsenen zu erziehen, diese dazu bringt, zu glauben, sie seien nicht gut genug, solange sie so sind, wie sie sind, und müßten statt dessen zunächst lernen, alle möglichen Bedingungen zu erfüllen. Das löst in den Kindern tiefe Unsicherheit und Selbstablehnung aus, die sie als Erwachsene verzweifelt bekämpfen, z.B. mit Drogen. Auch hier ist ein kontraproduktives Muster am Werk, denn die Art und Weise, wie Eltern ihre Kinder glücklich machen wollen, führt im späteren Leben zum größten Leid.

Darüber habe ich ein Buch geschrieben, wodurch ich die Möglichkeit erhielt, mit Eltern über ihre problematischen Kinder zu sprechen. In den meisten Fällen hatten die Eltern das „Problem" der Kinder erschaffen oder zumindest vergrößert oder aufrechterhalten, und zwar dadurch, wie sie dem Kind zu helfen versuchten. Sobald die Eltern das verstanden und nicht länger versuchten, das Kind zu verbessern, sondern sich und ihre Angst, keine guten Eltern zu sein, akzeptierten, löste sich oft auch das Problem des Kindes in Luft auf. Daß gute Absichten häufig kontraproduktiv sind hat also oft etwas mit Angst zu tun. Wenn wir vor der Angst weglaufen, sorgen wir selbst für die gefürchteten Folgen.

Die Leser dieser Bücher bitten mich manchmal um Hilfe bei ihren Beziehungskrisen. Und in der Tat treibt der kontraproduktive Reflex auch in Beziehungen sein Unwesen. Die Methoden, die Menschen anwenden, um ihre Beziehung zu retten, vergrößert das Problem, bis eine Trennung unvermeidlich wird. Dahinter verbirgt sich ein noch tieferer und schlimmerer Reflex: Die Art und Weise, wie wir nach Liebe und Geborgenheit streben, vergrößert unsere Einsamkeit und Abhängigkeit und sorgt dafür, daß wir unser Glück – sofern es sich ab und zu einstellt – ungewollt und unbewußt zerstören. Die Art und Weise, wie wir eine liebevolle Beziehung erstreben und sie zu bewahren suchen, trägt in sich schon die Ursachen für deren Scheitern sowie für die anschließende Einsamkeit und Verlassenheit. Und dieser tiefe Schmerz beim Scheitern einer Beziehung vergrößert wiederum unsere Sehnsucht nach einer neuen Liebesbeziehung, oder manchmal gerade unsere Furcht davor. In beiden Fällen gehen wir wieder in dieselbe Falle und legen den Grundstein für die folgende schmerzhafte Krise.

Sobald du beginnst, darauf zu achten, fallen dir die kontraproduktiven Reflexe bei vielen kleineren Problemen immer mehr auf. Die Art, auf die wir versuchen, bei fremden Leuten Eindruck zu machen, verursacht nur noch mehr Unsicherheit. Wir wollen von anderen anerkannt werden und büßen gerade dadurch an Selbstwert ein. Die kleinen Unaufrichtigkeiten, mit denen wir verhindern wollen, daß andere uns ablehnen, verstärken unsere Angst vor Ablehnung eher noch. Wir versuchen, angenehme Gefühle festzuhalten oder wiederzubeleben, und vermasseln dadurch alles. Wir wollen uns vor Not schützen und rufen dadurch Leid aller Art hervor. Kurz gesagt: Jede Art von Schutz gegen Angst und Schmerz verkehrt sich allmählich in ihr Gegenteil. Unsere ganze Identität, alle Muster und Automatismen, die wir erlernt haben, um als Frau oder Mann, als Mutter oder Vater, als Freund oder Kollege, ja sogar als Single zu funktionieren, bewirken das genaue Gegenteil dessen, was wir uns wünschen. Wir verringern oder sabotieren unser Glück durch die Weise, wie wir uns daran festklammern. Wir vergrößern oder verlängern unser Elend ausgerechnet durch die Art, wie wir es zu beenden versuchen. Der buddhistische Weise Shantideva (8. Jahrhundert) drückte es so aus:

Obwohl alle Menschen nach Glück streben, behandeln sie ihr Glück aus Unwissenheit wie ihren größten Feind. Obwohl alle Menschen Leid vermeiden wollen, laufen sie ihm bisweilen geradezu nach.

Um dieses Problem geht es in diesem Buch, und es ist ein ziemlich hartnäckiges Problem, an das wir uns gewöhnt haben. Aber, so lautet die gute Botschaft, wir können es lösen, weil es auf einem Mißverständnis basiert, das sich obendrein selbst aufrechterhält. Es ist ein Teufelskreis, ein Irrtum, der immer wieder neu entsteht – als Folge des vorherigen Irrtums. Wir erschaffen unser Leid immer wieder neu und verpfuschen unser Glück. Dieses Buch zeigt dir, wie du damit aufhören kannst: wie du lernen kannst, nichts zu tun, wo du jetzt Leid hervorrufst, wie du lernen kannst zu geben statt deinen Mangel und deine Bedürftigkeit aufrechtzuerhalten, wie du lernen kannst, alles zu umarmen, was du jetzt verurteilst und ablehnst. Kurzum, du wirst lernen, die Muster zu durchschauen, mit denen du versuchst, deine negativen Gefühle zu überwinden, um sie dadurch stets aufs Neue auszulösen. Du wirst sehen, daß das Glück dir viel näher ist, als du immer geglaubt hast. Du brauchst nicht erst den Prinzen auf einem weißen Pferd oder die aufregendste Geliebte der Welt zu finden. Du mußt nicht erst reich werden oder einen phantastischen Job und ein neues Haus bekommen. Du mußt nicht erst einen meilenweit entfernten Zustand der Erleuchtung erreichen, um dieses Glück zu finden. Es liegt ganz in der Nähe, in der Klärung des grundlegenden Mißverständnisses und der Erkenntnis des Wesens deines Geistes. Dadurch beseitigst du auch die Ursachen des Leidens und findest die Hilfsmittel, die dir bedingungsloses Glück bringen. Dann erst kannst du liebevolle

Beziehungen eingehen. Und der phantastische Job und das neue Haus sind auch ok, aber dein Glück hängt nicht mehr davon ab.

Also: Befindet sich dein Leben derzeit in einer Krise? In einer Beziehungskrise oder etwa in einer Einsamkeitskrise? Oder vielleicht in einer Identitätskrise, einem Burnout oder einer Depression? Egal, wie schmerzlich das für dich ist, es ist eine Chance, das gesamte, sich selbst aufrechterhaltende Krisensystem zu durchschauen und ein für allemal zu beseitigen. Aber auch wenn dein Leben jetzt ruhig verläuft und du eine schöne, liebevolle Beziehung genießt oder ein wundervolles, reges und aktives Leben als Single führst, brauchst du nicht zu verzagen. Denn auch in diesem Fall kannst du dieses Buch nutzen, um zu erkennen, wie du dein Glück einschränkst und bereits an deinem zukünftigen Unglück arbeitest. Und obendrein zu erfahren, wie du damit aufhören und statt dessen Glück für dich und andere hervorbringen kannst.

Denn jenseits dieses Kreislaufs – Sehnsucht nach Liebe, Liebe finden, Liebe verlieren, schreckliche Sehnsucht nach Liebe – gibt es einen Seinszustand, der völlig frei ist von diesem krampfhaften Streben nach Liebe und Anerkennung – aus dem einfachen Grund, weil dieser Zustand selbst Liebe ist. Es ist möglich und erreichbar, sich vom Streben nach Liebe zu befreien, indem du begreifst, daß die Liebe immer schon bei dir war. In diesem Zustand herrscht kein Mangel an Liebe mehr, und Sehnsucht nach Liebe ist dort unbekannt. Es ist ein müheloser Zustand des Gebens und Empfangens von bedingungsloser Liebe. Ja wirklich, es ist möglich, und ich werde dir jetzt gerne erklären, wie.

2 Die erste Schicht unserer Identität: Der negative Glaube

Alles Leiden entsteht durch unser Haften an einem falschen Selbstbild.

Buddhistische Weisheit

Meine ersten Erfahrungen mit der Liebe sammelte ich mit Martha. Ich war elf Jahre alt und besuchte die erste Klasse der Mittelschule. Ich träumte von Martha, starrte in tiefer Melancholie das Klassenfoto an, auf dem sie zu sehen war, und wich in der Klasse nervös zurück, wenn sie mir nahe kam. Der Gedanke, mich an sie heranzumachen, war noch zu beängstigend, darum blieb es bei meiner heimlichen Liebe. Das Ende kam während eines Ausflugs zu den Höhlen von Han in Belgien am Ende des Schuljahres. Die ganze Klasse lief durch die dunklen, unterirdischen Gänge, in denen alle fünfzig Meter eine schwache Glühlampe für spärliche Beleuchtung sorgte. Ich ging hinter Martha, und neben ihr ging einer der stärksten Jungen der Klasse. Auf einmal sah ich, daß die beiden Händchen hielten. Jedesmal, wenn es zwischen den Lampen dunkler wurde, steckten sie die Köpfe zusammen, und wenn es wieder heller wurde, hielten sie wieder etwas Abstand. Ich weiß nicht mehr, ob es sehr weh tat, das zu sehen; aber ich erinnere mich noch gut daran, wie die mechanische Bewegung der beiden Köpfe scheinbar von der Helligkeit des Ganges bestimmt wurde. Wahrscheinlich versuchte ich schon damals, meine schmerzlichen Gefühle mit Hilfe einer nüchternen Beobachtung zu überwinden. Danach war es jedenfalls mit dieser Liebe schnell vorbei.

Jeder, der eine solche zarte pubertäre Verliebtheit mitgemacht hat, weiß, daß sie bis zum Rand mit Angst und Hoffnung gefüllt ist: Angst, daß die eigenen Gefühle entdeckt und bespöttelt werden, und Hoffnung, daß sie erwidert werden. In diesem Spiel aus Hoffnung und Furcht ist der Einsatz hoch, denn es geht um totale Zurückweisung oder höchste Bejahung. Und wenn du dich nicht traust, ein Risiko einzugehen, und deine Gefühle verheimlichst, sind Frustration und Selbstablehnung die Folge. Kurz gesagt verdankt das ganze Geschehen rund um die Verliebtheit seine enorme Spannung anscheinend vor allem dem Umstand, daß wir sowohl mit totaler Bejahung als auch mit der tiefsten Ablehnung rechnen müssen.

Bei der pubertären Verliebtheit ist diese Spannung deutlich erkennbar; doch sie bleibt bei allen späteren, eher „erwachsenen" Arten der Liebessehnsucht wirksam, wenn auch oft im Verborgenen. Genauso läßt sich der Mann, der seiner neuen Freundin von seinen früheren Abenteuern erzählt, ihr jedoch verschweigt, daß er gelegentlich mit Prostituierten Kontakt hatte, von seiner Angst vor Ablehnung leiten. Und die Frau, die ihrem Mann gesteht, daß sie ab und zu gerne allein Urlaub machen würde, fürchtet sich ebenfalls vor Zurückweisung. Wenn du dein eigenes Verhalten genau unter die Lupe nimmst, siehst du, daß du sowohl in der Anfangsphase einer Beziehung als auch in der stabilen Phase ständig in diesem Spiel aus Hoffnung und Angst gefangen bist. Das heißt nicht, daß du andauernd hoffst und fürchtest. Vor allem in der stabilen Phase bist du in der Regel so gut auf die Situation und deinen Partner eingespielt, daß du solchen Gefühlen vorbeugen kannst. Du weißt dann, welche Verhaltensweisen du tunlichst vermeiden solltest und welche dir ziemlich sicher Pluspunkte einbringen. Also bleibst du soweit wie möglich innerhalb dieser sicheren Grenzen, damit der Partner dich nicht ablehnt, sondern schätzt. Es setzt eine ehrliche Selbstprüfung voraus, diese Mechanismen bei sich selbst zu entdecken. Aber sie sind immer da, auch wenn du glaubst, in einer „guten Beziehung" zu leben.

Daß wir diese furchtvermeidenden Pfade beschreiten, zeigt sich am deutlichsten im Umgang mit dem geliebten Menschen, aber wir tun es mit jedem. Die Stärke sowohl der Hoffnung als auch der Furcht entspricht dabei der Intensität deiner Gefühle für den anderen. Beim Bäcker wirst du meist kein Problem haben. Doch wenn du nach langem Warten endlich dran bist und sich ein Kunde vordrängelt, der gerade erst hereingekommen ist, ist das Spiel aus Hoffnung und Furcht sofort in vollem Gang. Du hoffst, deine Rechte werden respektiert, und du fürchtest Ablehnung. Wenn du deine Wut um des lieben Friedens willen herunterschluckst, fühlst du dich meist schwach, und das ist eine Form der Selbstablehnung. Du befindest dich also in einem Dilemma. Einerseits hoffst du, anerkannt zu werden und hast zugleich Angst vor Ablehnung. Andererseits lehnst du dich selbst ab.

Die Ursache dieser grundlegenden Mischung aus Hoffen und Bangen liegt in der Art der Beziehung, die wir mit uns selbst haben, oder, anders ausgedrückt, in unserem Selbstbild, unserer Identität. Diese hat nämlich eine Struktur, die komplett von Selbstablehnung bestimmt wird. Im nächsten Kapitel werde ich zunächst die Struktur unseres Selbstbildes erklären und anschließend einige weitere kontraproduktive Automatismen, die wir bei unserem Streben nach Glück und Anerkennung verwenden (siehe dazu auch die Abbildung auf Seite 7). Anschließend werde ich beschreiben, wie diese Mechanismen dafür sorgen, daß die meisten Liebesbeziehungen scheitern, weil sie genau das Leid hervorrufen, vor dem wir zu fliehen versuchen. Die zweite Hälfte des Buches handelt davon, wie wir diesen kontraproduktiven Mechanismus loswerden und wie wir – mit oder ohne Beziehung – Liebe und Unabhängigkeit genießen können.

Der Kern unseres Selbstbildes ist Selbstablehnung und Abneigung gegen diese Selbstablehnung. Beide fasse ich mit dem Begriff „negativer Glaube“ zusammen. Niemand wird damit geboren, aber jeder hat es. Wir erlernen ihn in den ersten zehn Jahren unseres Lebens. Wenn du Babys und Kleinkinder beobachtest, siehst du, daß diese gar kein Selbstbild haben, auch kein negatives Selbstbild. Sie verhalten sich völlig ungehemmt und spontan. Wenn sie wütend sind, schreien sie. Wenn sie Hunger haben, weinen sie. Wenn sie froh sind, jauchzen sie. Dieses natürliche, spontane Verhalten von Kleinkindern gilt manchmal als höherer Seinszustand, den wir als Erwachsene verloren haben und wiederfinden müssen. Das ist ein Irrtum. Der natürliche Zustand kleiner Kinder ist kein höherer Seinszustand, schon deshalb nicht, weil ein Kind sich seines Seinszustandes gar nicht bewußt ist. Das Kind ist Spielball seiner Spontaneität und kann sich deshalb sehr unsicher, machtlos und enttäuscht fühlen.

Sehr kleine Kinder haben also noch kein Selbstbild. Aber wenn sie ungefähr ein bis anderthalb Jahre alt sind, beginnt die Entwicklung eines mentalen Selbstbildes. Etwa gleichzeitig lernt das Kind zu sprechen, und die Eltern versuchen zum ersten Mal, ihm Grenzen zu setzen. Sobald Eltern merken, daß eine sinnvolle Kommunikation mit dem Kind möglich ist, beginnt auch die eigentliche „Erziehung“: der Versuch, dem Kind bestimmte Verhaltensweisen beizubringen und ihm andere abzugewöhnen. Das Kind merkt (anfangs unbewußt), daß es nicht mehr bedingungslos bewundert, verköstigt und versorgt wird wie in der Gebärmutter und im ersten Lebensjahr, sondern daß es sich ändern muß, um diese Versorgung und Wertschätzung sicherzustellen. Wenn es sein Fläschchen austrinkt, wird es von der Mutter gelobt; wenn es etwas übrigläßt, ist die Mutter besorgt. Wenn es ins Töpfchen pinkelt, ist das anfangs ein großer Erfolg, während es für ein „Mißgeschick“ immer nachdrücklicher getadelt wird. Vielleicht ist es süß, wenn ein sehr kleines Kind mitten in der Nacht singend durchs Haus läuft, aber wenn ein vierjähriges Kind das tut, sind die meisten Eltern nicht mehr so erfreut. Das ist übrigens kein Fehler, sondern es ist völlig normal, daß die Eltern dem Kind nach und nach Grenzen setzen. Andernfalls würde es weder sprechen lernen noch ein Selbstbild entwickeln. Es gibt Fälle von Kindern, die von Tieren aufgezogen oder von einer psychotischen Mutter eingesperrt wurden. Sie wuchsen auf wie Tiere, ohne Sprachfertigkeit und Selbstbetrachtung . Das ist ein weiteres Zeichen dafür, daß kleine Kinder sich – wie Tiere – nicht in einem höheren Seinszustand befinden, obwohl sie im „Hier und Jetzt“ leben. Die Bildung eines Egos oder Selbstbildes ist eindeutig ein notwendiger Schritt in der Entwicklung des Menschen, und erst danach ist eine spirituelle Entfaltung über das Ego hinaus möglich.

Die ersten Anflüge von Selbstbewußtheit entstehen beim Kind, wenn die zunächst selbstverständliche totale Bejahung endet und unerwünschtes Verhalten abgelehnt und korrigiert wird.

Das Kind lernt, daß es so, wie es ist, nicht gut genug ist, sondern Bedingungen erfüllen muß, damit es sich gut oder erwünscht fühlen darf. Obwohl das ein normaler Entwicklungsvorgang ist, dürfen wir die Angst nicht unterschätzen, die er bei einem Kind auslösen kann. Alle tiefen Gefühle von Abhängigkeit, die wir auch als Erwachsene gelegentlich empfinden – zum Beispiel in einer gestörten Liebesbeziehung –, haben ihren Ursprung in dieser Anfangszeit der Erziehung. Bei einem Erwachsenen sind sie eine Illusion, sie stimmen nicht mit der Wirklichkeit überein. Erwachsene können ja für sich selbst sorgen, egal, wie stark das Gefühl „Ich kann nicht ohne dich leben“ sein mag. Bei einem kleinen Kind ist dieses Gefühl der Abhängigkeit sehr wohl realistisch. Wenn man nicht gehen, mit den Händen nichts tun und nicht sprechen kann, kein Geld, kein eigenes Haus und keinen eigenen Besitz hat, dann ist man wirklich sehr vom Wohlwollen seiner Mutter abhängig. Und wenn diese sich ärgert, weil du dein Fläschchen nicht leergetrunken oder neben den Topf gepinkelt hast, dann hängt die Angst, die dadurch ausgelöst wird, mit echter Abhängigkeit zusammen. Aus denselben Gründen leiden Kinder nach einer schweren Geburt, einer Frühgeburt oder einer unsicheren Kindheit im Durchschnitt häufiger an Angststörungen, wenn sie erwachsen sind.

Jeder hat seine ersten Lebensjahre in echter Abhängigkeit und existentieller Angst vor Ablehnung verbracht. Diese Angst war ursprünglich Angst vor dem Verlassenwerden und letztlich auch Todesangst. Kein Wunder also, daß wir uns bis ans Ende unseres Lebens davor fürchten und versuchen, diese Angst so gut wie möglich zuzudecken. Angst ist die tiefste Kraft hinter unserem lebenslangen Streben nach Liebe und Anerkennung.

Ist dir klar geworden, daß unser negativer Glaube, unsere tiefsten Gefühle der Unzulänglichkeit die Grundlage unseres Selbstbildes und damit aller Liebesbeziehungen sind? Damit will ich nicht bestreiten, daß die meisten Beziehungen auch schöne und liebevolle Aspekte aufweisen. Doch auf dem Boden dieser Tatsache kannst du deine heutigen und zukünftigen Beziehungsprobleme erkennen und lösen. Untersuche einmal die Beziehungskrisen, die du in deinem Leben mitgemacht hast. Versuche, die Not, die Beklemmung, die Angst vor dem Verlust des anderen, die quälende Hoffnung und Unsicherheit wiederzuempfinden. Denke an das schmerzliche Gefühl, einen anderen Menschen zu brauchen, nicht ohne ihn leben zu können. Denke an das frustrierende Gefühl der Machtlosigkeit, an das Gefühl, gescheitert und schwach zu sein, an Schuldgefühle und bittere Vorwürfe. Wenn du das alles genau untersuchst, siehst du, daß diese Schmerzen jedes Selbstwertgefühl ausgelöscht haben. Das ist dein negativer Glaube, deine tiefste Selbstablehnung.

Der negative Glaube ist also nicht die vernünftige Einstellung eines Erwachsenen zu sich selbst. Du weißt wahrscheinlich am besten, daß du nicht völlig wertlos bist, daß du sportlich bist, oder gebildet und kultiviert, daß du lieben und für geliebte Menschen sorgen kannst. Aber wenn der Geliebte dich im Stich läßt oder wenn du zu lange allein und ohne Liebe und Anerkennung warst, meldet sich plötzlich dieses Gefühl der Wertlosigkeit, der Angst, der Minderwertigkeit und des Scheiterns. In diesem Augenblick hast du überhaupt nichts von der Gewißheit, daß du ein guter und netter Mensch bist. Denn das Gefühl der Selbstablehnung ist viel stärker. Das ist dein negativer Glaube und der Kern deines Selbstbildes.

Es ist sehr wichtig, daß du lernst, diesen negativen Glauben zu benennen. Du brauchst nicht zu lernen, ihn zu erkennen, denn du kennst ihn bereits. Du hast ihn oft genug erlebt und dich vor ihm gefürchtet. Also weißt du, wovon wir reden. Aber da du die ganze Zeit vor diesem negativen Glauben weggelaufen bist und versucht hast, ihn mit den anderen Aspekten deines Selbstbildes zu verdecken, lohnt es sich, von jetzt an nicht mehr vor ihm davonzulaufen, sondern sich mit ihm zu beschäftigen. Gehe in Gedanken zurück zu den Krisen in deinem Leben, als du dich verlassen und einsam fühltest, etwas sehr Wichtiges verloren hattest oder dir etwas Wichtiges mißglückte. Versuche, dieses tiefe Gefühl der Selbstablehnung in eigene Worte zu fassen. Die folgende Liste enthält einige der häufigsten Umschreibungen des negativen Glaubens. Vielleicht paßt die eine oder andere auf die Art und Weise, wie du dich ablehnst. Wenn nicht, kannst du zuerst alle Umschreibungen streichen, die deiner Meinung nach nicht zutreffen. Wenn du eine oder mehrere gefunden hast, dann bleibe einige Momente in dem Gewahrsein, daß dies der tiefste Glaube ist, den du über sich selbst hegst, auch wenn du es nicht fühlst.

Ich bin wertlos.
Ich bin dumm.
Ich bin schlecht.
Ich bin schwach.
Ich bin böse.
Ich bin egoistisch.
Ich bin unbedeutend.
Ich bin gewöhnlich.
Ich bin nicht gut genug.

Ich bin ein Versager.
Ich bin durchschnittlich.
Ich bin mittelmäßig.
Ich bin feige.
Ich bin faul.
Ich bin ein Nichts.
Ich bin seltsam.
Ich bin häßlich.
Ich darf nicht hier sein.
Ich bin ein „loser".
Ich gehöre nicht dazu.
Ich bin für andere eine Last.

Treffen eine oder mehrere Aussagen auf dich zu? Herzlichen Glückwunsch! Das ist die illusionäre Basis deiner illusionären Identität. Der Begriff illusionär bedeutet hier übrigens nicht, daß du nicht wirklich leidest. Es bedeutet nur, daß solche Aussagen sich nicht auf das beziehen, was du wirklich bist, sondern auf das, was du zu sein glaubst.

Nachdem du nun die Grundlage deiner Identität gefunden hast, schlage ich dir vor, den Spiegeltest auszuprobieren, um diese vielleicht ganz interessante Theorie zu einer echten Erfahrung zu machen. Später werde ich dir den Spiegeltest genauer erklären. Aber du mußt ihn dann bereits hinter dir haben.

Und so geht der Spiegeltest: Stell dich vor einen nicht zu kleinen Spiegel. Sorge dafür, daß du allein bist und nicht gestört wirst. Betrachte dein Spiegelbild ohne positive oder negative Absichten, also so neutral wie möglich. Sprich dann deine negativen Gedanken ohne Einleitung oder Erklärung laut aus, ohne Vergleiche zu ziehen, ohne zu urteilen, ohne Verpackung und

Firlefanz, ohne Kommentare – als wäre alles eine schlichte Tatsache: Ich bin dumm, ich bin wertlos, ich bin schwach und so weiter. Betrachte dann aufmerksam sowohl dein Spiegelbild als auch deine innere Welt. Versuch es. Laß dir die Chance nicht entgehen, eine besondere Erfahrung zu machen! Bleib hinterher noch eine Weile still mit dir selbst allein an einem Ort, an dem niemand dich stört. Viel Erfolg!

3 Die zweite Schicht unserer Identität: Die Grundregeln

Alles ist ein Trugbild außer Güte.

Buddhistischer Spruch

Der Kern unserer Identität ist also der negative Glaube oder die Selbstablehnung. Sie ist schuld daran, daß unsere wahre Natur, die in sich vollkommen ist, für uns unsichtbar bleibt und wir uns in negativen Vermutungen über uns selbst verstricken. Dies ist die erste Schicht der Schleiers, der unseren natürlichen Seinszustand verhüllt (siehe Abbildung auf Seite 7). Aber es ist ein schmerzhafter und beängstigender Schleier, gegen den wir eine starke Abneigung haben. Und aus dieser Abneigung fließt der Rest unserer Identität, mit der wir die schmerzliche Selbstablehnung verdecken, um sie nicht mehr spüren zu müssen. So entsteht die Verleugnung der Leugnung: Wir wissen nicht einmal mehr, daß es einen natürlichen Zustand gibt, dem wir entfremdet sind. Wir wollen nur das schmerzhafte Gefühl der Unzulänglichkeit und Wertlosigkeit loswerden.

Die erste Hülle unserer Identität, der negative Glaube, wird sogleich von einer zweiten Schicht bedeckt. Diese besteht aus allen Grundregeln und Grundbedingungen, denen wir genügen müssen, um uns gut und wertvoll fühlen zu können. Wenn wir diese Bedingungen erfüllen, erhalten wir die Liebe und Anerkennung anderer und verhindern, daß sie uns ablehnen. Die ersten Regeln, die wir lernen, sind die üblichen Erziehungsregeln: Du mußt brav sein, du darfst nicht ungezogen sein, du mußt gehorchen, du darfst nicht böse sein, du mußt lieb sein, du mußt dein Bestes geben, du darfst nicht faul sein, du mußt gute Noten bekommen, du darfst nicht lügen, du mußt ehrlich sein, du mußt stark sein, du darfst nicht schwach sein und so weiter. Diese Bedingungen bleiben meist ein Leben lang gültig, aber im Laufe der Jahre kommen immer neue hinzu. Zum Beispiel in der Pubertät: Du mußt sexy sein, du darfst dich nicht lächerlich machen, du mußt dazu gehören, du mußt cool sein, du darfst dich nicht abquälen. Noch mehr Regeln gibt es für Erwachsene: Du mußt erfolgreich sein, du mußt mehr Geld verdienen, du mußt einen guten Job haben, du mußt gesund leben, du mußt eine gute Beziehung haben, du mußt altruistisch sein, du darfst nicht versagen, du darfst nicht egoistisch sein, du darfst nicht unsicher sein und so weiter.

Vielleicht wendest du nun ein, viele dieser Regeln seien doch richtig, und es sei doch besser, nicht egoistisch zu sein, sondern an das Gemeinwohl zu denken. Jawohl, nur wenn wir vor der Wahl stehen, uns an eine dieser Regeln zu halten oder einer drohenden Ablehnung vorzubeugen, dann entscheiden wir uns meist für das letztere. Betrachten wir einmal das folgende Beispiel:

Du stehst mit einem Kollegen im Aufzug, tauschst Grüße aus und merkst, daß der andere einen entsetzlich schlechten Atem hat. Sowohl die Regel, daß du ehrlich sein mußt, als auch die Regel, an das Gemeinwohl zu denken, verlangen von dir, ihn auf seinen Mundgeruch hinzuweisen, damit er etwas dagegen tun kann und andere Menschen nicht davon belästigt werden. Trotzdem schweigen die meisten Menschen in dieser Situation, weil die Angst vor Ablehnung durch diesen Kollegen schwerer wiegt als die an sich wertvollen Regeln der Ehrlichkeit und des Altruismus. Manche schweigen vielleicht nicht aus Angst vor Ablehnung, sondern weil sie fürchten, der andere könne sich womöglich abgelehnt fühlen. Damit projizieren sie jedoch ihre Angst vor Ablehnung auf andere. Überlege: Warum findest du es unerträglich, daß der andere sich abgelehnt fühlt? Weil du dich dann selbst schuldig fühlen und ablehnen würdest. In Kapitel 8 gehe ich näher auf diese Projektion ein.

Ich behaupte also nicht, die Angst vor Ablehnung wäre das einzige Motiv unseres Handelns. Natürlich haben wir auch echte altruistische Motive. Ich will nur deutlich machen, daß die Angst vor Ablehnung eine Art Filter für alle anderen Motive ist. Egal, wie altruistisch geplantes Handeln auch sein mag: Wenn wir gleichzeitig Angst vor Ablehnung haben, wählen wir meist den sicheren Weg und riskieren keine Ablehnung. Das Bedürfnis nach einer altruistischen Tat können wir dann immer noch anderweitig erfüllen.

Wie wirkt diese zweite Schicht unserer Identität? Solange wir alle gelernten Regeln einhalten, geschieht nichts. Solange wir brav sind, unser Bestes geben, nichts Böses tun, anderen helfen und zu jedem freundlich sind, fühlen wir uns ziemlich gut vor Ablehnung und Selbstablehnung geschützt. Doch sobald wir gegen eine oder mehrere Regeln verstoßen oder auch nur daran denken, meldet sich eine innere Stimme, die uns warnt und mit Ablehnung droht. Diese Stimme ist unser innerer Kritiker, den manche psychologischen Schulen Über-Ich nennen. Wenn wir diese zweite Schicht von Grundregeln als Gesetz betrachten, an das wir uns halten müssen, dann ist der innere Kritiker der Richter oder Polizist, der für die Einhaltung des Gesetzes sorgt. Die Strafe, mit der der Richter droht, ist unser negativer Glaube: Wenn du dieses Gesetz nicht befolgst, dann fühlst du dich wertlos. Wenn du dich nicht durchsetzt (zum Beispiel gegen die Person, die sich beim Bäcker vordrängt), bist du ein Schwächling. Wenn du deinem Kollegen sagst, daß er Mundgeruch hat, fühlt er sich verletzt, und du bist ein Grobian, der den anderen verletzt hat.

So hält uns unser innerer Kritiker auf dem rechten Weg. Dem rechten Weg? Nein, auf dem sicheren Weg, auf dem Weg, auf dem das Risiko am geringsten ist, von anderen abgelehnt zu werden und sich selbst abzulehnen. Aber wie sicher ist dieser Weg wirklich? Stell dir vor, du bist auf einer Party und fühlst dich großartig. Plötzlich kommst du auf die Idee, ein selbst geschriebenes Lied vorzutragen. Du zweifelst, dein innerer Kritiker rührt sich und droht mit Selbstablehnung, weil du ein Angeber bist, der die Aufmerksamkeit aller auf sich lenken will. Oder er droht mit der Ablehnung anderer: Sie werden dich auslachen oder – noch schlimmer – völlig ignorieren. Du seufzt, nimmst noch einen Schluck Wein und stellst die ganze Idee vorläufig zurück. Ist jetzt Ruhe in deinen Geist eingekehrt? Durchaus nicht, denn nun fällt der innere Kritiker ein neues Urteil: „Du bist ein Feigling. Sei doch einmal spontan!" Kurz gesagt befindest du dich in einer Lage, in der du nicht gewinnen kannst, einer *No-Win*-Situation. Egal, was du tust, es droht (Angst vor) Ablehnung. Das liegt daran, daß die Grundregeln in der zweiten Schicht unserer Identität einander widersprechen. Hier sind einige dieser widersprüchlichen oder scheinbar widersprüchlichen Regeln:

Ich muß stark sein	*Ich muß sensibel sein*
Ich muß die Führung übernehmen	*Ich muß bescheiden sein*
Ich muß klug antworten	*Ich darf nicht arrogant sein*
Ich muß selbstsicher sein	*Ich muß freundlich sein*
Ich muß spontan sein	*Ich muß mich beherrschen*
Ich muß unabhängig sein	*Ich muß kooperativ sein*
Ich muß frei bleiben	*Ich muß mich engagieren*
Ich muß gesund sein	*Ich muß das Leben genießen*
Ich darf nicht lügen	*Ich darf andere nicht verletzen*
Ich muß anderen helfen	*Ich muß ihre Privatsphäre achten*

Fällt dir etwas auf? Die Regeln in der ersten Spalte zielen vor allem darauf ab, Selbstablehnung zu verhindern, während die Regeln in der zweiten Spalte hauptsächlich einer Ablehnung durch andere vorbeugen sollen. Wenn du lügst, fühlst du dich wertlos; aber wenn du ehrlich bist und dadurch jemanden verletzt, lehnt der andere dich ab. In dieser Situation fürchtest du dich im Grunde vor dem Gefühl der Wertlosigkeit, das sich einstellt, wenn der andere dich ablehnt oder sich verletzt fühlt. Auch diese Angst ist also auf einer tieferen Ebene eine Angst vor drohender Selbstablehnung.

Wenn du zum Beispiel siehst, daß jemand Kummer hat, verspürst du vielleicht das Bedürfnis, zu trösten und zu helfen. Gleichzeitig jedoch hast du ein wenig Angst davor, daß der andere sich belästigt fühlen könnte. So sorgt die zweite Schicht unserer Identität für ein Spannungsfeld, in dem wir fast nie sorglos sein können. Wir müssen immer auf der Hut sein, um einer (Selbst-) Ablehnung vorzubeugen. Das ist jedoch aussichtslos, denn wenn wir handeln, fürchten wir uns vor Ablehnung, und wenn wir untätig bleiben, ist Selbstablehnung die Folge. Jedesmal, wenn wir die Ablehnung durch andere vermeiden, leiden wir unter Selbstablehnung und verschlimmern sie sogar. Haben wir uns erst einmal auf diesen Pfad der Vermeidung begeben, so müssen wir ständig die widersprüchlichen Regeln in der zweiten Schicht unserer Identität einhalten.

Es ist, als hättest du einen heimlichen Geliebten. Jeder Tag, an dem du die Affäre vor deinem Partner verheimlichst, macht ein Geständnis am folgenden Tag schwieriger. Die erste Unehrlichkeit zwingt dich, immer wieder unehrlich zu sein. Es ist die Angst vor Ablehnung und vor dem Verlust des Selbstwertgefühls, die die künstliche Identität aufrechterhält. Das läßt sich auch mit einer Sucht vergleichen: Sobald du damit beginnst, eine Droge zu nehmen, um unangenehme Gefühle loszuwerden, wirst du immer abhängiger davon und mußt sie immer wieder konsumieren, sonst fühlst du dich noch schlechter. Und zusätzlich fühlst du dich wegen dieser Abhängigkeit immer noch schlechter. Sowohl Drogenkonsum als auch Enthaltsamkeit lösen also negative Gefühle aus. Das ist typisch für eine Sucht: Ein Problem wird immer schlimmer aufgrund der „Lösung“, für die wir uns entschieden haben. Das grundlegendste Problem ist unser Glaube an die eigene Unvollkommenheit und Wertlosigkeit. Die „Lösung“ ist ein konstruiertes positives Selbstbild, das auf die Liebe und Anerkennung anderer gegründet ist. Dieses künstliche Selbstbild oder „Ego“ ist die grundlegendste unserer Süchte. Der künstliche Eigenwert ist der Rausch, dem wir nachjagen. Die Liebe und die Anerkennung anderer sind die Drogen, die wir nicht entbehren können und für die wir alles andere opfern.

Die zweite Schicht unserer Identität bringt unseren Geist dazu, sozusagen in die entgegengesetzte Richtung zu schauen. Weil wir fälschlicherweise davon überzeugt sind, wertlos, nicht gut genug, dumm, schwach oder schlecht zu sein, wendet sich der Geist von seiner eigenen Natur ab und richtet sich nach außen, auf andere und vor allem natürlich auf die Eltern. Diese werden nun zu Lieferanten der Sicherheit, Liebe und Anerkennung, und der kindliche Geist ist für den Schutz vor Angst und Selbstablehnung gerne bereit, sich zu verleugnen und anderen gefällig zu sein. Doch welche Ironie: durch die Selbstverleugnung wird die Illusion nur noch verstärkt. Die schmerzliche Illusion von Wertlosigkeit und Abhängigkeit wird durch die Flucht scheinbar realer, durch die Angst vor ihr sozusagen hart gemacht. Wenn wir dem inneren Richter, der internalisierten Stimme unserer Eltern und Erzieher nachgeben, geben wir zugleich unsere Autonomie auf und verlieren immer wieder aufs Neue unseren natürlichen, spontanen Zustand. Im Buddhismus wird diese Situation mit folgendem Beispiel beschrieben:

Stell dir vor, du kommst in der Dämmerung nach Hause und siehst in einer Ecke eine giftige Schlange liegen. In Wirklichkeit ist es keine Schlange, sondern ein achtlos hingeworfener Strick, den du für eine Schlange hältst. Du läufst erschrocken hinaus, wirfst die Tür hinter dir zu und wagst dich nie wieder ins Haus. Dies ist unsere existentielle Situation.

Dem Menschen in diesem Beispiel unterlaufen drei Irrtümer, die in zunehmendem Maße Leid verursachen:

Der erste Irrtum besteht darin, daß er den Strick nicht als Strick erkennt. Das heißt: Wir wissen nicht, wer oder was wir in Wirklichkeit sind, was unser natürlicher Seinszustand ist.

Der zweite Irrtum ist die Wahrnehmung einer Giftschlange.

Sie entspricht unserem Irrglauben, wir seien im Grunde dumm, schwach, schlecht, nicht gut genug – kurz: wertlos.

Der dritte Irrtum ist, der Angst vor der Schlange Folge zu leisten und aus dem Haus zu flüchten. Wir fliehen vor unserer negativen Einstellung zu uns selbst und sehnen uns nach der Liebe und Anerkennung anderer. Das ist der schwerwiegendste Irrtum, denn er macht es uns unmöglich, die beiden ersten Irrtümer zu durchschauen. Solange wir Liebe und Anerkennung bei anderen suchen, halten wir an der Illusion fest, daß wir ohne diese Liebe nicht wertvoll, nicht gut genug sind. Dadurch verstärken wir den Drang, Anerkennung außerhalb von uns selbst zu suchen. Das ist ein Teufelskreislauf und die Hauptursache aller anderen kontraproduktiven Reflexe in unserem Leben. So wie der Mensch im obigen Beispiel sein Leben lang im Garten wohnt, weil er sich vor der giftigen Schlange in seinem Haus fürchtet, sind auch wir uns selbst fremd geworden und trauen uns nicht, in uns selbst zu Hause zu sein, wegen der Angst vor unserer vermeintlichen Unzulänglichkeit und Wertlosigkeit. Diese negativen Gefühle sind unwahr und stehen in keinem Bezug zu dem, was wir in Wirklichkeit sind, sondern nur zu dem, was wir gelernt haben, von uns selbst zu denken.

Unser wahrer oder natürlicher Seinszustand ist in sich vollkommen und fließt von Liebe und Güte über. Er bringt Eigenschaften hervor wie Ehrlichkeit, Kraft, Spontaneität, Kreativität, Mitgefühl und viele mehr. Vielleicht hältst du das für eine Art Wunschdenken, für einen positiven Glauben anstelle eines negativen. Das ist es im Grunde nicht, wie ich weiter unten in diesem Buch nachweisen werde. In diesem Stadium ist es aber besser, den ersten Irrtum gründlich kennenzulernen, bevor du dich mit der Wirklichkeit hinter ihm befaßt. Sonst gehst du womöglich in die New-Age-Falle und machst aus der Wirklichkeit, aus deiner grundlegenden Vollkommenheit doch wieder einen positiven Glauben, der deinen negativen Glauben übertünchen soll. Das nützt dir wenig; es hindert dich eher daran, deinen natürlichen Zustand zu entdecken.

Gewiß, die Überzeugung, im Grunde gut zu sein, hilft dir vielleicht, dich besser zu fühlen. Doch sobald du dich wieder einmal für wertlos hältst, wendet der positive Glaube sich gegen dich und verstärkt deine Selbstablehnung. Erst wenn du deinen vollkommenen natürlichen Zustand erkennst, deinen wirklichen Seinszustand jenseits deiner Selbstablehnung, bist du vor negativen Gefühlen geschützt. Aber jetzt erkennt dein Geist seine Natur noch nicht, sondern hält sich für unvollkommen und minderwertig und wendet sich von sich ab, um dieser schmerzlichen Vorstellung zu entfliehen und bei anderen die Liebe und die Sicherheit zu suchen, die er vermeintlich entbehrt. Das bestärkt dich wieder in deinem negativen Glauben. Siehst du den tragischen und den komischen Aspekt dieses Vorgangs? Tragisch ist er, solange wir vollständig in dieser selbstgeschaffenen Zwickmühle gefangen sind. Aber er wird amüsant, sobald wir unsere Irrtümer zu durchschauen beginnen.

Ein anderer Vergleich aus dem Buddhismus handelt von einem Bettler, der in einer alten Hütte lebt und jeden Tag seinen Lebensunterhalt erbetteln muß. Er weiß nicht, daß unter seiner Hütte eine große Kiste voller Gold vergraben liegt. Tragisch, nicht wahr? Bis er die Kiste mit dem Gold entdeckt. Dann wird alles gut, oder? So geht es dir mit diesem Buch: Zuerst wird dir das ganze Elend unter die Nase gerieben, vor dem du dein ganzes Leben lang zu fliehen versuchst. Danach erfährst du, daß alles ein gigantisches Mißverständnis ist, ein auf kosmischer Ebene völlig aus dem Ruder gelaufener Witz, der um so lustiger wird, wenn du ihn endlich verstanden hast. Also halte durch – dir stehen noch einige Überraschungen bevor!

4 Die dritte Schicht unserer Identität: Denk-, Fühl- und Verhaltensmuster

Von allen Künsteleien ist die „Ichheit" die schlimmste: Wer mit sich selbst beschäftigt ist, der ist weit von der Wahrheit entfernt.

Abdullah Ansari, Sufimeister (1005–1089)

Die im vorigen Kapitel beschriebene zweite Schicht unserer Identität – die Grundregeln und Grundbedingungen – ist dadurch gekennzeichnet, daß sich der Geist von seiner vermeintlichen Unzulänglichkeit abwendet und Glück und Sicherheit in der äußeren Welt sucht. Die Folge dieser Umkehrung zeigt sich in der dritten Schicht unserer Identität: Hier hat der Geist den Kontakt mit sich selbst ganz verloren und lebt in einer Scheinwelt der Automatismen und Projektionen.

Wie wir gesehen haben, halten der Irrtum, daß wir im Grunde nicht gut genug sind, und der Reflex, vor diesem unangenehmen Gefühl zu fliehen, sich selbst aufrecht und bilden die Grundlage all unserer anderen kontraproduktiven Reflexe. Als Kinder lernen wir tagaus, tagein, Lösungen und Minimallösungen für große und kleine Ängste vor Ablehnung zu finden: Strategien, um diesen Ängsten vorzubeugen und anerkannt zu werden. Die Basis hiervon ist der Wunsch, sich zu schützen, nicht nur vor

Ablehnung, sondern auch vor der Angst vor Ablehnung. Um diesen Selbstschutz zu erreichen, vermeiden oder unterdrücken wir jedes Verhalten, das andere bereits abgelehnt haben. Wenn ein Kleinkind vor Lebensfreude mit schmutzigen Schuhen auf der blütenweißen Ikea-Polstergarnitur tanzt und singt und daraufhin von der Mutter mit Vorwürfen überhäuft wird, fühlt es sich wahrscheinlich abgelehnt. Danach assoziiert es nicht nur die schmutzigen Schuhe, sondern auch das spontane Aufwallen von Lebensfreude mit Ablehnung, und es neigt künftig dazu, den sicheren Weg zu gehen und spontane Gefühlsausbrüche zu unterdrücken. Das Kind lernt somit eigentlich, spontanen Äußerungen des natürlichen Zustandes zu mißtrauen und sie zu unterdrücken, um einer Ablehnung vorzubeugen. Wir sehen also, daß Sicherheit und Selbstschutz im Wesentlichen Formen der Selbstablehnung sind.

Übrigens reden wir hier nur über Sicherheit im Sinne eines Schutzes vor Ablehnung. Es ist natürlich völlig in Ordnung, ein Kind vor körperlichen Gefahren zu schützen, zum Beispiel beim Überqueren einer stark befahrenen Straße. Allerdings kann die Art und Weise, auf die manche Eltern das tun, die Selbstablehnung des Kindes verstärken. Neulich fuhr ich auf dem Fahrrad hinter einer nervösen Mutter her, die neben ihrer dreijährigen Tochter radelte. Das Mädchen schien anfangs große Freude an seiner neu erworbenen Fertigkeit zu haben. Ich folgte den beiden hundert Meter, und auf dieser kurzen Strecke wurde das Kind mit einem endlosen Strom aus Ermahnungen und scharfem Tadel überschüttet, untermalt mit Angst und Anspannung. So lernt ein Kind nicht nur Radfahren, sondern auch, ebenso ängstlich und unsicher zu sein wie seine Mutter. Diese ständige Furcht vor schweren Unfällen ist einer der mentalen Automatismen, die dadurch, wie man versucht, sie zu verhindern, Leid hervorrufen. Noch einmal: Es ist nichts verkehrt daran, Kinder vor körperlichen Gefahren zu schützen. Das Elend entsteht nur, wenn dies aus Angst, vorweggenommenen Schuldgefühlen und – wenn doch etwas passiert – Selbstablehnung geschieht.

Die dritte Schicht unserer Identität enthält ein umfangreiches Sortiment an Mechanismen, die uns vor Ablehnung bewahren sollen. Einer davon ist das sogenannte *Nice-guy*-Verhaltensmuster. Für dieses Image des netten Kerls bin ich selbst ein typisches Beispiel. Ich bin das jüngste von sechs Kindern und zugleich ein Nachzügler. Mein Bruder und meine vier Schwestern waren fünf bis zehn Jahre älter als ich. Eine der negativen Überzeugungen, die ich in meiner Jugend erworben habe, lautet: Ich bin schwach. Als kleines Kind war das ja auch so, denn im Vergleich zu den anderen hatte ich wirklich nichts zu sagen – alle im Haus waren stärker als ich. Ich erinnere mich daran, daß ich einmal wütend auf eine meiner Schwestern war, weil sie mich zu Unrecht beschuldigt und dann auch noch ausgelacht hatte. Sie rief sogar fröhlich: „He, Jungs, kommt mal her – der kleine Jan ist stinkig!“ Damals fühlte ich mich so machtlos, so abgelehnt, daß sich in der zweiten Schicht meiner Identität enorm schnell die Regel festsetzte: „Du darfst nicht wütend werden.“ Das Muster, das sich daraus in der dritten Schicht entwickelte, war: freundlich sein und allen Konflikten aus dem Weg gehen.

Schon wenn eine Konfrontation droht oder wenn ich auch nur einen Anflug von Zorn spüre, fange ich sofort an zu lächeln und setze meine beruhigende Miene auf. Du kannst dir denken, daß ich mich beim Bäcker stets für die „friedliche Lösung“ entschied und den Mund hielt, wenn sich jemand vordrängelte.

Wenn jemand in meinem Beisein einen Fehler machte, war ich eifrig bemüht, die Sache schönzureden, damit der andere ja nicht glaubte, ich wolle ihn kritisieren. „Tut mir leid, daß ich existiere, ich werde Sie nicht belästigen" ist der eigentliche Inhalt des *Nice-guy*-Musters. Das fördert natürlich nicht das Selbstwertgefühl, wohl aber die Angst vor Streit. Dadurch wird aus diesem Muster ein Teufelskreis, der sich selbst aufrechterhält. Du mußt immer „netter" werden, um deine Angst und dein Gefühl der Schwäche zu verdecken. Auf diese Weise entsteht eine Art Abhängigkeit: Du fühlst dich wegen deines Verhaltens wertlos, aber die Angst vor dem Aufhören ist zu groß. Im zweiten Teil dieses Buches geht es darum, wie man sich von diesen einengenden Mustern in seiner Identität lösen kann.

Ein anderes Beispiel für ein mögliches Muster in der dritten Identitätsschicht ist Perfektionismus. Auf der Grundlage des negativen Glaubens, „Ich bin nicht gut genug", hat sich in der zweiten Schicht eine Regel gebildet, die verlangt: „Du mußt erfolgreich sein", „Du darfst keine Fehler machen", oder „Du bist nur gut, wenn deine Ergebnisse gut sind". Daraus entsteht ein zwanghaftes Muster des Perfektionismus', und du kannst nicht mit einer Arbeit aufhören, solange das Resultat nicht maximal ist. Hoffnung auf Anerkennung und Angst vor Versagen nähren diese Zwangshaltung. Wenn eine Arbeit beendet ist, empfindest du vielleicht sogar Zufriedenheit und Anerkennung, doch bald kommen dir Zweifel: „War es wirklich gut? Hätte ich es nicht besser machen können? Die Leute, die jetzt zufrieden sind, wissen eigentlich nicht, wovon sie reden. Ein Fachmann würde sehen, daß es gemogelt ist." Kurz gesagt schleicht sich durch die Hintertür das Gefühl ein, das Ergebnis sei nicht gut genug und darum seiest auch du nicht gut genug. Genau dieses Gefühl wolltest du mit deinem Perfektionismus verdrängen.

Auf der Basis desselben negativen Glaubens kann jedoch auch eine ganz andere Regel in der zweiten Schicht entstehen, nämlich: „Es ist sinnlos, sein Bestes zu geben.“ Daraufhin bildet sich in der dritten Schicht ein Muster der Passivität: Du schiebst Aufgaben vor dir her und beendest nicht, was du begonnen hast. Die Strategie dieses Musters ist einfach: Weil das Resultat ja doch nie gut genug ist, sorgst du am besten dafür, daß du überhaupt keine Resultate erzielst. Dann kannst du wenigstens nicht versagen. Es ist klar, daß auch hier das Heilmittel mindestens so unangenehm ist wie das Übel; ja, das Mittel *ist* im Grunde das Übel. Durch Aufschieben und Aufhören geht man der Angst vor dem Versagen aus dem Weg, wodurch sich das Gefühl, nicht gut genug zu sein, nur noch verstärkt.

Noch ein Beispiel: Auf der Grundlage des negativen Glaubens „Ich bin wertlos, ich tauge nichts“ kann in der zweiten Schicht eine Regel entstehen, die lautet: „Du mußt dich nützlich machen.“ Daraufhin kann sich in der dritten Schicht das Muster bilden, daß man als *Helfersyndrom* bezeichnet. Menschen mit diesem Verhaltensmuster müssen anderen immer helfen und haben das starke Bedürfnis, gebraucht und unentbehrlich zu sein. Hier erkennen wir übrigens eine scheinbare Ähnlichkeit mit Altruismus, einer natürlichen Eigenschaft. Doch der Unterschied ist groß: Jemand, der unter dem Helfersyndrom leidet, kann nicht nein sagen, ein Altruist kann das sehr wohl. Altruismus entspringt einem natürlichen Selbstwertgefühl, während derjenige mit dem Helfersyndrom mit seiner Hilfsbereitschaft versucht, ein künstliches Selbstwertgefühl aufrechtzuerhalten. Der zwanghafte Helfer handelt also letztlich vor allem für sich selbst und wehrt oft sogar die Dankbarkeit der anderen ab. Die Folge seiner Hilfsaktionen ist ein Gefühl der Leere und Wertlosigkeit, das Gefühl, nicht anerkannt zu werden und nichts ausrichten zu können. Genau diesem Gefühl wollte er mit seiner Hilfsbereitschaft entkommen.

Es gibt noch viel mehr Beispiele für solche Muster in der dritten Schicht, und in den restlichen Kapiteln dieses Buches wirst du noch einige kennenlernen. Jetzt ist es wichtig, daß du den allgemeinen Mechanismus erkennst: Angst ist die Ursache, Leid die Folge. Alle Muster entspringen unserer Angst vor Ablehnung, und das unvermeidliche Ergebnis ist *noch mehr* Ablehnung. Jedes Selbstschutzmuster erzeugt also seine eigene Zwangsläufigkeit. Sobald du eine Strategie entwickelt hast, um die Anerkennung anderer zu erheischen, löst schon der Gedanke, dieses Muster aufzugeben, Angst vor Ablehnung aus. Und jedesmal, wenn diese Strategie scheitert und die Anerkennung anderer ausbleibt oder in Ablehnung umschlägt, entsteht sofort wieder das tiefe Gefühl der Wertlosigkeit und des Versagens. Das führt dazu, daß wir noch intensiver unser Bestes geben wollen oder aber verzweifelt alle Versuche aufgeben, Anerkennung zu erlangen, und einige Zeit frustriert in einem negativen Selbstbild verharren. Eine solche Krise führt manchmal zur Sucht, zur Depression oder sogar zum Selbstmord. Du siehst: es ist durchaus ein schmerzhafter Teufelskreis, so verständlich, aber auch so unnötig! Wenn du siehst, daß du und andere sich auf diese Weise im Kreis drehen – in der Tretmühle eines fundamentalen Irrtums und der Flucht vor ihm, empfindest du dann nicht schon ein wenig Rührung?

5 Die vierte und äußerste Schicht unserer Identität:

Das Image

Wer wärst du ohne den Gedanken,
daß du Eindruck machen mußt?

Byron Katie

Der erste Irrtum unseres Geistes besteht darin, daß er seine eigene reine, vollkommene Natur nicht erkennt. Statt dessen glauben wir, unsere Natur sei unvollkommen: abhängig, schwach, dumm oder schlecht; kurz: Wir entwickeln ein besonders schmerzliches, negatives Selbstbild (die erste Schicht unserer Identität). Unsere Reaktion darauf – Abneigung gegen dieses negative Selbstbild – führt uns noch weiter von zu Hause fort: Wir versuchen, das Gefühl der Wertlosigkeit mit Hilfe der Liebe und Anerkennung anderer loszuwerden. Das gelingt nur gelegentlich, woraufhin der negative Glaube und die Abneigung dagegen allerdings nur stärker werden. Wir lernen eine Menge Regeln, die uns den Weg zur Liebe und Anerkennung der anderen zeigen (zweite Schicht unserer Identität) und entwickeln eine Reihe von Automatismen und Mustern – kurz gesagt Tricks –, um diese Liebe und Anerkennung einzuheimsen (dritte Schicht).

Diese ganze geschichtete Konstruktion, die wir für unser „Selbst“ halten, ist ihrer Natur nach instabil. Das hat zwei Gründe: Erstens basiert sie nicht auf der Wirklichkeit, sondern auf einer Illusion, nämlich auf dem negativen Glauben. Zweitens sind die Schleier über dieser Illusion so flüchtig, wie Gefühle nun einmal sind. Wir müssen sie jeden Tag, jede Stunde erneuern, sonst scheint die Selbstablehnung bald wieder durch. Siehst du, es liegt so klar auf der Hand: Wie lange vermittelt dir ein neues Auto das Gefühl, im Leben erfolgreich zu sein? Nach einigen Monaten ist die Wirkung verpufft. Wie lange fühlst du dich nach einem Kompliment deines Chefs anerkannt? Wenn du ein paar Wochen nichts von ihm hörst oder nach einigen Jahren noch immer nicht befördert wurdest, zweifelst du an dir. Wie lange fühlst du dich nach einer Knutscherei mit deiner Liebsten geliebt? Wenn sie ein paar Wochen oder gar Monate lang keine Lust mehr hat, zweifelst du an dir. Wie lange fühlst du dich gut, wenn du ganz allein bist und nichts zu tun hast? Nach wenigen Minuten oder nach einer Viertelstunde rufst du jemanden an oder schaltest den Fernseher ein. Kurz gesagt, wenn wir erst einmal ein negatives Selbstbild entwickelt und unser Glück von der Anerkennung anderer abhängig gemacht haben, müssen wir uns ständig anstrengen, um diesen von anderen geborgten Eigenwert aufrechtzuerhalten. Das ist der Grund dafür, daß unser „Selbstgefühl" keine dauerhafte Sicherheit bietet, sondern ein grundlegendes Gefühl der Unsicherheit auslöst. Um diese Unsicherheit zu leugnen und der instabilen Selbstkonstruktion doch noch einen Schein von Stabilität zu geben, hüllt noch eine vierte Schicht sie ein: das Image.

Das Image ist das Bild, von dem wir wünschen, daß andere es von uns haben. Es ist eine idealisierte Konstruktion, mit der wir einen Schein von Selbstsicherheit zu erschaffen versuchen.

Mit dem Image schirmen wir unseren inneren Hexenkessel voller Angst und verdrängter Angst vor anderen ab. Es ist die äußerste Schicht unserer Identität, die dafür sorgt, daß andere uns so sehen, wie wir uns selbst gern sehen möchten, und vor allem, daß andere nicht sehen, wie unsicher wir sind. Es ist die große „Mit mir ist alles völlig in Ordnung"-Show, und jeder spielt darin Tag für Tag mit. Untersuch doch einmal, welche Image-Tricks du anwendest. Die folgenden Fragen helfen dir dabei: Wenn du den Besuch einer neuen Bekanntschaft, eines Freundes oder einer Freundin erwartest, gehst du dann noch einmal mit kritischem Blick durch deine Wohnung und prüfst, ob sie nicht zu unordentlich (oder zu ordentlich) ist? Legst du vielleicht ein interessantes Buch sichtbar auf einen Tisch, damit der andere weiß, was für hohe Literatur du liest? Oder stopfst du die wertlosen Groschenromane in die Schublade, weil es dich ein wenig beschämt, daß du das Zeug magst? Prüfst du noch schnell, ob deine Frisur gut sitzt (oder, wenn du das Image jugendlicher Nonchalance benutzt, ob sie richtig zerzaust ist)? Das alles sind Aspekte deines Images. Und wenn du in Gesellschaft bist, vor allem bei Unbekannten, welchen Eindruck möchtest du gerne machen? Den eines freundlichen, selbstsicheren Profis? Den eines starken, energischen „Machers"? Den einer scharfsinnigen und schönen Geschäftsfrau? Den einer netten, Ruhe ausstrahlenden, herzlichen Gastgeberin?

Und betrachte auch mal andere Menschen mit diesem Image-Blick. Setz dich auf eine Terrasse, und studiere all die komischen, schönen Images, die vorbeigehen: der ungepflegte Sonderling, die schicke Dame mit Schoßhündchen, der Gelegenheitsarbeiter mit dem Bleistift hinter dem Ohr, das sechzigjährige Mädchen, der aalglatte Geschäftsmann, die Gruppe kichernder junger Mädchen, der ideale Schwiegersohn, der Penner mit der rutschenden Hose, die attraktive Dame – der Vorrat ist unerschöpflich. Und überleg dir auch mal, für welches Erscheinungsbild du dich entscheiden und welchen Eindruck du auf andere machen willst. Welche Kleidung trägst du am liebsten außer Haus, wie verhältst du dich gewöhnlich in einer neuen Situation mit Unbekannten, zum Beispiel auf einem Empfang? Bist du der flotte Plauderer, der nie allein ist, oder der stille Beobachter, der mit einem Glas in der Hand gebannt einen Holzschnitt betrachtet? Wie verhältst du dich bei Freunden oder Freundinnen: Redest du, oder hörst du zu? Beantwortest du Fragen genau, oder wischst du Probleme vom Tisch? Führst oder folgst du? Berichtest du über deine Erlebnisse, oder hörst du lieber den anderen zu? Doch aufgepaßt: Lehne dich bei dieser Selbstprüfung nicht ab. Du brauchst dich gar nicht zu ändern. Beobachte einfach mit Humor und ohne Urteil, was du tust. Wenn du versuchen würdest, dein Image zu bekämpfen, würdest du nur ein neues erschaffen, zum Beispiel das eines spirituell fortgeschrittenen Menschen, der kein Image mehr braucht. Ein Image der Egolosigkeit ist ein Widerspruch in sich und kann dir vor allem Leid bringen.

Das Ego ist also kein einfaches Phänomen. Es besteht vielmehr aus verschiedenen Schichten, die voneinander abhängen und einander verstärken. Keine Gesetzmäßigkeit legt fest, welcher negative Glaube zu welchen Grundregeln führt und wie diese ihrerseits zu einem bestimmten Muster und Image führen. Aus dem negativen Glauben „Ich bin dumm“ kann beispielsweise die Grundregel „Lernen ist sehr wichtig“ entstehen, verbunden mit dem Verhaltensmuster eines eifrigen Schülers, der verhindern will, daß seine Lehrer ihn ablehnen. Bei einem solchen

Menschen kann sich das Image eines Pfiffikus oder Strebers entwickeln. Aber es kann auch sein, daß du auf der Grundlage desselben negativen Glaubens die Grundregel „Ich muß patent sein“ erlernst und versuchst, dir Anerkennung als Problemlöser zu verschaffen. Ein solcher Mensch entwickelt dann das Image eines Faktotums. Der Besitzer eines Hobbyladens, in dem ich früher einkaufte, sagte an der Kasse zu jedem Kunden: „So, dieses Problem wäre auch gelöst.“ Er liebte seine Arbeit, es sei denn, man brauchte etwas, das er nicht vorrätig hatte – das tat ihm offensichtlich weh.

Schließlich kann auf der Basis desselben Glaubens „Ich bin dumm“ auch die Grundregel „Lernen ist etwas für Dummköpfe“ entstehen, woraus sich dann ein bestimmtes Verhaltensmuster entwickelt, mit dem jede Situation, in der man dich für dumm halten könnte, vermieden wird. Dazu paßt das Image eines Rebellen, der alle erstarrten Normen ablehnt. Aber dieses Image kann auch aus einem ganz anderen negativen Glauben entstehen, zum Beispiel „Ich bin schwach“, verbunden mit der Grundregel, „Ich muß schlauer sein als die anderen, um meinen Willen zu bekommen“, und mit einer Neigung zum Schummeln als Verhaltensmuster.

Enorm viele Faktoren beeinflussen die Entwicklung der einzelnen Schichten unserer Identität. Der wichtigste ist natürlich die Identität unserer Eltern und Erzieher. Andere wichtige Einflüsse sind das soziale Milieu, die Familie, bestimmte traumatische Erfahrungen in der Kindheit, das Verhältnis zwischen den Eltern, die Atmosphäre in der Schule und so weiter. Aber alle diese Einflüsse folgen demselben Grundmuster:

1. Aus der Ablehnung unsere natürlichen, vollkommenen Eigenschaften entsteht die Illusion des Versagens und ein schmerzhaftes negatives Selbstbild.
2. Davor fliehen wir, indem wir Regeln befolgen, die uns die Anerkennung durch die anderen einbringen oder uns wenigstens vor der Ablehnung anderer schützen.
3. Daraus entstehen die zahllosen Denk-, Fühl- und Verhaltensmuster, die wir – manchmal bewußt, meist aber unbewußt – nutzen, um Anerkennung und Liebe zu erlangen und Ablehnung zu verhindern.
4. Das Image ist eigentlich eines dieser vielen Verhaltensmuster, aber es dient auch dazu, das Vorhandensein der anderen Muster und Automatismen sowie unsere mit ihnen verbundene Unsicherheit vor anderen und vor uns selbst zu verbergen.

Abbildung 2 (rechts) ist eine schematische Darstellung der Art und Weise, wie (Selbst-) Ablehnung unsere natürlichen Eigenschaften in Ego-Muster verwandelt. Der Kern der Zeichnung ist der natürliche Seinszustand, aus dem spontan Ehrlichkeit, Milde, Güte, Kreativität und so weiter entspringen. Die dicken Striche, die diesen Bereich einhüllen, symbolisieren die Ablehnung oder Hemmung dieser spontanen Äußerungen. Darüber steht, zu welchem negativen Glauben diese Ablehnung führen kann. Dies ist die Zone der Selbstablehnung. Sie ist umgeben vom Selbstbild, mit dem wir den negativen Glauben verbergen. Darin stehen in weißen Buchstaben einige beispielhafte Images. Natürlich ist diese Abbildung unvollständig. Es sind eigentlich Schulbeispiele, die bisweilen auch in der Praxis vorkommen.

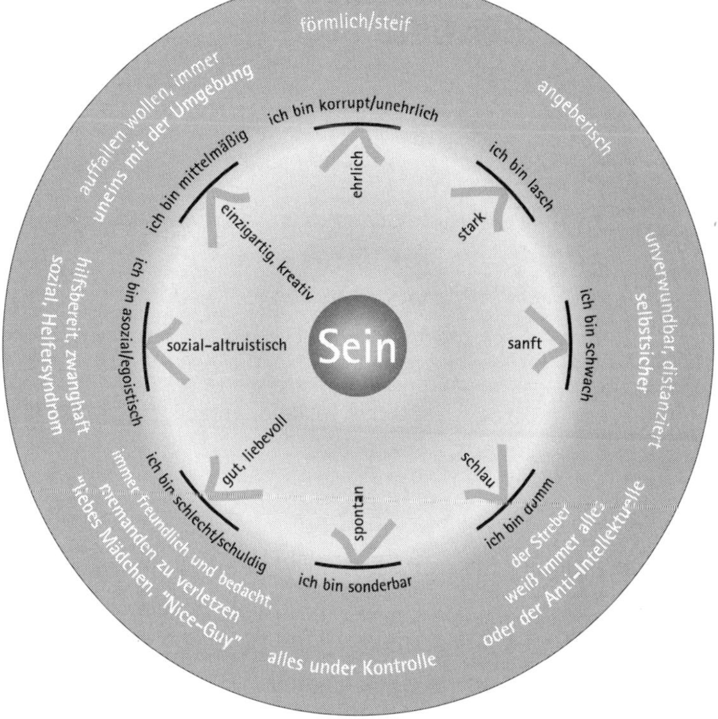

Abbildung 2

Natürliche Eigenschaften werden durch (Selbst)-Ablehnung zu Ich-Mustern verformt.

6 Störungen in der Entwicklung der Identität

Wie traurig, daß die Menschen das Nächstliegende übersehen
und die Wahrheit in der Ferne suchen:
wie jemand, der mitten im Wasser vor Durst schreit,
wie ein Kind wohlhabender Eltern, das unter Armen lebt.

Hakuin Ekaku, Zenmeister (1685–1768)

Die Beschreibung unserer Identität als Stapel einander überdeckender Schichten könnte den Eindruck erwecken, daß die Identität sich chronologisch entwickelt. Das ist nicht der Fall. Es ist nicht so, daß wir zuerst einen negativen Glauben entwickeln, dann einen Vorrat von Regeln und Bedingungen anlegen, denen wir genügen müssen, um Liebe und Anerkennung zu erlangen, und uns erst danach die Verhaltensmuster und zum Schluß das Image zulegen. Manchmal sieht es zwar so aus, weil Kinder, wenn sie heranwachsen, allmählich ihre Spontaneität verlieren und durch ein Selbstbild ersetzen, das ständig fester wird. Trotzdem entstehen die vier Schichten der Identität gleichzeitig, und nur die Solidität der ganzen Ego-Konstruktion nimmt in jungen Jahren zu und erreicht während der Pubertät ihre volle Stärke. Auch kleine Kinder können schon in ein Ego-Gehabe verfallen, wenn sie Angst vor Ablehnung haben oder dazugehören wollen.

Sie schmeicheln oder quengeln, um etwas zu bekommen. Doch sogleich können sie sich wieder mühelos selbst vergessen und ganz im Spiel und im Augenblick aufgehen. Erst in der Pubertät scheint der Kreislauf der Selbstablehnung und der Angst vor Ablehnung sich zu schließen und die Identifizierung mit dem Selbstbild vollständig und dauerhaft zu werden.

Ist es nicht manchmal herzzerreißend, wie unverzagt und ungeniert Pubertierende ihr Selbstwertgefühl von der Anerkennung anderer abhängig machen? Sie gleichen Spiegeln, welche die Illusionen des Tages ungehindert reflektieren: Wenn die Clique kurzes Haar und ausgestellte Hosen bevorzugt, dann müssen auch sie kurzes Haar und ausgestellte Hosen haben. Sind langes Haar und enge Hosen in Mode, brauchen sie langes Haar und enge Hosen, um sich nicht total blöd und wertlos zu fühlen.

Aber denke nun nicht, wir würden nach der Pubertät viel vernünftiger. Wir sind nur etwas geschickter darin, bitteren Enttäuschungen aus dem Weg zu gehen. Noch immer sind wir völlig auf die Anerkennung anderer ausgerichtet, nur gelingt uns das in der Regel etwas besser als Pubertierenden. Wir sind etwas geschickter beim Vermeiden der tiefen Fallgruben, ein wenig raffinierter, wenn es um Strategien geht, mit denen wir Anerkennung einheimsen. Und vor allem entwickeln wir ein immer besseres Image, das verbirgt, wie abhängig wir von Anerkennung sind. Das Image projiziert das Bild eines selbständigen, selbstsicheren Menschen so gut, daß wir oft selbst daran glauben. Bis wir den guten Job verlieren, bis die Liebste uns verläßt, oder bis wir einen schlimmen Ausrutscher machen und anderen damit schaden. Dann ist es plötzlich wieder da, dieses tiefe Gefühl der Schwäche, der Wertlosigkeit, des Scheiterns oder was auch immer unser negativer Glaube sein mag.

Obwohl unser Ich eine Entstehungsgeschichte hat, wird es in jedem Augenblick von neuem aufgebaut. Das Ego ist eine Reaktion, ein Reflex für den Selbstschutz. Jedesmal, wenn sich eine Situation ankündigt – und sei es noch so vage –, die unsere grundlegende Angst oder Unsicherheit wecken könnte, beginnt der Mechanismus zu arbeiten. Die Umstände dieses Moments wirken zusammen mit der Eigendynamik deiner Reaktionen in vergleichbaren früheren Situationen. Rasend schnell wendet sich dein Geist dann dem anderen zu, und du betreibst Selbstschutzhandlungen.

Schau mal, was in einer ziemlich harmlosen und oberflächlichen Situation geschieht, zum Beispiel wenn du auf der Straße eine flüchtige Bekannte triffst, an der du kein besonderes Interesse hast: Du bringst sofort ein Lächeln des Wiedererkennens oder einen Gruß zustande und beobachtest, wie sie reagiert. Erwartet sie eine innigere Begrüßung? Was geschieht, wenn du bereits beschlossen hattest weiterzugehen, der andere jedoch stehenbleibt? Vielleicht bleibst auch du sofort stehen und spielst das Spiel der Freundlichkeit mit. Wie lange dauert es, bis du dem anderen zu verstehen gibst, daß du nicht an einem engeren Kontakt interessiert bist? Benutzt du auch die „Ich-bin-beschäftigt-und-muss-jetzt-gehen"-Ausflucht? Ich meistens schon, einfach aus Bequemlichkeit und aus Angst, den anderen zu verletzen (also aus Angst vor meinen Schuldgefühlen). Aber manchmal versuche ich, offen und direkt zu sein und sage freundlich, ich hätte keine Lust, lange zu plaudern oder mich zu verabreden. Mir ist schon klar, daß ich den anderen damit vielleicht verletze, zugleich aber auch falschen Erwartungen vorbeuge und verhindere, daß ich später noch verletzender sein muß. Für mich ist das ein Augenblick der Befreiung von meinem ängstlichen Geist.

Die gesamte mentale Konstruktion unseres Selbstbildes ist also ihrer Natur nach instabil und braucht ständig Energie, um nicht zusammenzubrechen. Damit ist der Geist unterschiedlich erfolgreich. Manchen Menschen gelingt es recht gut, ein positives Selbstbild aufrechtzuerhalten. Anderen fällt es viel schwerer. Manche haben ein erfolgreiches oder „gesundes“ Ego, weil sie den Bedingungen genügen, unter denen sie sich für wertvoll halten können. Weniger erfolgreiche Egos schaffen das nicht und leiden daher oft unter Angst und Minderwertigkeitsgefühlen. Die Gründe dafür sind vor allem die Grundregeln der zweiten Identitätsschicht. Wenn diese unerfüllbar sind oder einander widersprechen, sind sie eine Quelle der Einengung und Selbstablehnung. Wenn du zum Beispiel gelernt hast, daß du nie Fehler machen und dich nie irren darfst, daß du nicht wütend werden und nie die Selbstbeherrschung verlieren darfst, dann hast du ein Problem, denn egal, wie perfektionistisch das Muster in der dritten Schicht deiner Identität ist: es wird dir niemals gelingen, all diese Bedingungen zu erfüllen. Außerdem führt Perfektionismus seinerseits zu neuen Problemen (vielleicht hast du zu wenig Zeit, dich zu entspannen oder mit geliebten Menschen zusammenzusein). Der Versuch, Selbstablehnung zu vermeiden, löst dann so viel Streß und Ablehnung durch andere aus, daß die Endsumme negativ ist: Je mehr du dich bemühst, vollkommen zu sein, desto tiefer fällst du in die Grube der negativen Gefühle. Die Folge ist oft das, was man heutzutage Burnout nennt: Du brennst im Feuer des Kampfes gegen deine Versagensangst vollständig aus.

Ein anderes Beispiel kommt so häufig vor, daß wir es kaum noch als gescheitertes Ego erkennen. Bei vielen Menschen – im Durchschnitt etwas mehr Männer als Frauen – ist nämlich eine Regel, die fast unerfüllbar ist, Teil ihrer Identität: daß es falsch ist, Gefühle zu haben. Sie müssen jeden Tag unglaublich viel Energie investieren, um allerlei Gefühle zu unterdrücken. Die Gefühlsarmut, die daraus resultiert, muß wieder durch künstliche Gefühle kompensiert werden, die man auch „Kicks" nennt: Spannung und Sensationen werden wenn nötig mit Hilfe chemischer Mittel erzeugt. Dadurch werden die natürlichen Gefühle noch mehr unterdrückt. Und da schmerzliche und einengende Gefühle sich am schwersten unterdrücken lassen, sorgt diese Identitätskonstruktion gewöhnlich für großes Leid. Im folgenden Kapitel gehen wir näher auf dieses Phänomen ein.

Manche Menschen haben eine ziemlich seltsame und sehr unangenehme Regel mitbekommen: daß es egoistisch ist, glücklich zu sein. Eine meiner Klientinnen, nennen wir sie Angela, hatte einen älteren Bruder, der als Kind jahrelang an einer lebensbedrohlichen Krankheit litt. Die Eltern lebten in ständigem Streß, und all ihre Zuwendung galt dem Bruder. Wenn Angela fröhlich war, fanden die Eltern das sehr egoistisch von ihr, denn schließlich konnte ihr Bruder ja sterben! So lernte sie, daß Freude und das Bedürfnis nach Zuwendung böse sind. Menschen mit dieser Grundregel in ihrer Identität müssen sehr viel Energie in Mechanismen leiten, die verhindern, daß Glück oder Freude entsteht. Sicher fühlen sich solche Menschen nur in einer Art grauem Mittelmaß. Natürlich mißlingt die Strategie ab und zu, und der Betreffende fühlt sich dennoch glücklich. Doch die negativen Glaubenssätze führen sofort zu Selbstablehnung in Form von heftigen Schuldgefühlen und Neigung zu Selbstzerstörung. Die Identität enthält also einen Widerspruch: Du darfst dich nur dann gut fühlen, wenn du unglücklich bist.

Ein ähnliches einengendes Identitätsmuster entsteht bisweilen aus einer strengen christlichen Erziehung, dann nämlich, wenn man Mädchen beibringt, daß Weiblichkeit schlecht ist. Das ist verdammt lästig, wenn ein Mädchen zur Frau wird, und daher auch eine typische *No-win*-Situation. Verhaltensmuster zielen in solchen Fällen darauf ab, Weiblichkeit zu unterdrücken oder – in der Phase der Rebellion gegen die Erziehung – übermäßig zu betonen. In beiden Fällen ist Leid die Folge.

In all diesen aus der Bahn geratenen Mechanismen finden wir ein übergeordnetes oder „Meta-Muster", nämlich den Drang, sich zu beherrschen. Denn meine ganze Identität erzeugt ja die Illusion, daß mein böser Kern (der negative Glaube) ans Tageslicht kommt und Schaden anrichtet, wenn ich mich nicht im Griff habe. Diese Illusion bringt ihre eigenen Argumente hervor. Zuerst bildet sich der negative Glaube: Ich bin schwach. Dann folgt die Grundregel, daß ich mich zusammenreißen muß, wenn mir etwas gefällt, zum Beispiel wenn ich Alkohol trinken möchte. Das Verhaltensmuster leitet dann Energie in die Hemmung oder Unterdrückung der Lust auf Alkohol. Das wird als Einengung empfunden. Die Frustration darüber nimmt zu und wendet sich irgendwann gegen die Selbstbeherrschung, und eines Tages sagen wir zu uns selbst: „Verdammt, jetzt ist mir alles egal – ich tu einfach, worauf ich Lust habe." Dann folgt ein Exzeß und am nächsten Tag der Kater. Damit haben wir einen Grund für eine neue Runde der Selbstbeherrschung geschaffen, ein sogenanntes Siehst-du-Argument: „Siehst du, was passiert, wenn du dich nicht im Griff hast?!" Der negative Glaube an die eigene Schwäche wird verstärkt, weil der Versuch gescheitert ist, Schwäche unter Selbstbeherrschung zu verbergen.

Dasselbe geschieht mit der Grundregel, daß es falsch ist, wütend zu werden. Ein Mensch mit dieser Grundregel beherbergt in seiner Identität verschiedene Mechanismen, die Zorn unterdrücken, zum Beispiel indem er jedem Streit aus dem Weg geht oder immer nur freundlich nachgibt. Die unterdrückte Wut baut jedoch eine Spannung auf, etwa so, wie wenn man einen Gartenschlauch an einem Ende abknickt. Sobald die Spannung groß genug ist und etwas Unerwartetes geschieht, was die Wut entfacht, versagt die Selbstbeherrschung, und die Wut bricht derart heftig aus, daß sie zur Aggression wird. Und sofort fühlen wir uns schwach und machtlos – denn wir haben ja versagt. Der Wutanfall wird also durch die Unterdrückung der Wut verursacht und erzeugt zugleich ein Siehst-du-Argument, das von uns verlangt, die Selbstbeherrschung aufrechtzuerhalten und noch zu verstärken.

Unhaltbare und kontraproduktive Regeln sind also die wichtigste Ursache für das Scheitern des Egos und eine übermäßige Selbstablehnung. Aber in manchen Fällen entsteht ein versagendes Ego, wenn Kindern immer wieder die Anerkennung vorenthalten wird, obwohl sie die Basisregeln in der zweiten Schicht ihrer Identität befolgt haben. Viele Eltern beeilen sich, ihre Kinder zu kritisieren, wenn sie bestimmte Bedingungen nicht ganz erfüllen, aber sie bleiben sehr zurückhaltend, wenn Anerkennung geboten wäre. Diesem Verhalten liegt die Angst zugrunde, daß das Kind nicht mehr sein Bestes tut, sobald es einmal gelobt worden ist. Aus denselben Gründen kommt es ziemlich selten vor, daß Eltern ihr Kind „einfach so" anerkennen – nicht weil es eine Erziehungsregel eingehalten hat, sondern aus Liebe und Respekt. Bei Kindern führt diese Zurückhaltung im Grunde zu einem Mangel an Selbstvertrauen. Sie übernehmen sozusagen die Angst ihrer Eltern, daß sie in der Welt nicht zurechtkommen werden. Als Erwachsene gelingt es ihnen dann seltener, die Anerkennung und Liebe anderer zu erlangen.

Ernster wird es, wenn das Kind in einer Situation aufwächst, in der seine Gefühle und Grenzen ständig ignoriert werden, etwa bei Mißhandlung oder Mißbrauch. Ein solches Kind lernt, daß seine Gefühle offensichtlich nichts daran ausrichten können und daß es daher selbst nichts dagegen tun kann. Selbst die Motivation, überhaupt nach der Liebe und Anerkennung anderer zu streben, wird dadurch untergraben.

Ein schlechtes Selbstbild kann sich auch entwickeln, wenn ein Elternteil oder beide ihr Kind als Stütze für ihre eigenen Probleme benutzen. Wenn beispielsweise eine depressive Mutter ihre Tochter als Freundin und Stützpfeiler betrachtet, freut sich das Kind anfangs vielleicht darüber, weil es wie eine Erwachsene behandelt wird. Aber die Tochter übernimmt dann die Verantwortung für das Glück ihrer Mutter. Diese wird dabei aber überhaupt nicht glücklicher, sondern bleibt depressiv. Daraus lernt die Tochter, daß ihre Liebe offensichtlich nicht gut genug ist. Und wenn sie das glaubt, dann glaubt sie in Wahrheit, sie selbst sei nicht gut genug.

Wenn ein Kind in einer mehr oder weniger andauernd unsicheren Situation aufwächst, zum Beispiel wenn ein Elternteil zu unvorhersehbaren Wutanfällen neigt, wie sie bei Alkoholikern vorkommen, dann lernt es, ständig auf der Hut zu sein. Dadurch entwickelt es ein grundlegendes Gefühl von Unsicherheit, und sein Streben nach der Anerkennung und Liebe anderer wird ernstlich gehemmt. Dieses Gefühl der Unsicherheit ist noch stärker, wenn ein Kind sehr früh in solch einer unsicheren Umgebung gelebt hat. Auch Babys, die lange im Krankenhaus oder gar in einem Brutkasten lagen, leiden als Erwachsene überdurchschnittlich oft an Angst und sind dadurch oft nur unzureichend imstande, ein erfolgreiches Ego aufrechtzuerhalten.

Fassen wir zusammen: Ein erfolgloses Ego entsteht durch unerfüllbare oder widersprüchliche Regeln in der zweiten Schicht der Identität sowie dadurch, daß zu wenig Selbstvertrauen und Sicherheit erworben wurden, um diesen Regeln zu entsprechen. In Wahrheit versagen die Deckschichten des negativen Glaubens, so daß die Selbstablehnung gelegentlich durchscheinen kann. Manchmal fühlt sich das an wie ein mehr oder weniger dauerhaftes „aber eigentlich"-Gefühl: „Aber eigentlich bin ich nichts wert", „Aber eigentlich gehöre ich nicht wirklich dazu" und so weiter. Oder es kommt zu Depressionen, extremer Abhängigkeit, Sucht, Zwangsneurosen oder Angst. Psychologen sprechen dann von einer Neurose; aber letztlich besteht nur ein gradueller Unterschied zwischen einem gesunden und einem neurotischen Ego. Entscheidend ist nämlich, wie gut es dem Ego gelingt, sein grundlegend negatives Selbstbewußtsein mit der Anerkennung und Liebe anderer zu überdecken. Aus einem spirituellen Blickwinkel ist das gesunde Ego sogar etwas weiter von zu Hause entfernt als das neurotische, denn wenn wir unseren negativen Glauben erfolgreich überdecken, begraben wir zugleich unseren natürlichen Seinszustand tiefer unter unserer Identität. Mehr darüber im zweiten Teil dieses Buches. Zunächst aber fahren wir mit unserer Untersuchung darüber fort, welche Mißverständnisse während der Entwicklung unserer Identität entstehen und wie diese dazu führen, daß die Art und Weise, wie wir Beziehungen eingehen, zugleich die Ursache dafür ist, daß diese scheitern.

7 Die Stagnation des Bewußtseinswachstums

Haß wird nie durch Haß überwunden.
Nur Liebe kann Haß überwinden.
Das ist die ewige Ordnung der Natur.

Buddha

Bisher haben wir untersucht, wie unsere Identität entsteht und aus welchen Schichten sie sich zusammensetzt. Wir haben festgestellt, daß die Identität allein danach strebt, von anderen geliebt und anerkannt zu werden, um unsere negative Einstellung zu uns selbst zu kompensieren. Aber unsere Identität ist nicht statisch; sie verändert sich im Laufe der Zeit, weil unser Bewußtsein wachsen will und die Umstände sich ändern. Die Identität eines Erwachsenen besteht aus denselben Schichten wie die eines Jugendlichen und ist dennoch nicht mehr dieselbe. Das liegt an der Neigung unseres Bewußtseins, sich weiterzuentwickeln, mehr Wissen, Einsicht, Liebe und Verwirklichung zu erwerben. Und wenn Selbstablehnung diese Entwicklung blockiert, manifestiert sie sich im Streben nach mehr Anerkennung, Besitz, Genuß und Ansehen, kurz: nach Wachstum – so oder so.

Wir können das Wachstum des Bewußtseins in zwei aufeinanderfolgende Phasen zerlegen: Identifikation und Übersteigung.

Betrachten wir zunächst die Entwicklung eines Babys zum Erwachsenen mit ihren beiden Stadien. Ein Baby hat anfangs keinerlei Selbstbild. Es ist sozusagen vollkommen mit seiner kleinen Erfahrungswelt verschmolzen. Das sieht ein wenig wie das Einswerden im höchsten spirituellen Seinszustand aus, ist aber eigentlich das genaue Gegenteil, weil das Baby sich dieser Verschmelzung überhaupt nicht bewußt ist. Es ist ein Spielball seiner begrenzten Erfahrungen von „angenehm“ und „unangenehm“.

Im ersten Lebensjahr wird das Kind sich seines Körpers bewußt und identifiziert sich vollständig mit ihm: Das Kind *ist* sein Körper. Man könnte sagen, daß der Geist sich hier in seinem eigenen Körper verliert.

Wenn das Kind nach ein oder zwei Jahren sprechen lernt, entsteht durch die ersten Gefühle ein Bewußtsein von einer inneren Welt. Das Bewußtsein des Kindes identifiziert sich dann vollständig mit den neu entdeckten Gefühlen und bekommt gleichzeitig ein erstes Gewahrsein seines Körpers. Das Gewahrsein bringt sozusagen ein wenig Abstand zwischen das „Ich“ und den Körper. Das Selbst ist nicht mehr nur der Körper, sondern es *übersteigt* dieses Stadium. Das Kind *ist* nicht mehr sein Körper, es *hat* einen Körper.

Etwas später entwickelt sich ein Bewußtsein der rationalen Prozesse im Geist, und das Kind wird sich vollständig mit dem denkenden Ich identifizieren. Dadurch entsteht ein gewisses Gewahrwerden seiner Gefühle. Es identifiziert sich nicht mehr total mit seinen Gefühlen, sondern kann sie übersteigen. Das Kind *ist* nicht mehr seine Gefühle, es *hat* Gefühle.

Die Identifizierung mit einem höheren Bewußtseinszustand bewirkt demnach, daß der niedrigere Zustand zum Objekt des höheren wird. Anders gesagt: Was zuerst das „Selbst" war, das Subjekt, wird dank der Übersteigung zum Objekt des höheren Bewußtseinszustandes. Dieser höhere Zustand wird dann das neue „Selbst", das neue Subjekt. Körperbewußtsein („Ich" und „Körper" sind eins) wird zum Bewußtsein des Körpers („Ich habe einen Körper"), während die soeben entdeckten Gefühle die Rolle des „Ichs" übernehmen („Ich" und „Gefühle" sind eins). Im nächsten Stadium wird aus diesem „Gefühlsbewußtsein" das bewußte Wahrnehmen der Gefühle, und der gerade entdeckte rationale Geist übernimmt die Rolle des „Ichs". Und in einem noch späteren Wachstumsstadium – wir erreichen nun die spirituelle Ebene – kann der Mensch sich von einem höheren Bewußtsein aus von der Identifikation mit den eigenen Gedankenströmen lösen. Dann *ist* er nicht mehr seine Gedanken, sondern er *hat* Gedanken.

Das alles ist eine vereinfachte Beschreibung der in Wahrheit viel komplexeren Wachstumsphasen. Doch hier geht es um das Wesentliche: Wenn der Geist sich einer höheren Bewußtseinsform öffnet, identifiziert er sich vollständig mit ihr und kann dann den niedrigeren Bewußtseinszustand übersteigen und umfassen. Ich sage *kann*, weil dabei meist etwas oder alles schief geht: Das Wachstum des Bewußtseins stagniert, und zwar auf zwei mögliche Arten.

Die erste Art der Stagnation tritt ein, wenn es dem Geist nicht gelingt, sich einem höheren Wachstumsstadium zu öffnen. Meist sind Angst oder tiefe Unsicherheit der Grund dafür, daß sich das Selbst an den heutigen Entwicklungsstand klammert und neue, höhere Ebenen als Existenzbedrohung auffaßt. Stagnation in der körperlichen Phase führt zu einer Art „Körpernarzißmus";

in der emotionalen Phase führt sie zu Egozentrismus und in der rationalen Phase zu spirituellem Stillstand: zum Unvermögen, den konzeptionellen (oder: denkenden) Geist hinter sich zu lassen. Diese erste Form der Stagnation ist also eine Art Festkleben oder totales Verschmelzen mit der heutigen Identität. Dadurch werden Veränderungen und Wachstum blockiert. Diese Form nenne ich der Einfachheit halber „Verschmelzung".

Die zweite Art der Stagnation liegt vor, wenn der Geist zwar für eine höhere Wachstumsphase offen ist, dann aber die eben überstiegene Phase ablehnt, anstatt sie in sein Bewußtsein zu integrieren. Dieser Vorgang wird Dissoziation genannt. Die Ursache ist negativer Glaube, der jede Zunahme des Selbstbewußtseins sofort in Selbstablehnung umwandelt. Die Dissoziation des Körperbewußtseins bringt Erwachsene hervor, die ihre körperliche Gesundheit vernachlässigen, sich zu wenig bewegen oder sich vor ihrem Körper ekeln und sich für häßlich halten. Die Dissoziation des emotionalen Bewußtseins bewirkt Arroganz und das Unvermögen, emotionale Beziehungen einzugehen. Die Dissoziation des rationalen Bewußtseins ist erst in einem höheren Bewußtseinsstadium möglich, zum Beispiel durch übertriebenes Üben bestimmter konzeptloser Meditationsformen, in denen der denkende Geist vorübergehend vollständig stillgelegt wird. Kurz gesagt bringt diese Art der Stagnation Menschen hervor, die wichtige Teile ihrer Identität zu unterdrücken versuchen – mit oder ohne Erfolg. Eine erfolgreiche Unterdrückung führt zu einer mehr oder weniger dauerhaften Amputation des unterdrückten Bewußtseinsteils. Glückt die Unterdrückung nicht vollständig, dann bleibt man beharrlich in seine Ablehnung und seinen Kampf gegen diesen Teil der eigenen Identität verwickelt.

Die beiden Stagnationsmechanismen – Verschmelzung und Dissoziation – wirken auch in Erwachsenen weiter. Es ist sehr schwer, Stagnation durch Verschmelzung bei sich selbst wahrzunehmen, weil die vollständige Identifikation mit einem bestimmten Bewußtseinszustand jedes Nachdenken darüber verhindert. Wir erkennen diesen Vorgang leichter bei anderen, manchmal zum Beispiel bei jungen Eltern, die sich so vollständig mit ihrer neuen Rolle identifizieren, daß sie keinerlei Interesse daran haben, kritisch darüber nachzudenken. Bisweilen verlieren sie sogar den größten Teil ihrer kinderlosen Freunde, weil diese keine Lust haben, nur über Kinder und Kindererziehung zu reden. Wer sich in einer solchen „Verschmelzungsphase" befindet, hat aufgrund der Einschränkung der Selbstreflektion meist keine Selbstzweifel, zumindest nicht, was den verschmolzenen Teil seines Selbstbildes anbelangt. Das dürfen wir übrigens nicht mit Selbstvertrauen verwechseln, denn dieser Mangel an Zweifeln ist lediglich eine zwanghafte Abschirmung gegen die tiefe Angst vor Selbstablehnung.

In schwierigen Zeiten neigen Menschen in der Verschmelzungsphase dazu, sich als Opfer der Umstände und abhängig von anderen zu fühlen. Eine subtilere Form der Verschmelzung zeigt sich manchmal nach einem intensiven Training oder nach einem Workshop, in dem die Teilnehmer bestimmte Ängste überwunden und Blockaden durchbrochen haben. Oft tappen sie dann in die Falle, identifizieren sich mit ihrem neuen, euphorischen Bewußtseinszustand und glauben ernsthaft, sie hätten ihre Probleme nun für immer hinter sich gelassen. Wenn sie nach einiger Zeit merken, daß dies nicht der Fall ist, sind sie sehr enttäuscht, und oft wird dann aus der Stagnation durch Verschmelzung umgehend eine Stagnation durch Dissoziation, und zwar durch das Unterdrücken ihres Verlangens nach Wachstum.

Wie erkennst du eine Dissoziation bei dir selbst? Jedesmal, wenn du ein hemmendes Muster oder einen Automatismus in dir entdeckt hast, willst du dich unbedingt davon befreien. Wir sind fest davon überzeugt, daß geistige Entfaltung nur möglich ist, wenn wir psychische Automatismen wie Hemmungen, Abhängigkeit, Sucht und Zwangsverhalten bekämpfen und beseitigen und dadurch besser und glücklicher werden. Das ist eines der wichtigsten Mißverständnisse, die unser Ego und somit auch unser Leid aufrechterhalten. Dazu möchte ich ein Beispiel aus meiner eigenen reichen Erfahrung mit Stagnation durch Dissoziation geben.

Ich habe bereits erwähnt, daß ich das Nesthäkchen in einer Familie mit sechs Kindern war und daher den negativen Glauben „Ich bin schwach“ erlernt habe. Neben der Grundregel „Du mußt artig sein“, die zu meinem Image als *Nice-guy* führte, lernte ich eine zweite Grundregel: „Du mußt schlauer sein.“ Mit großem Ehrgeiz bemühte ich mich, schlauer zu sein als die anderen, um meine Minderwertigkeitsgefühle zu übertünchen. Scharfsinn wurde Teil meines Image: Ich machte ständig kluge Bemerkungen und wies andere auf Fehler in ihrer Argumentation hin. Das dafür verantwortliche Muster nennen wir Arroganz. Andersdenkende (vor allem wenn sie politisch rechts standen oder religiös waren) machte ich in Wort und Schrift höflich, aber gnadenlos nieder. Als ich nach meinem schweren Burnout mit einer Therapie begann, wurde mir dieses Verhaltensmuster bewußt. Von einem höheren Bewußtseinszustand aus, nämlich mit dem rationalen Geist, durchschaute ich meine totale Identifikation mit diesem Überlegenheitsgehabe. Dieses Beispiel zeigt übrigens auch, daß mein logisches Argumentieren nur scheinbar rational (und daher überlegen) war. Das Motiv war ja nur mein Versuch, mich vor meinen Minderwertigkeitsgefühlen zu schützen.

Na ja, sobald ich mir meiner Arroganz bewußt wurde, verurteilte ich sie und wollte sie loswerden. Unter dem Einfluß meiner buddhistischen Studien versuchte ich eigentlich, mir ein neues Image zuzulegen: das des toleranten, verständnisvollen Weisen. Meine Arroganz unterdrückte ich, und eine Zeitlang glaubte ich sogar, ich hätte sie überwunden. Aber sie meldete sich immer wieder ganz unerwartet, und ich merkte beschämt, daß ich manchmal auf andere herabschaute und sie für religiöse Dummerchen oder politisch rechte Bösewichte hielt. Erst später sah ich ein, daß meine Versuche, diese Arroganz abzulegen, nur an der Oberfläche wirkten. Gewiß, ich verhielt mich weniger arrogant. Ich wurde sogar etwas zurückhaltender, fast schüchtern, nur um zu verhindern, daß andere mich für arrogant hielten. Aber die Arroganz lebte unterschwellig weiter, und wenn sie gelegentlich zum Vorschein kam, wurde sie von Ärger und Selbstablehnung begleitet.

Vielleicht hast du etwas Ähnliches durchgemacht, zum Beispiel nach einer Therapie. Du gabst dein Bestes, um dich von bestimmten negativen Denk- oder Verhaltensmustern zu befreien, und warst damit in gewissem Umfang erfolgreich. Doch manchmal hast du den Eindruck, daß sich auf einer tieferen Ebene nichts geändert hat – die Eigenschaft, die du scheinbar losgeworden bist, erhebt wieder ungerührt ihr Haupt. Dann bist du enttäuscht: „Ich dachte, das hätte ich längst hinter mir!“ und lehnst dich selbst ab: „Wie dumm, schwach oder schlecht bin ich doch immer noch“.

Die meisten Therapien bewirken tatsächlich kaum mehr als eine Dissoziation vom Muster der Selbstablehnung. Man erkennt nicht, daß dies eigentlich eine „Meta-Ablehnung“ ist: eine Ablehnung der Selbstablehnung. Praktisch gesehen kann sich die Situation auf diese Weise allenfalls leicht verbessern: Das negative Muster hat viel mehr Schaden angerichtet, als es dir noch nicht so deutlich bewußt war, und die Dissoziation hat es teilweise deaktiviert. Dennoch wirkt es wie eine Art Ballast. Es ist als würdest du ständig eine Leiche in einem Koffer mit dir herumschleppen. Dein neues, angelerntes Image ist zwar angenehmer für dich und andere, aber es hemmt dennoch deine weitere Entwicklung.

Wie kommt es, daß ein Muster, von dem du dissoziiert bist, dennoch dein Wachstum behindert? Ist es nicht vernünftig, negative Muster wie Arroganz, Eifersucht, Abhängigkeit oder Sucht loszuwerden, um sich weiterentwickeln zu können? Was wir dabei übersehen ist folgendes: das negative Muster ist im Grunde eine blockierte oder verzerrte Form einer positiven natürlichen Eigenschaft. In Kapitel 5 haben wir bereits gesehen, daß natürliche Eigenschaften, die in der Jugend abgelehnt werden, später in verzerrter Form als Teil des Egos zurückkehren. Aus Altruismus wird dann beispielsweise ein Helfersyndrom, Ehrlichkeit wird zu Plumpheit, Integrität zu Rigidität, Kraft zu Sturheit und Klugheit zu Arroganz.

Als ich meine Arroganz unterdrückte, blockierte ich dadurch meine natürliche Klugheit. Ich erinnere mich daran, daß ich im Unterricht keine Fragen zu stellen wagte, weil ich fürchtete, man werde mich für dumm halten. Deshalb klammerte ich mich immer noch an das Selbstbild „Ich bin schlauer als die anderen“. Und wenn der Lehrer eine Frage stellte und ich als einziger die Antwort wußte, hielt ich den Mund, damit niemand merkte, wie stolz ich darauf war, der Klügste zu sein. Deshalb blockierte der Kampf gegen meine Arroganz meine intellektuelle und spirituelle Entwicklung. In der zweiten Hälfte dieses Buches erfährst du, wie du die Neigung zur Dissoziation in Integration umwandelst.

So gibt es auch Menschen, die versuchen, ihre Sturheit zu unterdrücken, und damit gleichzeitig ihre Kraft mindern. Und wenn du gegen die zwanghafte Neigung ankämpfst, anderen zu helfen, blockierst du zugleich deinen Altruismus. In meinem Buch *Suchtfrei* habe ich beschrieben, daß der Kampf gegen eine Sucht nicht nur diese Sucht festigt, sondern auch die ihr zugrunde liegenden spirituellen Bestrebungen hemmt. In *Het einde van de opvoeding* habe ich erklärt, wie Eltern, die negative Eigenschaften ihrer Kinder bekämpfen, diese nur verstärken und das ihnen zugrunde liegende natürliche Selbstwertgefühl hemmen, obwohl sie es eigentlich stärken wollen.

Schau dir diese sogenannten negativen Eigenschaften, die du loswerden willst, mal genau an. Dann wirst du bemerken, daß dir das nur in begrenztem Umfang gelingt. Prüfe auch, welchen Preis du für diese Dissoziation und Amputation zahlst. Kämpfst du gegen Trägheit und Faulheit an? Dann blockierst du dein natürliches Bedürfnis nach Selbstausdruck noch stärker. Versuchst du, deine Sucht nach oberflächlichem Sex zu überwinden? Dann lähmst du auch deine natürliche Liebesfähigkeit. Widert dich deine Trübseligkeit an? Dann entfremdest du dich immer mehr von deiner natürlichen Quelle der Freude. Jeder Versuch, einen Teil deines Selbstbildes auszulöschen – ganz gleich, wie sehr du darunter leidest –, vergrößert das Leid und entfernt dich weiter von deinem natürlichen Seinszustand. So kann selbst das spirituelle Streben nach Erleuchtung und „Egolosigkeit“ vollständig blockiert werden, wenn du versuchst, dein Ego zu vernichten. Ein großer Dichter schrieb:

Was tot ist, ist tot,
aber was ermordet wurde, lebt weiter,
lebt sogar ungestörter
als das, was noch nicht gestorben ist.

Martinus Nijhoff
aus *Het uur U*

Siehst du jetzt, daß der einzige fundamentale Irrtum – der Glaube, wir seien nicht vollkommen – zu einer Serie weiterer Irrtümer führt? Zuerst kommt die Mutter aller Mißverständnisse, unser Glaube, wir seien im Grunde nicht gut, sondern unzulänglich, könnten aber gut werden, wenn wir allerlei Bedingungen erfüllen. Folglich machen wir unseren Eigenwert von der Liebe und Anerkennung anderer abhängig. Wir entwickeln eine Reihe von Automatismen, mit denen wir versuchen, Liebe und Anerkennung zu erwerben und Abweisung zu verhindern. Dieses ganze verwickelte und unsichere Spiel voller Tricks und Manipulationen wird hinter einem Image der Vollkommenheit versteckt, hinter der: „Mit-mir-ist-alles-in-Ordnung"-Show.

In unserem Streben nach mehr Glück begegnen wir ständig zwei Arten von Stagnation: Verschmelzung und Dissoziation. Die Angst vor Ablehnung führt dazu, daß wir mit sicheren Teilen des Selbstbildes verschmelzen. Selbstablehnung bewirkt, daß wir uns von unsicheren Teilen des Selbstbildes dissoziieren. Wir identifizieren uns mit Mustern und Rollen, die uns Liebe und Anerkennung verschaffen, und wir versuchen, uns von jenen

Aspekten unseres Selbstbildes zu lösen, die wir abstoßend finden und die andere Menschen veranlassen könnten, uns abzulehnen. Anstatt beispielsweise die Rolle der Mutter und des Vaters zu spielen, verschmelzen wir mit dieser Rolle und *sind* Mutter oder Vater. Wir *haben* keinen Beruf, etwa Wissenschaftler oder Bäkker, sondern wir *sind* Wissenschaftler oder Bäcker. Allgemeiner ausgedrückt: Wir *haben* keine Gedanken und Gefühle, sondern wir *sind* diese Gedanken und Gefühle.

Wenn sich unser Bewußtsein irgendwann für einen tieferen und umfassenderen Blick auf uns selbst öffnet, kommt der andere Pol des fundamentalen Irrtums zum Zuge: Wir fühlen uns von dieser geschehenen Verschmelzung abgestoßen, wollen sie so schnell wie möglich loswerden und uns mit einer neuen Rolle identifizieren, die besser zum neuen Bewußtsein paßt. So wird aus einer alten Verschmelzung durch Dissoziation eine neue, während wir uns immer wieder an ein Selbstbild klammern, das unseren Glauben, minderwertig zu sein, verbirgt und uns die Anerkennung anderer sichert.

Schau dich einmal um, und beobachte diesen Tanz der Mißverständnisse. Wenn Menschen in der Verschmelzungsphase feststecken, werden sie passiv, ängstlich oder depressiv. Wenn sie in einer Dissoziation gefangen sind, suchen sie vor allem Zuflucht bei *sex, drugs and rock 'n' roll*, und das Endstadium ist Sucht. Verschmelzung und Dissoziation sind die zwei Beine, auf denen wir ständig der Liebe und Anerkennung anderer nachlaufen, unserer eigenen Natur entfremdet. Angst vor Ablehnung und Selbstablehnung sind die beiden Druckmittel, die uns auf diesen Weg zwingen. Angstneurosen und Depressionen sind Folgen der Verschmelzung, Schuldgefühle und Süchte sind Folgen der Dissoziation.

Untersuche einmal, in welchem Umfang du in einer Verschmelzung oder Dissoziation feststeckst. Es können übrigens auch beide zugleich vorliegen, dann jedoch verbunden mit unterschiedlichen Mustern. Du kannst zum Beispiel mit deiner Mutterrolle verschmelzen und zugleich deine Neigung zur Rebellion dissoziiert haben. Um diese Selbstprüfung vorzunehmen, kannst du dich zum Beispiel in Situationen beobachten, in denen du dich sehr über einen anderen Menschen ärgerst. Wenn du nicht so recht verstehst, warum du dich derart ärgerst, bist du wahrscheinlich mit dem gleichen Muster verschmolzen wie der andere. Wenn du jedoch klar erkennst, was der andere falsch macht – vielleicht lenkt er in einer Gruppe die Aufmerksamkeit aller auf sich –, ist die Wahrscheinlichkeit groß, daß du dein Verlangen nach Aufmerksamkeit dissoziiert hast. Im allgemeinen gilt: Wenn du dich über das Verhalten anderer ärgerst, dann bist du unbewußt auch so (Verschmelzung), oder du willst ganz bewußt nicht so sein (Dissoziation).

Während meiner Ausbildung zum Trainer ärgerte ich mich immer wieder über das Verhalten eines Lehrers. Er konnte furchtbar dominant und unfreundlich sein und kehrte dabei ständig seine Überlegenheit heraus. Später erkannte ich, daß er ohne Hemmungen genau die Eigenschaften nutzte, die ich als *Nice-guy* mein Leben lang unterdrückt hatte. „Aber", wendest du nun vielleicht ein, „dann hast du diesen Mann doch richtig beurteilt!" Das mag sein; aber die Tatsache, daß ich mich so über ihn ärgerte, war dennoch die Folge meiner Dissoziation. Seitdem ich meine Neigung, ein „netter Kerl" zu sein, nicht mehr unterdrücke, sondern in mein Selbstbild integriere, stören mich solche dominanten Typen nicht mehr sonderlich. Jetzt sagst du möglicherweise: „Aber dann bist du doch statt eines netten Kerls selbst ein dominanter Typ geworden, der die Aufmerksamkeit auf sich lenken will!" Nein, das ist ja das Schöne, wenn du Dissoziation in Integration transformierst (mehr darüber in Teil II): Das negative Muster wird durch die Integration wieder zu der ursprünglichen und natürlichen Eigenschaft, deren verzerrte Version es war. Das *Nice-guy*-Muster, befreit von Selbstablehnung und Angst vor Ablehnung, wird wieder das, was es im Grunde immer war: reine Freundlichkeit!

Falls dir die Selbstprüfung gezeigt hat, daß du in der Tat mit bestimmten Mustern verschmolzen und/oder von anderen Mustern dissoziiert bist, dann sei nicht beschämt oder wütend auf dich selbst. Beglückwünsche dich lieber! Das Aufspüren von Stagnationen ist der erste und wichtigste Schritt zur Integration. Später wirst du sehen, daß du gar nicht gegen die Selbstablehnung kämpfen mußt, um sie loszuwerden. Im Gegenteil, der Kampf führt bestenfalls dazu, daß du etwas weniger negativ um Liebe und Anerkennung buhlst – aber auch dann bist du noch weit vom natürlichen Zustand entfernt. Meist verstärkt der Kampf jedoch die Selbstablehnung, verborgen hinter einem immer bedrückender werdenden Image, das Ausgeglichenheit, Erfolg, Spiritualität oder ein anderes Ideal vortäuscht.

Fang also damit an, deinen selbstablehnenden Mustern freundlich zu begegnen: Es ist nicht deine Schuld, daß du sie hast; es ist niemandes Schuld. Außerdem hat sie jeder, insofern bist du nicht anders als die anderen. Diese auf Selbstablehnung beruhenden Denk- und Verhaltensmuster sind die Bausteine, mit denen dein illusionäres Selbstbild auf dem Fundament deines negativen Glaubens erbaut ist. Wenn du das erkannt hast, ist es ein Grund zum Feiern, denn du bist dabei, wieder ins Haus deines natürlichen Zustands zurückzukehren. Dazu besaßt du bislang noch nicht den Mut, weil du Angst vor der Schlange hattest, Angst vor deinem Glauben, daß du im Grunde nicht gut genug bist.

8 Die Entstehung des Leids

Laß ruhen in großem, natürlichem Frieden diesen erschöpften Geist,
hilflos geschlagen von Karma und neurotischen Gedanken,
wie von der unbarmherzigen Gewalt der wütenden Wogen
im unendlichen Ozean von Samsara.

Nyoshul Khenpo,
tibetisch-buddhistischer Meister (1932–1999)

Wir haben bisher gesehen, daß Selbstablehnung der Kern unseres Selbstbildes ist, der Motor unseres ständigen Strebens nach der Liebe und Anerkennung anderer und der wichtigste Grund dafür, daß wir immer wieder Teile unseres Selbstbildes – sofern wir uns ihrer bewußt sind – vernichten wollen. Verschmelzung und Dissoziation spielen jedoch nicht nur eine Rolle bei Denk-, Gefühls- und Verhaltensmustern in unserer Identität, sondern auch auf einer viel subtileren Ebene, nämlich bei allen schmerzlichen Emotionen. Selbstablehnung ist im wesentlichen die Ursache jedes mentalen und emotionalen Leidens! Sie ist der Kern unseres Egos und daher der Motor, der den endlosen Teufelskreis unseres Leidensprozesses im Gange hält, den Buddhisten Samsara nennen.

Wie wirkt dieser Mechanismus? Die folgende Erklärung der Ursachen des Leidens ist sehr wichtig, wenn du dich aus diesem Kreislauf des Leidens befreien willst. Es geht jedoch nicht um einen Glauben oder um eine Philosophie, die du auf Geheiß anderer annehmen mußt. Du mußt selbst die Wahrheit dieser Theorie untersuchen, indem dein Geist sich selbst zu betrachten lernt, wie es weiter unten in diesem Buch beschrieben wird. Erst dann kann dieses spirituelle Wissen auch „wirken“.

Was geschieht genau, wenn du unter einer beklemmenden Emotion leidest? Zuerst gibt es einen Anlaß dafür, einen Auslöser. Das kann eine Situation oder Person sein oder der Gedanke an eine Situation oder Person, die direkt oder indirekt mit einem schmerzlichen Ereignis in der Vergangenheit verbunden ist. Gleich nach dem Auslöser stellt sich die unangenehme Emotion ein: Angst, Wut, Eifersucht oder was auch immer. In den ersten paar Sekunden oder Minuten verschmilzt du vollständig mit dieser Emotion. Du wirst eins mit ihr, du *bist* die Emotion. Bei manchen Menschen dauert diese Verschmelzung viel länger. Man bleibt sozusagen darin stecken und handelt nur noch aus dieser Emotion heraus. Aber viele andere, vor allem jene, die dank eines Trainings oder einer Therapie schon zu einer gewissen Selbstreflektion fähig sind, werden sich bald der Beklemmung bewußt. Sie *sind* dann nicht mehr die Emotion, sondern sie *haben* sie.

Das wäre bereits ein sehr wichtiger Schritt nach vorne, in Richtung größerer spiritueller Entfaltung, wenn dieser Fortschritt nicht sofort durch Dissoziation wieder zunichte gemacht würde: Wir wehren uns gegen die negative Emotion, wir wollen sie nicht fühlen, und der Geist gerät angesichts all dieser gegensätzlichen Gedanken in Aufruhr. Leider macht diese Abwehr die negative Emotion nur noch stärker, und dadurch werden auch die Gedanken wieder heftiger und verstärken ihrerseits die Beklemmung. Kurz gesagt bildet sich auch hier der Teufelskreis der Ablehnung, der alles was du ablehnst, nur noch schlimmer macht.

Wenn du deinen Geist mit einem Kasten voller Heuschrecken vergleichst und deine schmerzliche Emotion mit einer dieser Heuschrecken, die andauernd durch deinen Geist springt, dann kannst du unsere übliche Reaktion auf diese eine unangenehme Heuschrecke mit Fußtritten gegen den ganzen Kasten vergleichen. Die Folge ist, daß sich bald noch mehr schmerzliche Heuschrecken im Kopf tummeln. So ungefähr gehen wir mit unseren negativen Emotionen um, deren Wirkung ich nachfolgend genauer beschreiben möchte:

1 Der Auslöser

Am Anfang steht ein Umstand oder ein Gedanke, der anscheinend mit einem Schmerz in der Vergangenheit zusammenhängt. Es kann eine bewußte schmerzliche Erfahrung sein, aber auch eine unbewußte beklemmende Erinnerung, zum Beispiel an deine frühe Kindheit, als deine natürliche Spontaneität abgelehnt wurde und du lernen mußtest, bestimmten Anforderungen zu genügen.

2 Die Identifikation

Sofort entsteht eine Identifikation: Ein Ich-Gefühl macht sich die Erinnerung zu eigen. Dies ist eine Verschmelzung mit der Erinnerung an das Leiden. Wie kommt es zu dieser Identifikation mit dem scheinbaren Leiden? Durch Selbstablehnung. Was anfangs noch eine Erinnerung an das Leiden ist, also nur ein Anschein von Leiden, wird real, weil die Erfahrung eines „Ichs" hinzukommt, das offensichtlich nicht gut genug ist – oder dumm, schlecht, schwach oder wie auch immer dein negativer Glaube lautet.

3 Die Reaktion

Sobald aus der Erinnerung an den Schmerz eine echte Schmerzerfahrung geworden ist, folgt die Reaktion. Wir setzen sofort alle Hebel in Bewegung, um den Schmerz loszuwerden und uns so schnell wie möglich wieder wohlzufühlen. Diese Bemühungen können auf die Person oder auf die Umstände abzielen, welche die schmerzliche Erinnerung ausgelöst haben. Sie können jedoch auch uns selbst gelten, je nachdem, welche Muster wir zuvor entwickelt haben. Beachte, daß der ganze Prozeß bis zu diesem Punkt noch automatisch und unbewußt abläuft. Er gehört noch zur Verschmelzungsphase.

4. Die Reflektion und die Dissoziation

Nach kürzerer oder längerer Zeit – das hängt vom Ausmaß der Selbstreflektion ab, die wir entwickelt haben – entsteht ein bewußtes Empfinden der beklemmenden Emotion. Gleichzeitig geht die unbewußte Selbstablehnung auf die bewußte Ebene über. Jetzt sind wir uns der Beklemmung bewußt, halten es für falsch, daß wir es dazu haben kommen lassen, und versuchen, sie so schnell wie möglich loszuwerden. Nun beginnt die Dissoziation und der offene Kampf gegen das lähmende Gefühl. Eigenartig ist, daß die Beklemmung dadurch wiederum nur noch schlimmer wird.

Der anfangs unbewußte Teufelskreis aus scheinbarem Leiden und der Identifikation damit durch Selbstabweisung (Verschmelzung) geht also durch Selbstreflektion auf einer bewußten oder „Meta-Ebene“ als Dissoziation weiter. Du kennst das bestimmt: Früher hast du nur auf die Ursache deines Leidens reagiert, ohne dir dessen bewußt zu sein. Doch sobald Reflektion und

Selbstwahrnehmung hinzukommen, wird dir plötzlich auch die Selbstablehnung bewußt: Du findest es dumm, daß du dich dumm fühlst. Du findest es schwach, daß du nicht selbstsicher auftrittst. Du bist wütend auf dich, weil du deine Wut nicht zügeln kannst. Du verachtest dich, weil du dich selbst nicht liebst. Kurz gesagt: Du lehnst dich selbst ab, weil du selbstablehnende Gefühle hegst! Das ist Beklemmung im Quadrat.

Vielleicht sagst du nun: „Ja, aber das ist doch notwendig! Muß ich mich denn mit meiner Selbstablehnung abfinden und damit leben lernen?" Nein, das geht gar nicht, denn was einmal bewußt geworden ist, läßt sich nicht mehr ins Unbewußte verdrängen. Sobald du dir einer selbstablehnenden Emotion bewußt geworden bist, ist die Verschmelzungsphase vorbei, und du kannst nicht mehr in sie zurückkehren. Bewußtseinswachstum ist eine Einbahnstraße, und das ist gut so! Das einzige, was du danach noch lernen mußt, ist, nicht in die Falle der Dissoziation zu tappen, sondern dem Weg der Integration zu folgen. Darum geht es in der zweiten Hälfte dieses Buches.

Doch zuerst mußt du das gesamte komplexe Muster, mit dem wir unser Leid selbst hervorrufen, vollständig verstehen. Denn es gibt noch einen komplizierenden Faktor, noch einen Irrtum, der auf allen vorherigen aufbaut: Nach dem ersten Irrtum, der Selbstablehnung, und nach dem zweiten Irrtum, dem Aufbau eines Selbstbildes, das die Selbstablehnung verschleiert und uns die Anerkennung anderer verschafft, und nach dem dritten Irrtum, dem Übergang zur Dissoziation, sobald uns ein Muster oder ein negatives Gefühl bewußt geworden ist, folgt noch ein vierter, der alle vorausgegangenen Irrtümer unserem Blick entzieht: die Projektion unserer Gefühle auf andere und auf die Umstände.

In der Literatur wird manchmal eine Art umgekehrte Projektion benutzt, um im Leser bestimmte Gefühle zu wecken, indem diese Gefühle bestimmten Gegenständen zugeschrieben werden:

Müde und matt lag das Hotel du Nord da, einst der Stolz der kleinen Provinzstadt, nun aber eingeklemmt zwischen einer Bank und einem Supermarkt. Es ahnte nicht, daß es noch im selben Sommer der Schauplatz einer aufsehenerregenden Romanze sein würde.

Jeder weiß, daß ein Hotel sich nicht müde und matt fühlen und auch nichts ahnen kann. Dennoch weckt diese umgekehrte Projektion im Leser genau diese Gefühle. Das gilt auch für diesen Blues-Text:

My baby she ain't comin' back no more,
And now I'm sitting in my lonely room ...

Der Mann sagt, sein Zimmer sei einsam, doch in Wirklichkeit ist natürlich er der Einsame. Jeder weiß, daß ein Zimmer nicht einsam sein kann. Andererseits weißt du aus Erfahrung, daß der Frühling nicht mehr so schön ist, wenn du in düsterer Stimmung bist. Dann gefällt dir die Einrichtung deines Hauses nicht mehr so gut, und der nette Freund oder die nette Freundin geht dir ganz schön auf die Nerven. Wenn du dich hingegen in einer euphorischen Stimmung befindest, hat selbst das schlechteste Herbstwetter seinen Reiz, und der unangenehmste Kollege ist eigentlich ganz in Ordnung.

Der Projektionsmechanismus erschöpft sich jedoch nicht nur darin, daß wir Stimmungen auf unsere Umgebung projizieren.

Bei allen schmerzlichen Gefühlen projizieren wir deren Ursache und somit auch die Verantwortung für sie auf die Person oder Situation, die den Schmerz ausgelöst hat. Das funktioniert zum Beispiel folgendermaßen. Dein Kollege sagt: „Du bist immer der Letzte, wenn mal etwas Extraarbeit anfällt." Du hältst diese Behauptung für ungerecht, und darum ist der Kollege ein dummer, arroganter, überheblicher Kerl. Oder deine Freundin gesteht, daß sie heimlich seit einiger Zeit einen Liebhaber hat. Du fühlst dich schrecklich verletzt, betrogen und im Stich gelassen, und die Freundin ist falsch, egoistisch, gemein und unzuverlässig. Aber stimmt das wirklich? Oder ist hier der Projektionsmechanismus am Werk? Untersuchen wir dieses Ereignis einmal genauer anhand der vier Phasen (siehe Seite 77):

1 Der Kollege sagt etwas, die Freundin gesteht etwas. Das löst eine Erinnerung an die Beklemmung und das Leid aus, die auf Ablehnung und Selbstablehnung in der Vergangenheit basieren.

2 Sofort entsteht infolge von Selbstablehnung ein „Ich-Gefühl", das sich mit dieser Erinnerung identifiziert. Die Erinnerung an ein Gefühl wird zu „Ich bin dieses Gefühl". Wir verschmelzen damit.

3 Das „Ich" will sich nicht so fühlen. Es wehrt sich, es bekämpft das Gefühl.

4 Durch Reflektion kann zusätzlich eine Meta-Ablehnung entstehen: Du verachtest dich, weil du dich ablehnst, und versuchst, dich von diesem schmerzlichen Gefühl zu disso-

ziieren. Aber am nächsten Schritt ändert sich nichts, ganz gleich, ob es zu dieser Reflektion kommt oder nicht.

5 Der Kampf gegen das schmerzliche Gefühl richtet sich gegen seinen Auslöser: Der Kollege oder die Freundin sind die Ursache des Leidens und müssen folglich damit aufhören. Der Kollege muß sich entschuldigen, die Freundin darf nicht mehr fremdgehen. Kurz: der Auslöser muß aufhören.

Siehst du, wie irrational das ist? Es ist die alte Geschichte vom Boten, der eine schlechte Nachricht überbringt und deshalb enthauptet wird. Es ist, als würdest du dem Arzt vorwerfen, daß bei dir Krebs diagnostiziert wurde. Die Person oder Situation, die das schmerzliche Gefühl ausgelöst hat, ist natürlich in Wahrheit nicht dessen Ursache. Die Ursache liegt in deinem grundlegenden Irrtum, du seiest so, wie du bist, nicht gut genug. Und um dieses schmerzliche Gefühl zu verdecken, hast du irgendwann gelernt, andere für deinen Selbstwert verantwortlich zu machen. Darum können sie dieses Gebäude aus geborgtem Selbstwert so leicht zum Einsturz bringen. Jedesmal, wenn das geschieht, empfängst du eigentlich eine schmerzhaft klare Botschaft: „Deine Strategie funktioniert nicht, dein Selbstwert ist nur Schwindel.“ Da dir jedoch nicht bewußt ist, daß du die Anerkennung durch andere suchst, merkst du auch nicht, daß du deine Selbstablehnung auf denjenigen projizierst, der sie spürbar gemacht hat. Wenn du deine negativen Gefühle auf andere Menschen oder auf die Umstände projizierst, verurteilst du dich zur Machtlosigkeit. Du verlierst die Fähigkeit, die negativen Gefühle selbst aufzulösen, und lieferst dich der Willkür anderer aus.

Projektion ist die ultimative Verhüllung der Wirklichkeit. Sie ist der dichteste Schleier des Samsara, des Teufelskreises, der aus Leiden und aus dem Widerstand dagegen besteht. Sie ist der Motor der endlos wiederholten Klagen der Menschen: Meine Mutter muß mich respektieren, meine Geliebte muß bei mir bleiben, mein Kind darf nicht unglücklich sein, mein Auto darf nicht kaputt gehen, meine Kollegin darf mich nicht ungerecht behandeln. Mein Haus müßte größer sein, mein Auto neuer, meine Arbeit interessanter, mein Körper schöner. Ich müßte gesund sein, es dürfte keinen Krieg mehr geben, die Menschen sollten bewußter sein, die Welt darf nicht vor die Hunde gehen. Selbst unsere persönlichsten Klagen wurden schon unzählige Male wiederverwertet. Es sind immer die gleichen Projektionen der gleichen Selbstablehnung.

„Ja, aber", wirfst du nun vielleicht ein, „manchmal tun die Menschen einander ja wirklich weh, das ist doch keine Projektion! Manches ist doch wirklich falsch. Dann ist es doch logisch, daß wir unglücklich sind." Ja, es ist logisch, daß wir unglücklich sind, zumindest in dem verschleierten Seinszustand, in dem wir ständig leben. Obacht, der Unterschied ist subtil: Ich sage nicht, daß du nicht unglücklich sein darfst. Das wäre nämlich auch eine Art Dissoziation. Ich sage nur, daß ein Mensch, der wahrhaft frei von Angst und Ablehnung ist, der mit seinem natürlichen Zustand, der voller Liebe und Anerkennung ist, in Kontakt steht, sich nie mehr machtlos oder als Opfer des Verhaltens anderer fühlt.

Prüfe einmal genau, was du anderen vorwirfst, welche Personen und Situationen du ablehnst. Sind sie wirklich schlecht oder falsch, weil sie in dir Schmerzen ausgelöst haben? Dreh einmal den Spieß um, und denk an Momente zurück, in denen andere sich von deinem Verhalten verletzt fühlten. Hattest du wirklich die Absicht, die anderen zu verletzen? Sei ehrlich. Wie lange ist es her, daß du jemandem absichtlich ein Leid zugefügt und das auch noch genossen hast? Vielleicht ist das überhaupt noch nie passiert! Und falls du jemandem doch einmal weh getan hast, dann waren Machtlosigkeit, Wut, Angst, Dummheit, Unwissenheit oder sogar gute Absicht der Grund dafür. Anderen geht es genauso wie dir! Auch sie sind von deiner Anerkennung abhängig, und wenn du ihnen diese manchmal vorenthältst, sind sie verletzt und wütend auf dich. Siehst du jetzt, wie wir einander mit unserem Bedürfnis nach Liebe und Anerkennung einerseits und der Projektion unserer Selbstablehnung andererseits in die Zange nehmen?

Du kannst das täglich bei dir feststellen: Jedesmal, wenn du einem Menschen Vorwürfe machst oder dich über eine Situation ärgerst, ist in Wirklichkeit ein schmerzliches Gefühl der Selbstablehnung die Ursache. Du wehrst dich gegen dieses Gefühl und projizierst es auf andere oder auf die Umstände. Dann fühlst du dich machtlos und als Opfer der Umstände. Manchmal mußt du gründlich nachforschen, denn der Geist ist daran gewöhnt, seine Projektionen bitter ernst zu nehmen: „Es ist wirklich fies, was Peter zu mir gesagt hat“, oder „Es ist wirklich ärgerlich, daß ich gerade jetzt eine Reifenpanne habe.“ Aber wenn du übst (mehr darüber später), erkennst du immer besser, daß hinter diesen Vorwürfen ein Gefühl des Versagens liegt. Du hältst dich für einen Trottel, wenn Peter etwas Ablehnendes zu dir sagt, und du hältst dich für einen Schussel, weil du den Reifen nicht schon früher gewechselt hast. Kurz gesagt: Wenn du genau hinsiehst, erkennst du deine Selbstablehnung in jeder schmerzlichen oder einengenden Situation.

Müssen wir also lernen, mit dem Projizieren aufzuhören? Das ist eine naheliegende Frage, die zu unserer bereits erwähnen Neigung zur Dissoziation paßt: Was nichts taugt, müssen wir aufgeben. Aber das Projizieren zu dissoziieren klappt nicht, weil die Projektion ja selbst eine Folge der Dissoziation ist. Der Versuch, Projektionen zu vermeiden, wäre ziemlich unheilvoll, ähnlich wie die Idee, mit dem Denken aufzuhören – das würde dich ziemlich verrückt machen. Aber du kannst dir des Projektionsmechanismus' bewußt werden und ihn in das Bild von dir selbst und der Wirklichkeit integrieren.

Byron Katie (siehe Anhang 1) hat auf diesem Gebiet bahnbrechende Arbeit geleistet und gezeigt, wie man seine Projektionen erkennen und loswerden kann. Der zweite Teil dieses Buches handelt davon, wie du dich von dem bedrückenden Duo Projektion und Dissoziation befreien kannst. Denn ist es nicht bedrückend, ständig von der Liebe und Anerkennung anderer abhängig zu sein und sich immer wieder verletzt zu fühlen, wenn einem diese Liebe und Anerkennung versagt bleibt? Ist es nicht traurig, stets abhängig von anderen zu sein, was dein Glück und dein Selbstwertgefühl anbelangt? Das ist nicht dein natürlicher Zustand, sondern die Folge einer Reihe von Irrtümern, die alle von einem grundlegenden Verkennen deiner vollkommenen Natur gespeist werden. Alle Irrtümer äußern sich in deiner Beziehung zu dir selbst und in deren Projektion: deiner Beziehung zu anderen. Und das größte aller Mißverständnisse ist – du hast es vielleicht schon erraten – die Liebesbeziehung! Lies weiter, und schaudere darüber, daß das Schönste, was es gibt, zugleich die Hauptursache unseres Leidens ist.

9 Der freie Markt der Liebe und Anerkennung

Selbst wenn du auf der ganzen Welt jemanden suchst, der deiner Liebe würdiger wäre als du, wirst du niemanden finden.

Buddha

Im vorigen Kapitel habe ich geschrieben, daß die Projektion unserer Selbstablehnung auf andere der letzte in einer Serie von Irrtümern ist. Aber eigentlich folgt danach noch ein Irrtum: Nachdem wir unsere Gefühle auf einen anderen projiziert haben, lassen wir uns auch noch auf eine Beziehung zu diesem Menschen ein! Das ist wirklich der Gipfel! Dies ist der letzte und definitive Schritt, mit dem wir die Verantwortung für unser Glück aus der Hand geben. Dadurch verhärten sich alle früheren mentalen und emotionalen Irrtümer zu einem starken System aus Abhängigkeiten.

Wenn unsere gesamte Identität darauf abzielt, die Liebe und Anerkennung anderer zu erlangen, sind Beziehungen eine Art gegenseitige Übereinkunft, die die wechselseitige Abhängigkeit stabilisieren soll. So wie ein Arbeitsvertrag eine gewisse Sicherheit innerhalb der Beziehung zu unserem Arbeitgeber bieten muß, knüpfen wir auf verschiedenen Ebenen Beziehungen zu Kollegen, Bekannten, Freunden und geliebten Menschen, um den

Nachschub für unsere tägliche Dosis Liebe und Anerkennung zu sichern. Dabei sind wir ziemlich wählerisch: Von einigen Menschen brauchen wir mehr Anerkennung, von anderen weniger oder gar keine.

Hast du dich je gefragt, warum du manche Menschen nett findest und andere nicht? Weil manche eben netter sind als andere, meinen wir meistens. Aber ist es nicht seltsam, daß Menschen, die dich nicht nett finden, bei anderen durchaus beliebt sind und daß manche Menschen dich nett finden, andere aber nicht? Denk einmal über dieses völlig selbstverständliche Phänomen nach. Merkst du, daß daran etwas nicht stimmt? Denn wenn „nett" und „nicht nett" Eigenschaften eines Menschen wären, dann gäbe es in einem absoluten Sinne nette und nicht nette Menschen, und dann würden alle die netten Menschen nett finden, und die nicht netten wären bei allen unbeliebt. Aber in Wirklichkeit gibt es Menschen, die selbst den – in ihren Augen – größten Widerling nett finden, und dein bester Freund ist für andere vielleicht ein Ekel. Natürlich gibt es auch objektive Unterschiede zwischen Menschen, was Freundlichkeit und Aufgeschlossenheit anbelangt. Aber wie wir andere einschätzen, hängt hauptsächlich von der Projektion unserer Gefühle ab. Wie funktioniert das?

Die Identität jedes Menschen ist ein einzigartiges Bauwerk aus Methoden und Automatismen, die seine negativen Überzeugungen verbergen und ihm die Liebe und Anerkennung anderer sichern sollen. Diese Methoden wenden wir meist nicht bewußt an. Wir finden sie einfach normal im Umgang mit anderen. Das ist übrigens nicht falsch, aber es führt zu großem Leid, wenn wir es nicht durchschauen. Ich empfehle dir also nicht, dich um andere nicht mehr zu kümmern oder ihnen keine Liebe und Anerkennung mehr zu schenken – auch das wäre eine Dissoziation. Nein, versuche einfach, deine Methoden und Taktiken zu beobachten, ohne über sie zu urteilen.

Hier sind einige Beispiele für die verschiedenen und bisweilen widersprüchlichen Methoden, die wir anwenden, um Liebe, Zuneigung und Anerkennung zu bekommen. Der *Nice-guy* benutzt seine Liebenswürdigkeit, ist mit den anderen immer einer Meinung und verhält sich so, daß sich alle stets wohlfühlen. Doch es gibt auch Menschen, die das Gegenteil tun und sich nur respektiert fühlen, wenn sie andere mit ihrem Widerspruch übertrumpfen und alles besser wissen. Der Könner stellt seine Talente zur Schau, damit andere ihn bewundern. Aber es gibt auch Menschen, die bescheiden und zurückhaltend auftreten oder andere bewundern, um anerkannt zu werden. Manche teilen ihre Gefühle mit anderen, um sie an sich zu binden. Andere behalten ihre Gefühle für sich, um wegen ihrer unerschütterlichen Zuverlässigkeit anerkannt zu werden.

Das sind nur einige wenige Beispiele, es gibt sehr viel mehr Möglichkeiten. Außerdem wählt kein Mensch immer dieselbe Strategie, sondern benutzt abwechselnd verschiedene Methoden, um andere für sich einzunehmen. Ich spiele zum Beispiel oft den *Nice-guy*, aber manchmal richte ich mich nach dem „Ich-bin-schlauer als-die-anderen"-Image, gelegentlich gewürzt mit einer Prise „antiautoritärer Hippie" oder einem Quentchen „romantischer Sonderling" und seit einigen Jahren außerdem einem kräftigen Schuß „Sozialarbeiter". Und ich mag Menschen, die bescheiden und ein wenig verwundbar oder verlegen sind und sich trauen, über ihre Gefühle und Probleme zu reden. Auffällige oder dominante Typen oder Menschen, die mich ungerecht oder rücksichtslos behandeln, erwecken in mir ein Gefühl der Aversion.

Wir finden manche Menschen nett, weil uns eine oder mehrere ihrer Eigenschaften gefallen. Andere sind uns unsympathisch, weil sie bestimmte Eigenschaften haben, die uns stören. Aber wir haben ja bereits gesehen, daß die Projektion der eigentliche Grund dafür ist, daß andere uns nicht gefallen! Entweder sind wir noch mit derselben störenden Eigenschaft verschmolzen, oder wir versuchen gerade, uns von ihr zu dissoziieren. Jemand ist in deinen Augen nicht nett, weil er störende Eigenschaften an den Tag legt, die auch du hast, ohne es zu wissen (Verschmelzung), oder die du auf keinen Fall (mehr) haben willst (Dissoziation). Und du findest jemanden nett, weil er angenehme Eigenschaften hat, die du ebenfalls hast oder gerne hättest. Siehst du, wie sonderbar das ist? Weil wir unserem natürlichen Selbstwertgefühl entfremdet sind, versucht der Geist, die Anerkennung anderer zu erlangen, und was wir im Austausch dafür an anderen schätzen, sind Projektionen unserer eigenen positiven Eigenschaften. Wir sind auf der Flucht vor unserer Selbstablehnung, und was wir bei den anderen ablehnen, sind die Projektionen unserer eigenen negativen Eigenschaften!

Wegen der vielen möglichen Kombinationen in der Identität jedes Menschen gibt es einen sehr gemischten Markt, auf dem Liebe und Anerkennung angeboten und nachgefragt werden. Es gibt Menschen, die mit fast jedem gut auskommen, während andere mit ihren Kontakten sehr wählerisch umgehen. Wieder andere verstricken sich so in ihre Selbstablehnung, daß sie fast niemanden mehr nett finden können. Je mehr du dich verurteilst, je stärker die Projektion dieser Selbstverurteilung ist, desto strenger urteilst du auch über andere Menschen. Wenn du dir dieses Prozesses nicht bewußt bist, findest du andere dumm, schwach oder schlecht und bist noch mit diesem Muster der Selbstablehnung verschmolzen. Wenn dir hingegen klar ist, daß du andere verurteilst, weil du dich selbst ablehnst, dann fühlst du gleichzeitig einen starken Drang, dich hiervon zu dissoziieren: Du verbietest dir, andere zu verurteilen, und verurteilst dich, wenn du es dennoch tust. Leider wird die Selbstablehnung dadurch nur stärker.

Ist eigentlich jedes Urteil eine Projektion? Das ist eine Frage mit vielen philosophischen Konsequenzen, die den Rahmen dieses Buches überschreiten. Begnügen wir uns mit dem praktischen Hinweis, daß zumindest jede Verurteilung oder Ablehnung eine Projektion ist. Wenn du beispielsweise das Verhalten eines süchtigen Autodiebes für negativ hältst, ist das allein noch keine Verurteilung. Du unterscheidest damit nur zwischen sozialem und asozialem oder gar strafbarem Verhalten. Aber wenn du den Süchtigen als minderwertigen Menschen verabscheust und ablehnst, weil er dein Auto geknackt hat, dann projizierst du deine Selbstablehnung auf ihn.

Welche Selbstablehnung? Das ist schwer zu sagen. Vielleicht wirst du mit der Angst konfrontiert, dir ein Auto im Grunde nicht leisten zu können und nun auch noch auf dem Schaden sitzen bleiben. Oder es ist das Gefühl der Machtlosigkeit, mit dem du nicht umgehen kannst. Oder du hast dich so sehr mit deinem Auto als Statusobjekt identifiziert, daß jeder Kratzer darauf ein Kratzer auf deiner Seele ist. Wer weiß, was der Autodieb in dir auslöst. Aber wenn du lernst, die Situation so zu betrachten, kannst du selbst von einem Autodieb noch etwas lernen!

Im allgemeinen gilt: Wenn du dich durch einen anderen stark benachteiligt, ungerecht beurteilt, im Stich gelassen, mißbraucht, vernachlässigt, verkannt, manipuliert oder verletzt fühlst, kannst du sicher sein, daß du deine Selbstablehnung mit großer Selbstgerechtigkeit auf den anderen projiziert hast. Vielleicht wurdest du tatsächlich manipuliert, verkannt oder benachteiligt. Das kann schon sein. Aber sobald du dich wie ein machtloses Opfer fühlst, sind es deine eigene Selbstverkennung, Selbstbenachteiligung oder Selbstmanipulation, unter denen du dich krümmst.

Ein anderes interessantes Phänomen auf dem Markt der Liebe und Anerkennung ist das Tauschprinzip. Wenn der Bäcker zu dir sagt, „Heute sehen Sie aber gut aus!", ist das ganz nett, aber wenn der Mensch, in den du seit Monaten heimlich verliebt bist, dasselbe sagt, kann an diesem Tag nichts mehr schiefgehen! Wenn dein Nachbar sagt, „Du bist ein guter Gitarrenspieler", freust du dich darüber; aber wenn Harry Sacksioni, Joe Bonamassa oder dein persönliches Gitarrenidol dasselbe sagen würde, wärst du ganz aus dem Häuschen. Anerkennung und Wertschätzung sind also bedeutsamer, wenn jemand sie bekundet, den du deinerseits ebenfalls anerkennst und schätzt. Sie sind dagegen wertlos oder sogar ärgerlich aus dem Munde eines Menschen, den du völlig ablehnst. Wenn der nach Alkohol stinkende Portier deiner Firma zu dir sagt, „Sie sehen heute aber gut aus", trägt das vermutlich wenig zu deinem Selbstwertgefühl bei, sondern löst im Gegenteil ein unangenehmes Gefühl aus. Dennoch siehst du in allen diesen Fällen gleich gut aus, sowohl in den Augen des Bäckers als auch in denen des betrunkenen Portiers und des geliebten Menschen. Wie sehr ihre Anerkennung dein Selbstwertgefühl steigert, hängt davon ab, wie groß deine Wertschätzung für diese Leute ist.

Wir investieren also Anerkennung in andere im Austausch gegen ihre Anerkennung für uns und mit dem Ziel, von ihnen anerkannt zu werden. Andere tun dasselbe, denn es ist ein wechselseitiger Vorgang. Deutlicher ausgedrückt: Was du an einem anderen am meisten schätzt, ist seine Wertschätzung für dich. Nehmen wir einmal an, du begegnest regelmäßig einer Frau, die du nicht sympathisch findest – wegen ihres Aussehens, ihrer Unhöflichkeit, ihrer Arroganz oder der Aufmerksamkeit, die sie erregt. Du hörst Gerüchte über sie, die dein negatives Urteil verstärken: „Dieser Person gehe ich lieber aus dem Weg." Doch eines Tages begegnest du dieser Frau wieder, und sie sagt: „Was Sie gestern in der Bürgerversammlung gesagt haben, hat mir sehr gut gefallen. Sie waren sehr mutig und haben mich nachdenklich gestimmt. Vielen Dank!" Dann grüßt sie freundlich und geht weiter. Was geschieht nun? Alles, was du bisher auf die Wirklichkeit projiziert hast, fällt auseinander. Du wirst anerkannt! Sehr wahrscheinlich schätzt du diese Frau jetzt auch und siehst sie in einem anderen Licht. Vielleicht entsteht daraus sogar eine Freundschaft. Das hängt davon ab, welche positiven Eigenschaften ihr aufeinander projizieren könnt.

So sind wir alle ein Leben lang Spekulanten an der Tauschbörse der Liebe und Anerkennung. Diese hat noch eine Eigenart: Liebe und Anerkennung können nicht zirkulieren wie andere Tauschobjekte oder Zahlungsmittel. Ein Beispiel: Peter liebt seine Frau Marie, aber sie liebt ihren homosexuellen Nachbarn Bert, der jedoch Peter liebt. In jeder anderen Wirtschaft wäre das ein gutes Geschäft, und jeder wäre zufrieden. Nicht so an der Tauschbörse der Liebe und Anerkennung. Wir schätzen nur jene Menschen, die uns schätzen und Eigenschaften haben, die uns gefallen. Und wir lehnen alle ab, die uns ablehnen und Eigenschaften haben, die uns nicht gefallen. Ohne es zu merken, achten wir sehr genau darauf, daß die Anerkennungsbilanz einigermaßen ausgeglichen bleibt. Ein Mensch, der nie etwas Nettes erwidert oder zurückgibt, verliert mit der Zeit unsere Wertschätzung. Aber auch wenn er uns viel mehr gibt, als wir zurückgeben können, funktioniert der Handel nicht. Es kann sogar ziemlich peinlich sein, übermäßig geschätzt zu werden (das gilt erst recht für Menschen mit geringem Selbstwertgefühl).

Unsere Tauschgeschäfte mit dem Bäcker oder einer Kassiererin sind oberflächlich: „Hier ist Ihr Kassenzettel. Einen schönen Tag noch!" Bei Kollegen, Nachbarn und Bekannten gehen etwas mehr Anerkennung oder Zuneigung über den Tresen. Noch mehr und beharrlicher investieren wir in Freundschaften. Aber die wichtigste Kapitalanlage, die mit der größten Gewinnchance und dem höchsten Verlustrisiko, ist die Liebesbeziehung! Frühere Ergebnisse sind keine Garantie für die Zukunft! Im nächsten Kapitel liest du, wie wir den höchsten Gipfel des Glücks erklimmen oder in die tiefste Hölle der Einsamkeit stürzen und dann endlich vom Gipfel oder Tal aus auf eine Ebene des gemächlichen Zusammenseins oder des mehr oder weniger erträglichen Alleinseins gelangen.

10 Die Liebesbeziehung

Natürlich ist die Liebe ewig.
Nur die Partner wechseln.

Martine Carol, Filmstar (1920–1967)

Es gibt verschiedene Arten von Liebesbeziehungen, im Grunde eigentlich ebenso viele wie Menschenpaare. Doch was ihre Entstehung anbelangt, können wir sie grob in zwei Gruppen einteilen. Manche entwickeln sich aus einer anderen Beziehung: Die Partner waren zuerst Kollegen, Nachbarn, gute Freunde oder nur Sexpartner, und erst später entstand daraus eine Liebesbeziehung. Andere beginnen mit Verliebtheit und wachsen zu einer Beziehung heran. Im ersten Fall kommt ebenfalls Verliebtheit vor, jedoch nicht als tiefste Grundlage der Beziehung, sondern eher als romantische Stimmung, die von günstigen Umständen abhängt. Bei der zweiten Form ist die Verliebtheit zwar das tiefste Fundament der Beziehung, aber nach einiger Zeit verschwindet das verliebte Gefühl ganz oder fast ganz – oder stellt sich nur noch gelegentlich als romantische Stimmung ein.

Die Beziehungsprobleme, die wir in diesem Buch besprechen, kommen in der Beziehung, die auf Verliebtheit gründet, in ihrer reinsten Form vor, und zwar von Beginn an. Bei den anderen Beziehungen sind die Partner anfangs noch selbständiger. Aber mit der Zeit sorgen einige Mißverständnisse dafür, daß die gleichen Einengungen auftreten wie bei der Verliebtheit. Deshalb werde ich die beiden Beziehungsformen nicht separat besprechen, sondern beschränke ich mich hier auf die reinste Erscheinungsform: auf die Liebesbeziehung, die aus Verliebtheit hervorgeht.

Verliebtheit ist eigentlich ein sehr merkwürdiges Phänomen. Auf einmal gibt es einen Menschen, der mitten in der grauen Masse von Menschen gleichsam wie ein Licht strahlt und Anziehungskraft ausübt. Sie ist reizend, nett, süß, schön, schlank, herzlich, warm und rein. Sie ist energisch oder auf rührende Weise schüchtern; sehr aufgeschlossen oder reizvoll zurückhaltend; beim Sex nicht gehemmt oder aber eindeutig, was ihre Grenzen anbelangt. Die Eigenschaften der Geliebten werden also sofort positiv interpretiert. Und das beruht auf Gegenseitigkeit: Er ist schneidig oder aber rührend unsicher; er ist erfahren und zupackend, wenn es um Sex geht, oder sehr verletzlich und rein. Er ist wundervoll selbstsicher und kümmert sich um alles, oder er ist bescheiden und läßt ihr viel Freiheit.

Du siehst: das Projektionsspiel ist von Anfang an voll im Gang. Es gibt keine objektive Abwägung, ob der andere für einen engeren Kontakt geeignet ist. Sobald die Verliebtheit zugeschlagen hat, wird alles in ihrem Sinne interpretiert. Selbst wenn du durchaus imstande bist, gewisse Fehler des anderen zu erkennen, sind diese im Vergleich mit seinen enormen Tugenden so geringfügig, daß man sie vernachlässigen kann. Dafür gibt es sogar einen Ausdruck: „Mit dem Mantel der Liebe bedecken". Eine andere Redensart sagt in etwa das Gleiche, wenn auch weniger freundlich: „Liebe macht blind".

Am Anfang der Verliebtheit, wenn noch nicht sicher ist, ob sie erwidert wird, verengt sich der Blickwinkel enorm. Wir denken fast andauernd an den geliebten Menschen, und der Gedankenstrom macht Überstunden, wenn wir darüber grübeln, ob unsere Liebe erwidert wird oder nicht und wie wir das herausfinden. Hoffnung und Furcht sind intensiver denn je. Wir haben hochfliegende Träume von Gemeinsamkeit und ewigem Glück, aber auch enorme Angst vor Abweisung, Einsamkeit und dem dauerhaften Verlust dieser tiefen Liebe. Und dann, in diesem Sturm der widerstreitenden Gefühle von Hoffnung und Angst, folgt die Entdeckung, daß die Liebe erwidert wird. Was für ein unvorstellbares Glück! Es ist fast nicht zu glauben, daß dieses schönste, liebste, faszinierendste, verheißungsvollste, aufregendste und wundervollste aller Wesen mich für das liebste, faszinierendste, verheißungsvollste, aufregendste und wundervollste aller Wesen hält! Manchmal steht der Verstand buchstäblich still, und wir erleben das höchste Glück auf dem Markt der Liebe und Anerkennung: *„... to love and be loved in return“.**

Vielleicht hat dich diese Beschreibung ein wenig skeptisch gemacht, oder sie kam dir etwas übertrieben oder gar spöttisch vor. Dann bist du zur Zeit wahrscheinlich nicht verliebt. Es ist sonderbar, wenn du nicht verliebt bist, bist du kaum jemals in der Lage dir vorzustellen, so verliebt sein zu können, selbst wenn du es früher einmal warst. Vor allem diese Absolutheit, das völlige Fehlen jeder Relativierung, die übersteigerte, maßlose Bewunderung kommt uns dann reichlich fremd oder sogar ziemlich blöd vor. „Das wird mir nicht mehr passieren, dafür bin ich zu erwachsen“, denken viele Menschen. Andere schauen auf ihre frühere Verliebtheit zurück wie auf einen schönen Traum: er war schön, solange er dauerte; doch eigentlich war es

---

* aus „Nature boy“ von Nat King Cole

totaler Wahnsinn. Bei wieder anderen dreht sich ihr Leben lang alles nur noch um einen Gedanken: wie sehr sie den geliebten Menschen vermissen.

Wie dem auch sei, Verliebtheit bleibt etwas sehr Merkwürdiges. Wie wir über das Verlieben denken, unterscheidet sich grundlegend davon, wie wir denken, wenn wir uns verlieben. Wir haben im vorigen Kapitel gesehen, daß unsere ganze Identität danach strebt, die Liebe und Anerkennung anderer zu erhalten, um unsere tiefste Selbstablehnung zu übertünchen; daß wir deshalb mit sicheren Eigenschaften verschmelzen und unsichere dissoziieren; und daß wir diese Eigenschaften dann auf andere Menschen projizieren. Mit diesem Wissen können wir jetzt untersuchen, was wirklich mit uns geschieht, wenn wir uns verlieben.

Neben den üblichen Mechanismen, mit denen wir versuchen, ein positives Selbstbild aufrechtzuerhalten, geschieht bei der Verliebtheit noch etwas Einzigartiges. Hier kommt nämlich die tiefste Basis all dieser vertuschenden Mechanismen ins Spiel: unsere tiefste Selbstablehnung. Verliebtheit vermittelt uns den Eindruck, der andere könne diese tiefste Selbstablehnung ungeschehen machen. Die Selbstablehnung ist schließlich in der Jugend entstanden, weil dich deine Eltern ablehnten. Darum hast du dich in jemanden verliebt, der die gleichen ablehnenden Eigenschaften hat wie die Eltern oder ein Elternteil, aber gleichzeitig den sicheren Eindruck erweckt, daß er dich nicht ablehnen, sondern sogar bedingungslos lieben wird. Diese Kombination aus alter Ablehnung und neuer, scheinbar bedingungsloser Liebe macht den anderen unwiderstehlich. Alles, was früher schiefgegangen ist, wird jetzt gut; alles, was abgelehnt wurde, wird nun anerkannt und umarmt. Deshalb hast du bei wechselseitiger

Verliebtheit den Eindruck, all deine Probleme seien gelöst, alle alten Beklemmungen und negativen Gefühle seien auf einen Schlag verschwunden und man wäre nun komplett befreit von negativem Glauben und Selbstablehnung. Dadurch, daß unsere Egokonstruktion während der glücklichsten verliebten Augenblicke vorübergehend wegfällt, kommen wir tatsächlich wieder in Berührung mit unserem natürlichen Zustand – mit dem Zustand, der rein, hell und voller bedingungsloser Liebe, Verbundenheit und Altruismus ist.

Leider verstehen die meisten Menschen nicht, was die wahre Ursache dieser reinen Liebesgefühle ist. Der Projektionsmechanismus läuft schließlich weiter, und darum ist ihnen nicht klar, daß der andere nur der Auslöser dieser Erfahrung ist. Sie projizieren die gesamte Erfahrung auf den anderen. Deshalb sieht es so aus, als wäre der Geliebte ganz rein, ganz erfüllt von bedingungsloser Liebe. Hier liegt die Quelle all des Elends, das die Verliebtheit in späteren Phasen hervorruft. Weil du glaubst, der andere habe dich von deiner Beklemmung und Selbstabweisung befreit, wirst du total abhängig von ihm: Nur der andere kann diese vorübergehenden Erfahrungen reinen Glücks hervorrufen oder aufrechterhalten. Die bedingungslose Liebe, die du erfährst und die deiner eigenen Natur inhärent ist, verliert sofort ihre Bedingungslosigkeit, weil du deinen natürlichen Zustand nicht kennst und die Erfahrung auf ihren Auslöser projizierst: auf den geliebten Menschen. Dadurch wird der andere nicht nur zum scheinbaren Lieferanten dieses tiefsten Glücks, sondern auch zu dem Menschen, von dem du am stärksten abhängig werden und von dem du dich auch am stärksten abgelehnt fühlen kannst. Und diese Ablehnung erfolgt nach einiger Zeit unweigerlich, denn gerade diese latent vorhandene Ablehnung machte den geliebten

Menschen ja anfangs so anziehend für dich. Und das alles geschieht wechselseitig: Der andere hat sich ebenfalls von deinen ablehnenden Eigenschaften angezogen gefühlt, als er noch den Eindruck hatte, daß du ihn niemals ablehnen würdest. Wird dir das zu kompliziert? Dann wollen wir uns ein praktisches Beispiel ansehen: die Beziehung zwischen Bernd und Gina.

Gina ist 35 Jahre alt und seit zwölf Jahren mit Bernd verheiratet. Die beiden haben zwei Töchter, vier und sechs Jahre alt. Die feinfühlige, begabte Frau arbeitet als Grundschullehrerin, spielt Klavier, singt, meditiert und interessiert sich für Spiritualität. Nach ihrer Geburt lag sie im Brutkasten und kam als Baby noch einige Male ins Krankenhaus. Seither hat sie ein ganz fundamentales Gefühl der Unsicherheit. Ihre Mutter war außerdem abweisend und streng, unfähig, dem Kind Wärme und Anerkennung zu geben. Ihr Vater war emotional gehemmt. Er zog sich dauernd zurück und war den starken abweisenden Emotionen seiner Frau nicht gewachsen. Ginas negativer Glaube lautet: „Ich bin nichts wert. Ich bin schwach und unselbständig. Ich bin anderen eine Last." Ihre wichtigste Strategie, um diesen Glauben zu übertünchen, besteht darin, sich abzurackern, um alles gut und richtig zu machen und, wichtiger noch, niemandem eine Last zu sein oder Schaden zuzufügen. Daraus hat sich ein starkes Image entwickelt: Sie ist die Frau von Welt, die einen anstrengenden Beruf hat und ihre Rollen als Mutter, Ehefrau, Tochter und Schwiegertochter einwandfrei bewältigt. Kurz gesagt, sie schlägt sich wacker dabei, es allen recht zu machen, außer natürlich sich selbst. Mit 34 Jahren erkrankt sie an Burnout, hört auf zu arbeiten und verfällt allmählich in eine Depression.

Bernd ist 37 Jahre alt, ein freundlicher, selbstsicherer, jungenhafter Mann, der als Computerspezialist erfolgreich ist und recht gut klassische Gitarre spielt. Er kommt aus einer calvinistischen Familie mit einem dominanten, abweisenden Vater, mit dem er sich als Kind immer wieder stritt. Während der Vater seinen Sohn geringschätzig und verletzend behandelte, war die Mutter eine warmherzige, empfindsame Frau, die ihrerseits unter ihrem aggressiven Mann litt. Deshalb wagte sie es nicht, ihren Sohn vor dem Vater zu beschützen. Bernds negativer Glaube lautet: „Ich bin schlecht“ und „Ich habe nichts zu melden“. Seine Überlebensstrategie besteht darin, schmerzliche Gefühle zu unterdrücken, hart an seiner Karriere zu arbeiten und sehr viel Energie in die angenehmen Dinge des Lebens zu investieren. Neben seinem Beruf, der ihn siebzig Stunden in der Woche beansprucht, spielt er in zwei Musikensembles, ist aktives Vorstandsmitglied eines Tennisclubs und hat einen Freundeskreis, mit dem er engen Kontakt pflegt. „Bloß kein Leerlauf!“ lautet seine Devise. Er will das Leben genießen und nie mehr unter Ablehnung, Beklemmung und anderen unangenehmen Erfahrungen leiden. Dennoch ist er kein oberflächlicher Mensch. Im Gegenteil: Er ist vielseitig interessiert, ein treuer Ehemann, loyaler Kollege und guter Freund. Aber seine tieferen Gefühle sind tief verborgen unter amüsanten und sinnvollen Ablenkungen. In Gina verliebte er sich wegen ihrer Wärme, ihrer Empfindsamkeit, ihrem (augenscheinlichen) Vermögen, für sich selbst aufzukommen, aber – auf einer tieferen Ebene – auch wegen ihrer enormen Abhängigkeit, Angst und Unsicherheit. Das alles machte sie zu einer sicheren Wahl; denn eine so abhängige Frau würde bestimmt immer bei ihm bleiben.

Gina verliebte sich in Bernd wegen dessen robuster Selbständigkeit. Er war erfolgreich und hatte sein Leben genau geregelt.

Während sie noch über die Anschaffung eines neuen Autos oder einer neuen Waschmaschine nachgrübelte, hatte er schon per Download alle notwendigen Informationen besorgt und noch am selben Tag eine vernünftige Entscheidung getroffen. Bernd war kein komplizierter Typ. Man wußte immer, woran man bei ihm war. Für seine ängstliche Frau war er der Fels in der Brandung.

Ginas Bemühen, niemandem eine Last zu sein, paßt gut zu Bernds Bestreben, sich von niemandem eine Last aufbürden zu lassen. Aber unter dieser Übereinstimmung liegt die wechselseitige Ablehnung bereits verborgen. Bernd fühlt sich von Ginas Wärme und Abhängigkeit angezogen, denn es sind die gleichen prägenden Eigenschaften wie bei seiner Mutter. Er schätzt diese Eigenschaften, weil er selbst sie selbst dissoziiert hat. Zwar ließ ihn seine Mutter gerade wegen dieser Charakterzüge im Stich, wenn er unter seinem aggressiven Vater litt, aber Gina wird das niemals tun, denn sie ist ja von ihm abhängig. Abhängige Mütter stehen bei Konflikten immer an der Seite ihres Mannes und weisen deswegen ihre Kinder ab. Aber beim Partner ist Abhängigkeit eine „sichere" Eigenschaft; denn er traut sich nie, einen im Stich zu lassen.

Gina ist ihrerseits von Bernd begeistert, weil er so selbständig ist. Das ist Gina wegen ihrer tiefen Angst und Unsicherheit nie gewesen. Aber Bernd ist nur deshalb so geworden, weil er seine warme, verwundbare Seite verleugnet hat. Insofern ähnelt er Ginas Vater, der ihr nicht beistand, als ihre Mutter sie vernachlässigte. Bernd ist also genauso abweisend wie Ginas Vater; aber er wird sie nie im Stich lassen, denn die Unterdrückung seiner Warmherzigkeit und Verwundbarkeit macht ihn ja abhängig von Gina, die über diese Eigenschaften reichlich verfügt.

Ein wichtiger Aspekt der wechselseitigen Verliebtheit ist also die „Garantie“, daß der andere dich nicht ablehnen wird, weil ihm etwas fehlt und er deshalb von dir abhängig ist. Die fehlende Eigenschaft ist unterentwickelt (Ginas Selbständigkeit), oder sie wird zum größten Teil dissoziiert (Bernds Empfindsamkeit). Im allgemeinen fehlt jedem der beiden Partner also eine wichtige Voraussetzung für Glück und Selbständigkeit, und der andere erfüllt gerade diese. Gina konnte in ihrer frühen Jugend kein hinreichendes Gefühl der Sicherheit aufbauen, und Bernd bietet ihr genau das an. Bernd unterdrückt sein Bedürfnis nach Zärtlichkeit, weil er sich vor Ablehnung fürchtet. Und diese Wärme kann Gina ihm geben. Sie wird ihn niemals ablehnen, weil er ihr ja die Sicherheit bietet, die ihr fehlt. Gina fühlt sich bei Bernd sicher, weil er eine gefestigte Persönlichkeit hat, aber auch deshalb, weil er nicht ohne die Wärme leben kann, die er in sich selbst abgespalten hat und die sie ihm geben kann.

Ist die Liebe zwischen zwei Menschen immer so ein unbewußter Kuhhandel zur Erlangung von Sicherheit und Wärme? Fragst du dich jetzt vielleicht. Nein, im Wesentlichen geht es dabei um sehr viel Schönes. Aber weil das nicht als solches erkannt wird, gewinnt der Kuhhandel schnell die Oberhand, mit all seinen bedrückenden Folgen. Wir haben bereits gesehen, daß starke wechselseitige Liebe und Anerkennung unsere tiefe Selbstablehnung vorübergehend aufheben, so daß das gesamte Bauwerk unserer Identität bisweilen sogar seine scheinbare Solidität verliert und ein wenig durchsichtig wird. Dadurch wird unsere tiefste, vollkommene Natur zeitweise von der Tünche unseres Selbstbildes befreit und kann dann sichtbarer und wirksamer sein, als es normalerweise der Fall ist. Deshalb strahlen Verliebte so sehr, und deshalb können sie manchmal so erstaunlich deutlich sehen, wie der andere wirklich ist. Sie verlieben sich also nicht nur in die selbstablehnenden Eigenschaften des anderen, sondern auch in das, was sie dahinter sehen. Während der Verliebtheit kann man manchmal sogar einen Blick in die tiefste Natur des Partners werfen, und das ist wirklich immer der Mühe wert. So sah Gina in Bernd nicht nur Robustheit und Festigkeit, sondern auch seinen liebevollen, warmen, freundlichen Kern, der jedoch fast nie an die Oberfläche drang. Und Bernd sah in Gina nicht nur Wärme, Verwundbarkeit und Abhängigkeit, sondern auch die Verheißung einer starken, selbständigen, talentierten Frau, eine Verheißung, die allerdings nie erfüllt wurde. Da beide Partner sich der wahren Natur ihrer tiefen und reinen Gefühle nicht bewußt sind, tun sie in ihrer Beziehung genau das, was die tieferen Aspekte des anderen, die sie so gerne zum Vorschein bringen wollen, immer tiefer unter dem Schutt der Selbstablehnung und der Angst vor Ablehnung durch den Partner begräbt. Das ist am deutlichsten erkennbar während einer Beziehungskrise, um die es im folgenden Kapitel geht.

Aber prüfe zuerst deine eigenen Erfahrungen mit heutigen oder früheren Beziehungen. Welche Eigenschaften des Partners fandest du am Anfang der Beziehung besonders anziehend? Das sind die Eigenschaften, die dir mehr oder weniger fehlen, weil sie sich nie entwickeln konnten oder unterdrückt wurden. Betrachte auch Situationen, in denen du dich vom Partner abgelehnt fühltest oder befürchtetest, das könne geschehen. Du wirst feststellen, daß zwischen dem, was du am anderen schätzt, und dem, was du als Ablehnung empfindest, ein Zusammenhang besteht. Er schätzt ihre Wärme, Verwundbarkeit und Abhängigkeit, weil sie ihm Wärme und Sicherheit gibt. Aber er fühlt sich verkannt und eingeengt, was seinen Freiheitsdrang und seine Freude an Aktivitäten ohne die Partnerin anbelangt. Ihr gefällt seine Kraft und Stabilität; aber sie leidet auch unter seinem Mangel an fürsorglicher Wärme und fühlt sich abgewiesen, wenn er wieder einmal etwas ohne sie unternimmt. Untersuche nur mal, welche Eigenschaften, die du als Ablehnung empfunden hast, sowohl bei deinem Partner als auch bei deinen Eltern vorkamen. Wahrscheinlich sind diese Eigenschaften im Laufe der Beziehung immer deutlicher und störender geworden.

Die schwierigste Prüfung folgt zum Schluß: Was hat dich an deinem Partner am meisten gestört? Probier mal, ob du erkennen kannst, daß du diese Eigenschaft unbewußt ebenfalls besitzt oder daß du bewußt versuchst, sie loszuwerden? Wenn du dieser Selbsterforschung müde bist und den Eindruck gewinnst, alles falsch gemacht zu haben, kannst du dich gleich wieder beruhigen: Jeder macht das „falsch", und im zweiten Teil dieses Buches wirst du sehen, daß das „Falsche" im Grunde gar nicht falsch ist, sondern ein notwendiges Stadium auf dem Weg zum bedingungslosen Glück darstellt, mit oder ohne Beziehung.

11 Die Liebeskrise

Es gibt kaum eine Aktivität, keine Unternehmung, die mit so schrecklich viel Hoffnung und Erwartung beginnt und doch so oft mißglückt wie die Liebe.

Erich Fromm, deutsch-amerikanischer
Philosoph und Psychologe (1900–1980)

Du liebst jemanden innig. Auch du bist für den anderen der netteste und liebste Mensch auf der Welt. Ihr wollt für immer zusammenbleiben und aus eurer Beziehung unbedingt einen großen Erfolg machen. „Was kann dann noch schiefgehen?" möchte man sich fragen. Trotzdem gehen viele Beziehungen schief. Im schmerzlichsten Fall enden sie mit einer Scheidung. Das ist eigentlich noch der beste Ausgang, weil er wenigstens die Chance bietet, sich zu ändern und zu wachsen. Viel öfter enden Beziehungen in einem biederen Zusammensein, nicht allzu einsam, aber auch nicht sehr glücklich, stets sehr weit vom großen Ideal der bedingungslosen Liebe entfernt, mit dem die Beziehung begonnen hat. Warum geht es schief?

In Wahrheit ist natürlich schon einiges schief, bevor wir uns verlieben, weil wir nun einmal an dem Selbstbild haften, das allein darauf abzielt, von unseren tiefsten Gefühlen der Wertlosigkeit verschont zu bleiben. In diesem Streben ist gegenseitige Verliebtheit das Höchste, was wir erreichen können: Deine tiefste, verborgene Selbstablehnung löst sich zeitweilig in der tiefsten, bedingungslosen Liebe deines Partners auf. Eine Weile bist du frei von Selbstablehnung und kommst in Kontakt mit der reinen Liebe deines natürlichen Seinszustandes. Diese reine Liebe umarmt die tiefste, verborgene Selbstablehnung deines Partners, so daß dieser das gleiche erlebt. Ihr beide erhascht einen Blick auf die tiefste Natur von allem, die das individuelle Selbstbild normalerweise verdeckt. Da aber die meisten Menschen dieses im Grunde spirituelle Geschehen nicht als solches erkennen, entsteht sofort das Bedürfnis, diese schöne Erfahrung festzuhalten und sich gegen ihren Verlust zu schützen. Ihr wollt immer zusammenbleiben und alles unterlassen, was die Beziehung bedrohen könnte. Da wir dieses tiefe Glück nicht als unsere eigene, unveräußerliche Natur erkennen, projizieren wir es auf den Partner und die Beziehung. Diese werden dann zum wertvollsten Besitz, den wir auf keinen Fall verlieren dürfen. Der Versuch, die Beziehung zu schützen, ist also letztlich die Ursache ihres Scheiterns.

Dies ist eines der ersten Symptome der wechselseitigen Abhängigkeit: Wenn du nach einem herrlichen, glücklichen Zusammensein mit dem geliebten Menschen wieder allein bist, vermißt du nach kurzer Zeit den anderen furchtbar. Das ist eigentlich merkwürdig: Vorher warst du ja auch allein und hast dich dabei ganz in Ordnung gefühlt. Dann hattest du eine herrliche, liebevolle Begegnung. Und danach, wenn die Euphorie abgeebbt ist, geht es dir plötzlich nicht mehr so gut, sobald du allein bist. Du willst dieses wundervolle Zusammensein unbedingt wiederholen. Siehst du die Übereinstimmung mit der Sucht? Auch die Abhängigkeit von einer Droge entsteht erst *nach* deren Konsum. Wie kommt es, daß das glückliche Zusammensein mit einem geliebten Menschen dieselbe süchtigmachende Wirkung hat?

Wir haben bereits festgestellt, daß du durch diese beglückende Erfahrung und die totale Umarmung der Selbstabweisung sehr oft – wenngleich unbewußt – in Kontakt mit deinem natürlichen Seinszustand kommst. Dadurch verliert deine Selbstablehnung und das ganze verhüllende Bauwerk zeitweilig seine Dichte und wird vorübergehend etwas durchsichtig, so daß deine Natur durchscheint. Du „strahlst" vor Glück. Aber wenn deine Identität zeitweilig ihre Dichte verliert, bedeutet das auch, daß du nach diesem beglückenden Zusammensein empfindsamer für dein tiefes Gefühl der Unvollkommenheit und Wertlosigkeit bist, das deine Identität vorher so gut verborgen hat. Dieser „Kater" nach einer schönen Begegnung wird in der Regel nicht als Selbstablehnung empfunden, sondern äußert sich meist als starke Sehnsucht, als ein Gefühl, nicht mehr ohne den anderen leben zu können. Dieses „Bedürftigkeitsbewußtsein" erkennen wir nicht als negativen Glauben, wir empfinden es nicht als das abgelehnte kleine Kind in uns, sondern wir projizieren es sofort auf den geliebten Menschen: Du kannst oder willst nicht mehr ohne ihn leben. Und dieses starke Gefühl des „Vermissens" und „Brauchens" verwechselst du mit der anfangs bedingungslosen Liebe, die aus dem natürlichen Seinszustand fließt, und bald nimmt es deren Platz ein.

Zielte die anfangs bedingungslose Liebe noch allein darauf ab, den anderen zu lieben und glücklich zu machen, so geht es bei ihrem Ersatz, der „bedürftigen" Liebe, vor allem darum, befriedigt und beschwichtigt zu werden, um uns selbst zu beruhigen. Darum verwechselst du das Gefühl „Ich kann nicht ohne dich sein" damit, Liebe zu geben, und das beruhigende Versprechen

„Ich bleibe bei dir, bis der Tod uns scheidet“ damit, Liebe zu empfangen. So geht es beiden Partnern: Meine Bedürftigkeit ist deine Beruhigung und umgekehrt. Aus einem im Grunde tief spirituellen Ereignis – der gegenseitigen Umarmung der Selbstablehnung – wird sofort ein wechselseitiges Verhüllen der Selbstablehnung. Der geliebte Mensch wird zu unserem wichtigsten Lieferanten für Liebe und Anerkennung und dadurch zum wichtigsten Teil unseres Selbstbildes. Was ein Hilfsmittel zur Befreiung von diesem Selbstbild hätte sein können, verfestigt es statt dessen immer mehr.

Das Spiel des Gebens und Nehmens auf dem Markt der Liebe und Anerkennung erreicht in der Liebesbeziehung seinen komplexesten und raffiniertesten Höhepunkt. Das kann einige Zeit gutgehen und uns Sicherheit und Zufriedenheit verschaffen. Aber wenn die perfekt aufeinander eingespielten Bedürfnisse und beruhigenden Zusicherungen irgendwo zu stagnieren beginnen, entsteht sofort eine Beziehungskrise, und das herrliche, verschleiernde Spiel wird zu einem Schlachtfeld der Angst und der Vorwürfe, des Verletzens und des Abschirmens gegen Verletzungen. Dann zeigt sich, daß die Liebe in der Tat ein „Schlachtfeld“ ist. Aber schauen wir uns zunächst an, wie in der Anfangsphase der Liebesbeziehung die Sicherheitszonen markiert werden.

In den ersten Monaten der Beziehung wird schnell deutlich, wo die Empfindlichkeiten beider Partner liegen. Welches Verhalten des anderen weckt in dir die Angst, verlassen zu werden, oder ein Gefühl der Bedürftigkeit? Es ist unvermeidlich, daß du den Partner das spüren läßt. Stellt sich beispielsweise ein Gefühl der Unruhe (vielleicht maskiert als Sorge um den anderen) ein, wenn du zwei Tage lang nichts vom Partner gehört hast? Dann gewöhnst du dir sehr bald an, jeden Tag mit ihm zu telefonieren. Wird deine Partnerin unruhig, wenn du auf einer Party zu lange mit einer anderen Frau plauderst? Dann wirst du deine Kontakte mit anderen Frauen schnell einschränken oder verheimlichen. Zweifelst du an der Liebe deines Partners, wenn du ein paar Wochen keinen Sex mit ihm gehabt hast? Dann entsteht bald eine Gewohnheit, ein Muster wie „einmal pro Woche muß sein, ob's Not tut oder nicht" oder „jedesmal, wenn die Kinder bei den Großeltern sind". Kannst du vielleicht deine Schwiegerfamilie nicht leiden, aber deine Partnerin besteht darauf, daß du an ihren Familienfeiern teilnimmst? Dann findest du bald einen Mittelweg und begleitest sie ab und zu. Es kann natürlich sein, daß du nur mitgehst, weil du deiner Partnerin eine Freude machen wolltest, dann aber selbst Spaß dabei hast, sie zu begleiten. Sind Familienbesuche dagegen eine Art notwendiges Übel geworden, mit dem du dich um des lieben Friedens willen abfindest, dann fallen sie in die Kategorie „Schutz gegen (die Angst vor) Ablehnung". Das gleiche gilt für alles, was du nur dem Partner zuliebe tust oder läßt. Begleitest du ihn zum Treffen mit seinen Sportkameraden, weil ihm das gefällt? Besucht ihr gemeinsam ein Ballett, obwohl es dich zu Tode langweilt? Gehst du nicht mehr allein ins Café, weil die Partnerin sonst unruhig wird? Hast du aufgehört, in deiner Band zu singen, weil dein Partner eifersüchtig war? Hast du mit einem Abendkurs begonnen, weil du dann wenigstens ab und zu allein sein kannst, ohne daß es zu Spannungen kommt? Hast du aufgehört zu arbeiten, weil er findet, daß du öfter zu Hause sein solltest? Schiebst du viele Überstunden, weil du nicht mehr so gerne nach Hause gehst? Fährst du nicht mehr allein in Urlaub, weil es sich gehört, gemeinsam Urlaub zu machen? Verschweigst du deinen Seitensprung, deine kurze Affäre oder deinen Besuch bei einer Prostituierten, weil du sonst großen Ärger bekämst? Und zum Schluß: Bleibt ihr vor allem deswegen zusammen, weil ihr euch vor Einsamkeit fürchtet? Oder wegen der Kinder?

Die vielen kleinen und großen Zugeständnisse und Ausreden gelten meist als „Investition in die Beziehung". Schon dieser Begriff impliziert, daß die Beziehung wichtiger ist als die beiden Individuen und daß die Investition im Hinblick auf den Ertrag erfolgt, nämlich Sicherheit und Glück in der Zukunft. In Wirklichkeit bedeutet „Investition in die Beziehung" eigentlich, daß du dich selbst verleugnest, bedrohliche Aspekte deiner Persönlichkeit amputierst und dich unaufrichtig verhältst. Und das alles nur, um nicht mit deinem bedürftigen Selbst konfrontiert zu werden, um nicht die Angst vor Ablehnung zu empfinden, um nicht die Tarnung zu entfernen, unter der der Glaube lauert, wertlos oder nicht gut genug zu sein. Aber dadurch wird dieser Glaube nur verstärkt, und du brauchst die Verhüllung mittels der Beziehung immer dringender.

In vielen Beziehungen entsteht mit der Zeit eine Situation, die sehr der Abhängigkeit und Beklemmung ähnelt, die du als Kind bei deinen Eltern empfunden hast. Beziehungen sind oft eine Fortsetzung sowohl der Sicherheit als auch der Ablehnung, die man bei seinen Eltern erfahren hat, eine Verlängerung der beengenden Eltern-Kind-Beziehung. Man traut sich nicht, einander als Erwachsene zu behandeln, weil man fürchtet, einander als Sicherheit gebende Eltern zu verlieren. Aber die Sicherheit spendenden Eltern sind zugleich die ablehnenden Eltern. Darum bleibt man zwischen der Angst vor Ablehnung und seiner

Selbstablehnung gefangen. Und das Bizarre daran ist, daß die Sicherheit, für die man seine Autonomie aufgibt, letztlich eine Scheinsicherheit ist, wie jeder weiß, der eine gescheiterte Beziehung erlebt hat. Die Sicherheit hängt nämlich vollständig vom wechselseitigen Bedürfnis danach ab. Sobald einer der Partner das Sicherheitsabkommen bricht, gerät das gesamte symbiotische Räderwerk unter großen Schmerzen aus den Fugen. Sehen wir uns einmal an, was bei Gina und Bernd schiefging.

Wir haben bereits erwähnt, daß Gina sich sehr anstrengt, anderen nicht zur Last zu fallen. Bei der Arbeit bemüht sie sich immer mit aller Kraft, jederzeit für andere da zu sein, damit niemand merkt, daß sie „eigentlich nichts taugt und nicht gut genug ist" (ihr eigener negativer Glaube). Aber auch für Bernd tut sie stets, was sie kann. Sie kocht sein Lieblingsessen, geht mit ihm nach der Arbeit zu seinen Kumpels, zu seinen Tennispartys, zu den Auftritten seines Musikensembles. Sie bemüht sich, ihre Ängste und depressiven Gefühle vor ihm zu verbergen oder ihm damit zumindest nicht lästig zu werden. Die ganze Anspannung führt bei ihr im Alter von 34 Jahren zu einem Zusammenbruch und löst eine Depression aus. In ihrer Beziehung erfährt sie immer stärker ein Gemisch aus Liebe und Verbundenheit, und zugleich merkt sie immer deutlicher, daß Bernd diesen Gefühlen mit seiner hektischen und ausgelassenen Lebensweise ständig ausweicht.

Für Bernd ist das alles nicht besonders angenehm. Er muß sich immer öfter um die Kinder und den Haushalt kümmern, weil Gina zu müde ist, um noch etwas zu tun. Er hat immer mehr das Gefühl, daß ihr seine Liebe nicht gut genug ist. Sie beginnt ihn zu manipulieren, um mehr Wärme und Zuneigung zu erlangen. Er beginnt körperliche Nähe zu vermeiden, weil er immer den Eindruck hat, etwas falsch zu machen – und Gina empfindet es ebenfalls so. Ungezwungen miteinander ins Bett zu gehen kommt immer seltener vor, denn sie fühlt sich benutzt für oberflächlichen Sex, und er fühlt sich in seinem Verlangen nach ihr abgewiesen und hat immer mehr das Gefühl, daß sie etwas von ihm will, was er ihr nicht geben kann. So dümpelt die Beziehung jahrelang dahin, während Beklemmung und Gefühlsarmut zunehmen. Was die Ehe noch zusammenhält ist ein starkes Pflichtgefühl gegenüber den Kindern und das vage Gefühl der Liebe füreinander, Liebe für das reine Wesen des anderen. Aber diese Liebe verschwindet immer mehr unter dicken Schichten aus neurotischen Hemmungen und gegenseitiger Ablehnung.

Als Bernd in seinem Tennisclub eine nette Frau kennenlernt, geht auf einmal alles ganz schnell. Er ist schließlich der tatkräftige Typ, der immer alles regelt, so daß sich schmerzliche Gefühle schnell auflösen. Er spielt sofort mit offenen Karten, gesteht, daß er eine neue Freundin hat und mit ihr zusammenbleiben will. Gina ist zunächst schockiert über diese plötzliche Wendung, spürt aber bald auch eine gewisse Erleichterung und sogar ein wenig Bewunderung für Bernds resolutes Verhalten. Sie sieht ein, daß dieser Weg die einzige Möglichkeit bietet, selbständig zu werden und sich weiterzuentwickeln. Sie hätte es nie gewagt, die Beziehung zu beenden. Doch nachdem Bernd den Knoten durchtrennt hat, fühlt sie, wie allmählich eine große Last von ihr abfällt. Nach einer Phase der Loslösung und des Kummers über eine gescheiterte Beziehung empfinden die ehemaligen Partner sogar wieder etwas Respekt und Freundschaft füreinander, zumal sie gemeinsam für ihre zwei Kinder sorgen müssen.

Wir sehen bei jeder Beziehung eine mehr oder weniger idyllische Anfangsphase, in der beide Partner die Liebe und Wertschätzung genießen, die sie füreinander empfinden, und in der die anfängliche starke Angst vor Ablehnung sich auflöst, weil sie weiß, daß er sie ebenso sehr braucht wie sie ihn und umgekehrt. Oft erreicht die Beziehung dann eine Blütezeit. Die Liebe ist noch frisch, die Sicherheit noch nicht erstickend. Danach kommen die unangenehmen Eigenschaften des Partners, die zunächst vom „Mantel der Liebe“ vollständig bedeckt wurden, nach und nach ans Licht. Anders gesagt: Es wird klar, daß die Vorzüge des Partners auch eine Kehrseite haben. Der schnelle, autonome Macher zeigt keine große Aufmerksamkeit für zärtliches Kuscheln. Die warme, liebevolle, mütterliche Frau erweist sich als ängstlich und abhängig. Der immer freundliche Mann, mit dem man nie Streit hat, entpuppt sich immer öfter als Waschlappen. Die lebhafte, schlagfertige, selbständige Frau verwandelt sich immer wieder in eine Zicke.

Was ist geschehen? Nun, die Verliebtheit ist verflogen und mit ihr auch die Fähigkeit, den geliebten Menschen nur in positivem Licht zu sehen. Jetzt wird auch immer deutlicher, daß diese Liebe keinesfalls bedingungslos ist. Bestimmte Verhaltensweisen werden immer mehr zum Tabu, weil sie schmerzliche Abweisung auslösen. Bisher hast du manchmal freiwillig darauf verzichtet, selbständig zu handeln, um den Partner zu beruhigen und ihm einen Gefallen zu tun. Jetzt darfst du nicht mehr selbständig handeln, weil der Partner sich sonst furchtbar unsicher fühlt. Anfangs machte es dir Freude, deinem Partner ab und zu eine beruhigende SMS zu schicken, wenn du ohne ihn ausgingst. Jetzt wird der Partner ernsthaft unruhig, wenn du allein ausgehst und keine SMS schickst. Anfangs machte es dir Spaß, ihn zu seinen

Tenniswettkämpfen oder sie zu den Auftritten ihres Chores zu begleiten. Jetzt gilt es als Ablehnung, wenn du zu Hause bleibst. Anfangs hast du interessiert zugehört, wenn er über Rennwagen oder klassische Musik dozierte. Wenn du jetzt durchblicken läßt, daß dich diese Themen eigentlich langweilen, empfindet der Partner das als schmerzliche Ablehnung. Und wenn du anfangs einmal im Monat eine Nacht durchgezecht und es der Partnerin verschwiegen hast – und vielleicht auch schon mal auf diese Eskapaden verzichtet hast –, werden derartige Ausschweifungen jetzt auf keinen Fall toleriert und lösen immer wieder eine eisige Beziehungskrise aus. Und natürlich wird der Sex, das gefährlichste Minenfeld in der Beziehung, bald mit verschiedenen ausdrücklichen und stillschweigenden Warnschildern umgeben. Monogamie ist in fast allen Liebesbeziehungen eine notwendige Bedingung dafür, daß beide Partner sich sicher fühlen, und alles, was auch nur den Anschein von Fremdgehen oder eines Interesses daran erweckt, ist durchweg tabu oder – wenn es doch einmal passiert – eine Quelle großer Schmerzen, heftiger Ablehnung und der häufigste Grund für das Scheitern einer Beziehung.

In diesem Gewöhnungsstadium der Beziehung stellt sich heraus, daß nichts süchtiger macht als Sicherheit. Schon die kleinste Abweichung vom gewohnten Gang der Dinge wird als bedrohlich empfunden, als Gefahr für die Beziehung. In einer „guten" Beziehung gehen beide Partner deshalb automatisch dazu über, sich mehr oder weniger selbst zu verstümmeln: Sie verdrängen die Eigenschaften, die beim Partner Angst und vielleicht sogar Ablehnung auslösen. Hält ein Partner dagegen an seiner „Freiheit" fest, so geht die Beziehung meist schon in diesem Stadium in die Brüche. Es ist ein schmerzhaftes Dilemma: Entweder scheitert die Beziehung, oder du mußt Teile deiner selbst opfern.

In dieser Phase werden auch allerlei Kunstgriffe benutzt, die Sicherheit garantieren und frischen Wind in die Beziehung bringen sollen. Eine große Hochzeitsfeier kann ein Fest sein, auf dem ihr euer Glück mit anderen feiert. Doch sie ist meist auch eine Art „Besiegelung“ des Versprechens, einander nie abzulehnen. In Großstädten kommt noch eine andere Form der Besiegelung vor: Beide Partner behalten zunächst ihre eigene Bleibe, wohnen dann aber immer häufiger zusammen. Dann kommt der Moment, daß die Wohnung, die ohnehin meist leer steht, aufgegeben wird. Von nun an leben die beiden offiziell zusammen, und es gibt keinen Platz mehr, an den sie sich alleine zurückziehen könnten. Die anfängliche Offenheit der Beziehung wird formell beendet, und oft treten bald danach die ersten Symptome einer Beziehungskrise auf.

Die tiefgreifendste Besiegelung des Versprechens, einander nicht abzulehnen, erfolgt, wenn ein Kind kommt. Natürlich ist das auch ein Ausdruck von Liebe und Verbundenheit, aber die Nebenwirkung ist der starke Glaube daran, daß die Partner jetzt, wo ein Kind da ist, einander nie im Stich lassen werden. Diese Sicherheit führt in einem späteren Stadium der Beziehung oft zu einer zusätzlichen Einengung, denn es gilt als verpönt, sich zu trennen, wenn man Kinder hat – das tut den armen Kleinen weh. Daß die Kinder unterdessen stark unter der ständigen Beziehungskrise leiden, wird meist übersehen. Letztlich sind auch Kinder nur eine scheinbare Garantie für den Fortbestand einer Beziehung. Sie können deren Lebensdauer etwas verlängern, aber auch die Spannungen nehmen zu, und schließlich zerbricht die Beziehung doch, trotz oder gerade wegen der Kinder.

Überlebt die Beziehung diese Phase der Besiegelung gegenseitiger Sicherheit, folgt eine mehr oder weniger stabile Phase. Die Beziehung wird als sicher erfahren, als über jeden Zweifel erhaben, als ein Zufluchtsort, der keine Bedingungen stellt, als eine Symbiose. Beide Partner entwickeln nicht-bedrohliche Eigenschaften und gewöhnen sich bedrohliche ab. In solchen Beziehungen besteht oft eine klare Aufgabentrennung: Was sie gut kann, macht er jetzt nicht mehr, und umgekehrt. Traditionell setzt immer er sich hinters Lenkrad, kümmert sich um kleine Reparaturen im Haus und regelt wichtige finanzielle Angelegenheiten wie Hypotheken und Versicherungen. Sie kümmert sich um den Haushalt, die Kinder und Familienangelegenheiten. Aber heutzutage können die Aufgaben auch ganz anders verteilt sein. Im Prinzip ändert das nichts, denn beide Partner trennen sich von komplementären Teilen ihrer selbst und gehen eine Symbiose ein. Das gilt nicht nur für praktische Dinge: Wenn er immer Probleme mit tiefen Gefühlen hatte, sorgt sie jetzt in ihrer Beziehung dafür. Wenn sie sich immer unsicher fühlte, sorgt er nun für Sicherheit. Meist gelingt es dem Mann besser, unwillkommene Eigenschaften zu dissoziieren, während die Frau besser mit willkommenen Eigenschaften verschmelzen kann. Die „verschmolzene" Partnerin fühlt sich unsicher, als Spielball ihrer Emotionen, und deshalb findet sie den „dissoziierenden" Partner anziehend, der seine Emotionen immer im Griff zu haben scheint. Der dissoziierende Partner fühlt sich einsam oder oberflächlich, weil er wenig Kontakt mit seinen Emotionen hat, und findet daher die Wärme und Tiefe der Partnerin attraktiv. Eine „gute" Beziehung ist also nichts anderes als eine erfolgreiche Symbiose zweier „halber" Menschen. „Die Beziehung" wird zum Hauptbestandteil des Selbstbildes beider Partner und oft sogar zum Sinn des Lebens.

Wir haben die Dissoziation und die Verschmelzung oben als männlich und weiblich bezeichnet. In der Praxis finden wir Dissoziation tatsächlich häufiger bei Männern und Verschmelzung öfter bei Frauen. Frauen *tun* und Männer *lassen* das meiste für die Sicherheit in der Beziehung. Dennoch kommt es auch vor, daß die Frau der dissoziierte und der Mann der verschmolzene Partner ist. Dann spielt die Frau die „männliche" Rolle, zum Beispiel indem sie Geld verdient, und der Mann schlüpft in die „weibliche" Rolle, etwa als „Hausmann" – und beide fühlen sich wohl dabei. Um es noch komplizierter zu machen: Beide Partner können sich von einem Teil dissoziiert haben und mit einem anderen verschmolzen sein. Sie verschmelzen mit den Eigenschaften, von denen sich der Partner dissoziiert hat, und sie unterdrücken oder vernachlässigen jene Eigenschaften, mit denen der Partner verschmolzen ist. Zusammen bilden sie dann eine Symbiose, ein Ganzes aus zwei halben Menschen. In Liebesbeziehungen zwischen Männern oder Frauen geschieht das übrigens genauso. Deshalb findest du in diesem Buch kein spezielles Kapitel über gleichgeschlechtliche Beziehungen. Es gibt keinen einzigen Unterschied.

Natürlich gibt es auch Beziehungen, die nicht oder nur teilweise in die „Symbiosefalle" tappen und in denen es den Partnern gelingt, wichtige Teile ihrer Autonomie zu behalten. Dazu sind allerdings grundlegende Entscheidungen nötig, die nicht immer angenehm sind, obwohl sie gewiß weniger Leid und viel mehr Glück bringen, als es in einer symbiotischen Beziehung möglich ist. Um diese Entscheidungen und um nichtsymbiotische Liebesbeziehungen geht es im zweiten Teil dieses Buches.

12 Der Teufelskreis des Samsara

Völlig abwesend, nicht an den nahen Tod denkend,
immerzu sinnlos beschäftigt.
Jetzt mit leeren Händen zurückzukehren wäre töricht.
Notwendig ist Erkenntnis, spiritueller Unterricht.
Warum nicht jetzt dem Pfad der Weisheit folgen?
Aus dem Munde des Heiligen kommen diese Worte:
Wenn du dir die Lehren deines Meisters nicht zu Herzen nimmst,
betrügst du dich dann nicht selbst?

Aus dem *Tibetischen Totenbuch*

Wenn du bei der Lektüre des vorigen Kapitels den Eindruck hattest, daß eine Beziehung nur eine böse Falle ist, die zu Kummer und Leid führt, dann glaubst du jetzt vielleicht, dieses Buch empfehle dir, Single zu bleiben oder zu werden. Aber sich in einer Liebesbeziehung zu befinden oder gerade nicht, zeigt nur die zwei Seiten derselben Münze auf dem Markt von Liebe und Anerkennung. Als Single bist du bereits unbewußt damit beschäftigt, die Voraussetzungen für das Scheitern einer künftigen Beziehung zu schaffen. Auch das Singledasein zielt ja darauf ab, Liebe und Anerkennung zu erlangen, selbst wenn du den „Jackpot" der wechselseitigen Verliebtheit einige Zeit nicht knackst oder ihm ängstlich aus dem Weg gehst. Als Single hast du deine Abhängigkeiten in der Regel besser verteilt: Du bist nicht auf die Liebe eines Partners angewiesen, doch dein Selbstwertgefühl hängt gleichwohl von einigen Freunden oder

Freundinnen ab, vom beruflichen Erfolg, von den Kontakten mit Kollegen, netten Hobbys, vielleicht auch von Rauschmitteln, gelegentlichen kurzen Affären, einem *one night stand* oder Besuchen bei Prostituierten. Wenn du dabei enttäuscht wirst, leidest du vielleicht weniger, aber wenn du Erfolg hast, ist auch dein Glück nicht so groß. Und weil deine Abhängigkeiten stärker gestreut sind, gelingt es dir besser, vor anderen und vor dir selbst einen Anschein von Autonomie aufrechtzuerhalten.

Auch als Alleinstehender hast du eine Meinung zu Liebesbeziehungen. Es kann sein, daß du eine schmerzliche Trennung hinter dir hast und noch darunter leidest. Dann ist dein Selbstwertgefühl schwach, und du empfindest immer noch Trauer, Schmerz, Einsamkeit, Enttäuschung, Wut oder eine Mischung daraus. Vielleicht hegst du noch die schwache Hoffnung, alles möge wieder gut werden. Oder du bist schon eifrig damit beschäftigt, ein neues Leben aufzubauen, zu tun, was dir Spaß macht, und Menschen kennenzulernen. Kurz gesagt: Du tust alles, um wieder Liebe und Anerkennung zu erlangen und das peinigende Gefühl der Einsamkeit und des Mangels so schnell wie möglich loszuwerden. Und genau das ist die Ursache für die nächste Runde der Verliebtheit, Sicherheit, Einengung und Ablehnung. Im Grunde ist es ganz einfach: Solange es dir nicht gelingt, deine tiefen Gefühle der Unvollkommenheit und der Bedürftigkeit selbst in dein spirituelles Wachstum zu integrieren, wirst du immer wieder erneut abhängig von anderen, um die Leere zu füllen und dadurch den fundamentalen Irrtum, bedürftig zu sein, aufrechtzuerhalten und zu verstärken. Dein Streben nach Glück verhindert also stets dieses Glück, und dein Versuch, Leiden zu verhindern, löst ständig neues Leiden aus.

Vielleicht wendest du jetzt ein: „Ist es wirklich so schlimm? Das Leben ist doch auch recht schön?“ Ja, das Leben ist in der Tat sehr schön; aber unsere Art und Weise zu leben ist oft kontraproduktiv und erzeugt unnötiges Leid. Es kann sein, daß du genauer hinsehen mußt, um zu erkennen, wie schmerzlich deine Situation ist. Es geht hier nicht nur um offensichtliche Tölpel, Idioten und Versager. Es sind wirklich nicht nur die süchtigen, psychotischen und depressiven Menschen, die ihr Glück untergraben und ihr Leid selbst verursachen. *Alle* tun das. Wenn du genauer hinsiehst, könnte dir auffallen, daß selbst der erfolgreichste Geschäftsmann sich in seinem Hotelzimmer einsam fühlt und süchtig nach Callgirls ist. Dann siehst du, daß auch die bildschöne und gefeierte Schauspielerin sich ständig unsicher und häßlich fühlt und von einer Beziehung in die nächste schlittert. Dann zeigt sich, daß es auch hinter den schönen und teuren Fassaden im Villenviertel Menschen gibt, die ihre Beziehungen als beengend empfinden und einander öffentlich oder heimlich dauernd Vorwürfe machen. Dann siehst du, daß die Welt genauso voll von sicheren Menschen in ihrem Versteck ist wie von Erfolgreichen auf der Flucht. Dann siehst du, daß viele „gute Beziehungen“ hauptsächlich darauf abzielen, ein trügerisches Gefühl der Sicherheit und Geborgenheit zu bewahren. Dann wird dir klar, daß der Single, der jede Minute verplant hat, ständig etwas mit Freunden unternimmt, ins Theater geht und kreative Hobbys pflegt, all das eigentlich aus Angst davor macht, mit sich selbst allein zu sein. Kurz gesagt: wenn du wirklich gut beobachtest, dann siehst du, daß das große Glück, das wir ständig mit Liebe und Anerkennung assoziieren, fast immer ein Traum ist, nach dem wir uns sehnen, ein kurzes, wunderschönes Erlebnis, das bald im alltäglichen Trott einer Beziehung verschwimmt, oder eine schmerzliche Erinnerung, die wir loswerden wollen, weil wir auf eine neue Folge der Show mit dem Titel „Das Große Glück“ warten.

Vielleicht klingt das in deinen Ohren etwas zu düster und griesgrämig? Das ist verständlich, und ich bestreite ja nicht, daß du im Leben auch Glück hast, daß du vielleicht sogar ein gutes Leben hast. Prima, kein Grund zur Klage, herzlichen Glückwunsch! Aber entspricht dein Leben wirklich deiner Vorstellung vom höchsten Glück? Oder hast du diese Vorstellung der „Realität“ angepaßt? Das läßt sich leicht herausfinden. Überlege einmal, ob du bewußt oder unbewußt versuchst, dein Leben zu verbessern. Denkst du manchmal an einen besseren Job, ein schöneres Haus, ein schnelleres Auto, einen liebevolleren Mann, eine jüngere Frau? Machst du dir Sorgen über die Schulnoten deines Sohnes, die Gesundheit deiner Tochter, die Loyalität eines Freundes, die Treue deiner Partnerin, den Fortgang deiner Karriere, die Entwicklung deiner Talente, die Anerkennung für deine Leistungen? Und wenn *alles* in deinem Leben funktioniert, machst du dir dann Vorwürfe, weil du dafür nicht dankbar genug bist oder weil du anderen gegenüber nicht nett genug oder als Vater oder Mutter, Freund oder Freundin nicht gut genug bist?

„Ja, aber ist das nicht ganz normal?“ denkst du vielleicht. Doch, es ist normal im Sinne von: Jeder hat diese Probleme. Ich will dir nur klarmachen, daß es vielleicht nicht normal ist, diese Probleme normal zu finden, daß es sich hier um ein Symptom für den grundlegenden Irrtum handelt, daß wir immer nach Glück streben, dem Leid aus dem Weg gehen und niemals hundertprozentig zufrieden sind, daß die Art und Weise, wie wir ständig versuchen, die Illusion unserer Unvollkommenheit unter der Liebe und Anerkennung anderer zu verbergen, eine Tretmühle in Form eines Teufelskreises ist, der wir ständig neue Energie zuführen, so daß sie sich ewig dreht. Bis Krankheit und Alter dem ewigen Trott ein Ende machen und du erkennen mußt, daß du nie herausgefunden hast, wer und was du wirklich bist. Ein Leben lang auf einer Kiste voller Gold zu sitzen, ohne es zu wissen, und jeden Tag Betteln gehen: Das ist unsere existentielle Situation. Manche Bettler sind vielleicht eine Zeitlang erfolgreich, andere weniger. Aber für fast alle von uns gilt, daß wir nichts von unserer vollkommenen Natur wissen und die Frustration darüber verbergen, sofern wir nicht vor ihr fliehen. Hast du Lust, diesen Teufelskreis des Samsara zu durchbrechen? Willst du auf die Suche gehen nach der spannendsten, erfüllendsten und beglückendsten Einsicht in deine Natur, die übrigens die Natur von allem ist, was existiert? Möchtest du Beziehungen wieder als das benutzen, was sie im Grunde sind: Wege zurück zu unserer tiefsten Natur? Dann lade ich dich ein, den zweiten Teil dieses Buches zu lesen, den Teil über den spirituellen Weg.

TEIL 2
Alles ist, wie es ist

Die Herberge
Dieses Menschsein ist eine Art Herberge:
Jeden Morgen neuer Besuch.

Eine Freude, eine Depression, eine Angst,
ein Anflug von Einsicht
kommen als unerwartete Gäste.

Heiße sie alle freundlich willkommen!
Selbst wenn eine Menge Leid hereinstürmt
und alles kurz und klein schlägt.

Behandle dennoch jeden Gast ehrerbietig.
Vielleicht kommt er, um all den Krempel wegzuräumen,
um Platz für die Ekstase zu machen ...

Die dunklen Gedanken, die Scham, das Gift,
empfange sie am Eingang mit breitem Lächeln
und bitte sie an deinen Tisch.

Freue dich über alle, die vorbeischauen.
Der Himmel hat sie allesamt geschickt,
damit sie dir als Ratgeber dienen.

Jalaluddin Rumi, persischer Dichter (1207–1273)
nach der Übersetzung von R. van Zeyl

13 Der spirituelle Weg

Der Geist des Buddha durchdringt alles,
das Gewahrsein der lebenden Wesen ist wirr:
Es ist wichtig, Offenheit zu entwickeln,
so offen wie der Himmel.

Sri Simha, buddhistischer Meister in Indien (8. Jh.)

Das Allerwichtigste ist
herauszufinden,
was das Allerwichtigste ist.

Shunryu Suzuzi, Zen-Lehrer (1904–1971)

Wenn du über den ersten Teil dieses Buches nachgedacht hast und jetzt verstehst, daß deine Identität von äußerst komplexen, ineinandergreifenden und einander verhüllenden Irrtümern bestimmt wird, dann könnte es sein, daß dich tiefe Mutlosigkeit überwältigt, das Gefühl, daß es dir niemals gelingen wird, dich von all diesen eingeschliffenen Mustern zu befreien. Kopf hoch, auch diese Reaktion ist ein Teil des Problems, nämlich wieder eine Selbstablehnung und ein Versuch, uns von allem zu dissoziieren, was uns unangenehm ist. Gerade der Gedanke, daß wir etwas an uns ändern müßten, um gut oder wertvoll zu werden, ist ja der Kern des ganzen Problems. Das Erstaunliche am spirituellen Weg ist, daß er nicht die Folgen des Irrtums bekämpft, sondern seine Ursachen beseitigt. Er packt die Wurzel aller Probleme an, nämlich den Geist, der alle Probleme sowohl hervorruft als auch erlebt. Wenn du dir all deine schmerzlichen Automatismen als Blätter an einem Baum vorstellst, kannst du zwar versuchen, jedes Blatt einzeln abzureißen, aber das ist ein endloses Unterfangen, weil ja ständig neue Blätter nachwachsen. Der spirituelle Weg durchtrennt die Wurzel des Identitätsbaumes, so daß alle peinigenden Blätter auf einmal verwelken. Der grundlegende Irrtum hat zwar fast all deine Handlungen, all deine Gedanken und Erfahrungen durchdrungen, aber es bleibt immer ein und derselbe Irrtum, und somit ist die Lösung einfach: Mach Schluß mit dem Irrtum.

Buddhisten benutzen einen hübschen Vergleich, um dies zu verdeutlichen: Wir gehen alle barfuß. Das tut manchmal weh, wenn wir auf Dornen oder spitze Steine treten. Was also tun wir? Wir verkleiden jede gefährliche Stelle, alle spitzen Steine und alle dornigen Pflanzen mit Leder, damit unsere Füße unverletzt bleiben. So kommen wir nie an ein Ende. Der spirituelle Weg zeigt uns, daß es praktischer ist Schuhe anzuziehen, das heißt, wir begreifen, daß unser eigener Geist das Leiden hervorbringt, und wir sorgen dafür, daß er damit aufhört.

Wie erzeugt der Geist die Essenz all unserer Probleme? Schauen wir uns noch einmal die Serie von Mißverständnissen an, die gemeinsam unsere Identität bilden. Wir haben bereits gesehen, daß unsere Situation durch Unkenntnis und Entfremdung von unserer vollkommenen Natur geprägt ist. Das ist die Hauptursache allen Leidens, und daraus entsteht eine Kettenreaktion von Irrtümern. Die Mutter aller Irrtümer ist, daß wir unsere Natur für unvollkommen, wertlos oder nicht gut genug halten. Das ist

Selbstablehnung. Sogleich flüchten wir vor diesem schmerzlichen Irrtum. Der Geist wendet sich von seiner vermeintlichen Wertlosigkeit ab und versucht, mit Hilfe der Liebe und Anerkennung anderer ein Selbstwertgefühl aufzubauen. Das ist letztlich eine Ablehnung unserer Selbstablehnung und somit ebenfalls eine Form von Selbstablehnung.

Daraus entsteht der ganze Komplex von Denk- und Verhaltensmustern, mit denen wir uns bemühen, die Anerkennung anderer zu erlangen und Ablehnung zu verhindern. Danach versuchen wir, unsere gesamte Identitätskonstruktion wieder hinter einem Image der Selbstsicherheit zu verbergen, die „Mit-mir-ist-alles-absolut-in-Ordnung"-Show. Was das Image verstecken will, ist eine Art Scham wegen unserer Unsicherheit und unserer Abhängigkeit von anderen, und auch das ist eine Form von Selbstablehnung.

Während des Wachstums unserer Identität verschmelzen wir mit sicheren Mustern (Angst vor Ablehnung) und dissoziieren uns von unsicheren Mustern (Selbstablehnung). Zum Schluß projizieren wir unsere abgetrennten Eigenschaften auf andere, die wir dann verurteilen und ablehnen – und das ist ebenfalls eine verkappte Form von Selbstablehnung.

Wie du siehst, ist unser negativer Glaube nicht nur der Kern unseres Selbstbildes, sondern auch die Energie für alle anderen Schichten unserer Identität und somit die Essenz aller anderen Irrtümer. Selbstablehnung ist die Brille, durch die wir alle anderen Aspekte unseres Selbstbildes betrachten und dabei in Streit mit uns selbst geraten. Das kannst du bei dir leicht feststellen. Kommt es vor, daß du dich schwach oder machtlos fühlst und dich dann erst recht für einen Schwächling hältst, weil du dich ja schwach fühlst? Findest du es dumm, daß du dich dumm findest? Wirst du wütend auf dich, weil du deine Wut nicht zügeln kannst? Oder verachtest du dich, weil du dich selbst nicht liebst? Wenn dir ein Schmerz, eine Einengung oder ein Gefühl der Machtlosigkeit bewußt wird, ist das fast jedesmal ablehnendes Bewußtsein. Das ist der negative Glaube, die dunkle Brille, durch die du dich fast immer betrachtest.

Mit Hilfe des spirituellen Weges erkennst du diesen alles durchdringenden Irrtum und lernst, dich davon zu befreien. Das bedeutet keineswegs, daß du alle Muster bekämpfen mußt, die Leid verursachen, denn ein solcher Kampf würde das Leid nur vergrößern, weil er ebenfalls eine Form von Selbstablehnung ist. „Ja, aber", denkst du nun vielleicht, „wenn ich alles an mir gut finde und nichts ablehne, dann ändert sich doch auch nichts?" Aber sicher doch, denn Veränderung liegt in der Natur aller Erscheinungen. Alles verändert sich von selbst, wenn du dich nicht mehr dagegen wehrst. Nur wenn du die selbstablehnenden Muster ablehnst, bleiben diese bestehen oder kehren in neuer Form zurück. Wenn du immerzu mit selbstablehnendem Blick deine Selbstablehnung betrachtest, wie kannst du dann jemals deiner Selbstablehnung ein Ende bereiten? Nur wenn du statt dessen ein offenes und freundliches Gewahrsein deiner selbst entwickelst, löst sich die Verkrampfung und verändert alles auf natürliche Weise. Das bedeutet, daß sich alles in Übereinstimmung mit deiner bereits vollkommenen Natur verändert. Es ist die Selbstablehnung, die uns daran hindert, unsere vollkommene Natur zu sehen. Es ist die Selbstablehnung, die uns daran hindert, unser krampfhaftes Streben nach der Liebe und Anerkennung anderer zu erkennen und aufzugeben. Es ist die Selbstablehnung, die uns daran hindert, unser verhärtetes Image der Selbstsicherheit und des Selbstschutzes loszulassen. Es ist die Selbstablehnung, die bewirkt, daß wir uns immer wieder von schmerzhaften Mustern und Gefühlen dissoziieren, wodurch diese gerade am Leben gehalten werden.

Doch aufgepaßt: Sich selbst nicht mehr abzulehnen bedeutet nicht, sich mit seinen Minderwertigkeitsgefühlen abzufinden – das wäre eine Opferrolle, die Depressionen auslöst. Es bedeutet auch nicht, dir einzureden, daß du von Natur aus gut bist – das wäre eine Art New-Age-Glaube, mit dem du deine Selbstablehnung lediglich übertünchen würdest. Dich nicht mehr ablehnen bedeutet, die dunkle Brille abzunehmen, wirklich hinzuschauen und anzuerkennen, wer du wirklich bist.

Um das alles zu verstehen, kannst du das Wort „Selbstablehnung" auch durch „Abneigung" ersetzen. Da wir uns unserer Vollkommenheit nicht bewußt sind, entsteht eine Abneigung gegen unsere vermeintliche Unvollkommenheit, unseren negativen Glauben. Die Folge ist, daß wir an der Liebe und Anerkennung anderer haften, weil wir unsere Unvollkommenheit verbergen wollen. Gleichzeitig entsteht eine Abneigung gegen die fundamentale Unsicherheit und Künstlichkeit der Hülle, so daß wir an der Verhüllung der Verhüllung haften: Wir verbergen unsere Abhängigkeit und Unsicherheit, das „innere Selbstbild", hinter einem Image aus Selbstsicherheit, einem „idealen Selbstbild". Und jedesmal, wenn wir uns nach einiger Zeit eines bestimmten Aspektes dieses Anhaftens (Verschmelzens) bewußt werden, entsteht sofort wieder eine Abneigung und die Neigung, uns von diesem Muster zu dissoziieren und mit einer anderen Form von Selbstschutz zu verschmelzen, mit einem neuen „idealen Selbstbild". Unsere Abneigung und unser Haften an deren Ver-

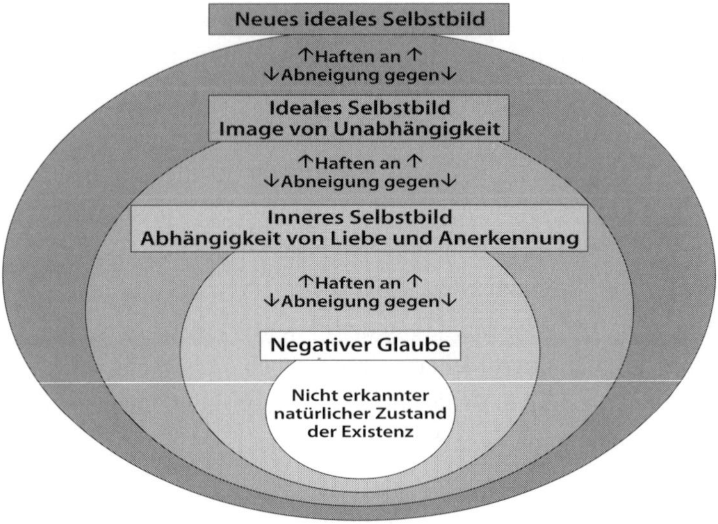

Abbildung 3

Die Abneigung gegen ein Gefühl oder Muster (Dissoziation) ist zugleich die Ursache für unser Festhalten daran, dieses Gefühl oder Muster zu verbergen.

hüllung sorgen dafür, daß wir unser Leiden weiterhin selbst erzeugen (*siehe Abbildung 3*).

Siehst du, daß Abneigung oder Selbstablehnung der Motor all deiner Probleme ist? Das ist eine sehr gute Nachricht, denn die Selbstablehnung betreibst ja du selbst, also kannst du auch lernen damit aufzuhören! Das Gegenteil von Selbstablehnung und Abneigung ist Zulassen, Umarmen, Integrieren. Ist es nicht schön, daß Zulassen die Lösung für alles ist? Du mußt nicht zuerst alles ändern oder verbessern. Dabei kämst du nie an ein Ende. Einfach zulassen, mildern, öffnen – das ist die Lösung. Freundlichkeit statt Abneigung. Selbsterkenntnis statt Selbstablehnung.

Der spirituelle Weg enthält Übungen und Strategien, die dir helfen, freundlicher zu dir selbst zu werden. In diesem Buch wirst du übrigens vergeblich nach Anleitungen suchen, die dir helfen, dich selbst zu lieben. Selbstliebe kann nur dann spontan entstehen, wenn du lernst, mit der Selbstablehnung aufzuhören. Wenn du hingegen versuchst, dich selbst zu lieben, um deine Probleme zu lösen, wird daraus nur ein Trick, um unangenehme Gefühle loszuwerden. Und das ist eine Form von Dissoziation, die zwangsläufig mehr Leid hervorruft, als du dadurch los wirst. Wahre Selbstliebe ist zudem kein angenehmes Selbstwertgefühl, sondern die alles durchdringende Erkenntnis, daß du wertvoll bist, einerlei, wie gut oder wertlos du dich fühlst.

Die einfachste Lösung für alle unsere Probleme besteht also darin, mit der Selbstablehnung aufzuhören. Und Selbstablehnung entsteht, weil wir uns unserer Vollkommenheit nicht bewußt sind. Darum sind der Verzicht auf Selbstablehnung und die Erkenntnis, daß wir vollkommen sind, eigentlich zwei Aspekte desselben spirituellen Prozesses. Denn dies ist letztlich die Essenz jedes spirituellen Weges: die Entdeckung des wahren Seinszustandes, der wahren Natur aller Erscheinungen und daher auch einer besonderen Erscheinung: des Selbst und des Geistes. Der tibetisch-buddhistische Meister Tulku Urgyen (1920–1996) beschrieb es so:

*Samsara ist der nach außen gerichtete Geist, der sich in seinen eigenen Projektionen verliert. Nirwana ist der nach innen gerichtete Geist, der sein eigenes Wesen erkennt.**

* Im Sanskrit bedeutet Samsara „Kreislauf" oder „Umherirren". Nirwana wird oft mit „Erleuchtung" übersetzt, aber im Sanskrit bedeutet es „Erlöschen", und zwar der Ursachen des Samsara.

Die Umkehr der Richtung des Geistes ist ein Hauptmerkmal jedes spirituellen Weges. Du kannst den ganzen Tag Mantras rezitieren, in Trance tanzen, zu Gott oder Allah beten, die schwierigsten Yogastellungen üben, anderen Menschen helfen oder inspirierende Bücher lesen und Workshops besuchen; aber wenn du deinen Geist nicht umkehrst, so daß er sein eigenes tiefstes Wesen sucht, befindest du dich nicht auf einem spirituellen Weg im eigentlichen Sinne des Wortes. Du bist vielleicht religiös oder gesundheitsbewußt, altruistisch oder sozial eingestellt, und das kann durchaus sinnvoll sein, doch spirituell wird es erst, wenn es darum geht, die Entfremdung von deinem wahren Wesen aufzuheben.

Allerdings kann dabei alles schiefgehen, so daß unsere Bemühungen, spirituell zu wachsen, eben dieses Wachstum hemmen. Derselbe kontraproduktive Mechanismus, der unsere einengende Identität hervorgebracht hat, kann uns auch daran hindern, sie loszuwerden. Wir können beispielsweise unsere Selbstablehnung wieder als Feind betrachten, den wir besiegen müssen. Wir können unsere Identität, unser Ego als den großen Bösewicht betrachten, den wir beseitigen müssen. Wir können die angenehmen Gefühle, die sich einstellen, wenn wir uns selbst weniger ablehnen, als Ziel an sich ansehen und auch an ihnen haften. Kurz gesagt: Was schiefgehen kann, das geht bestimmt manchmal schief, aber wenn wir das verstehen und daraus keine Ablehnung entstehen lassen, werden alle Irrtümer zu weiteren Fortschritten auf dem spirituellen Weg.

Der spirituelle Weg kennt einen relativen und einen absoluten Ansatz. Der relative Ansatz verlangt, daß du alle schmerzlichen Automatismen in deinem Selbstbild durchschauen lernst, die Selbstablehnung darin aufgibst und statt dessen positive Automatismen entwickelst. Dieser Weg ist sehr konkret und erfordert Anspannung und eine gezielte Ausbildung. Er verringert langsam, aber sicher das Leid und vergrößert unser Glück.

Der absolute Ansatz zielt direkt darauf ab, die Hauptursache aller Irrtümer zu beseitigen: die Unkenntnis unserer vollkommenen Natur. Dieser Ansatz ist schwer in Worte zu fassen. Er bringt dich in unmittelbaren Kontakt mit deinem natürlichen Zustand, und du kannst ihn nur von einem spirituellen Freund oder Lehrer erlernen. Vielleicht hältst du diesen Weg für den attraktiveren, dennoch sind sie beide notwendig, beide bedingen einander. Du kannst zwar auf dem absoluten Weg in kurzer Zeit Eindrücke von deinem vollkommenen Wesen erhaschen. Doch egal, wie inspirierend das auch sein mag: Unter dem Einfluß deiner negativen Automatismen vergißt du diese Erfahrungen schnell. Andererseits kannst du versuchen, all deine destruktiven Automatismen der Reihe nach abzustellen und durch positive zu ersetzen. Doch wenn du dabei nicht von der Einsicht in dein vollkommenes Wesen inspiriert wirst, wird das ein sehr langer Weg.

Es gibt heutzutage Lehrer, die den absoluten Weg als den einzig Richtigen anpreisen. Ihre Botschaft lautet: du bist bereits erleuchtet, du weißt es nur noch nicht. Du brauchst nichts zu tun, nichts zu verändern, nichts zu üben. Alles ist bereits vollkommen, und du brauchst es nur noch im Geist zuzulassen. Jede spirituelle Ausbildung ist überflüssig, sagen sie, und verhindert nur, daß du deinen erleuchteten Zustand erkennst. Das Lustige ist, daß diese Leute auf einer absoluten Ebene sogar recht haben. Leider verwirklichen die meisten Menschen diese absolute Ebene für sich nicht, und egal, wie oft versichert wird, daß es diese Ebene gibt: Es kommt nur bei sehr wenigen Menschen zu einer spontanen Erleuchtung. Der Rest, also wir, muß auch dem relativen

Weg folgen. Nur dann werden die negativen Automatismen geschwächt, und es entsteht Raum, um die Richtung des Geistes umzukehren und das eigene vollkommene Wesen zu erkennen. Nur durch die Kombination des relativen und absoluten Ansatzes erreichst du den Punkt, an dem du erkennen kannst, daß du immer schon erleuchtet warst und alles schon immer vollkommen gewesen ist.

Was den relativen spirituellen Weg anbelangt, können wir im wesentlichen drei Hauptrichtungen unterscheiden, die im Buddhismus Hinayana, Mahayana und Vajrayana heißen. Sie umfassen eine überaus große Skala von Wissen und Methoden für das spirituelle Wachstum und die Erleuchtung, mehr als genug für ein lebenslanges Studium. Aber man kann sie auch grundsätzlich als drei Strategien auffassen, die wir einzeln oder zusammen anwenden können, je nach Situation.

Der Hinayana-Ansatz zeigt dir, wie du Situationen und Gedanken, die Leid verursachen – unsere „Auslöser" – meidest oder beseitigst. Zu dieser Strategie gehört es, zu versuchen, deine destruktiven Gewohnheiten aufzugeben, zum Beispiel Süchte oder Selbstvernachlässigung, und Situationen zu meiden, in denen du dich sehr eingeengt fühlst oder in denen du andere benachteiligst. Das sorgt für mehr Ruhe in deinem Leben, für mehr Einfachheit, weniger Streß und somit auch für weniger Neigung, dich mit Alkohol, Drogen oder Fernsehen zu betäuben. Dieser Weg setzt nicht unbedingt ein asketisches Leben voraus, sondern empfiehlt, die guten Dinge zu genießen.

Der Mahayana-Ansatz zielt darauf ab, positive Automatismen als Gegenmittel für negative zu entwickeln. Wir hören also nicht nur mit dem selbstdestruktiven Verhalten auf, sondern beginnen gleichzeitig damit, Automatismen zu entwickeln, die für uns und andere positiv sind. Mit dieser Strategie verwandelst du dein „Bedürftigkeitsbewußtsein“, den Irrtum, daß du auf andere angewiesen seiest, um Liebe und Anerkennung zu erlangen, in eine Art „Überflußbewußtsein“, das allen Wesen einschließlich deiner selbst Liebe und Anerkennung schenkt. Mit dieser Strategie übst du dich in liebender Güte, um dich von deinen alten Tendenzen Abneigung und (Selbst-)Ablehnung zu heilen. Du entwickelst ein tieferes Verständnis der Vergänglichkeit aller Erscheinungen als Gegenmittel für deine Neigung, dich an angenehme Dinge zu klammern. Dir wird immer klarer, daß alle Erscheinungen voneinander abhängig sind, was dir als Gegenmittel für moralischen Dogmatismus und deine Neigung dient, andere und dich selbst zu verurteilen. In Wahrheit gibt es weder Gut noch Böse, sondern nur Handlungen, die mehr Glück oder mehr Leid für dich und andere bewirken.

Der Vajrayana-Ansatz geht keinem Hindernis aus dem Weg und benutzt auch keine „Gegengifte“, um negative Muster in positive umzuwandeln. Sein Ziel besteht darin, die reine Essenz in allen negativen Mustern zu erkennen. Emotionen, die allgemein als negativ gelten – zum Beispiel Aggression und Besessenheit, Abneigung und Anhaften – werden nicht vermieden oder neutralisiert, sondern vollständig „durchfühlt“ und transformiert, bis nur ihre reine Essenz übrig bleibt. So transformiert sich Abneigung in Klarheit und Anhaften in Wärme und Liebe. Und das sind genau die Grundeigenschaften unseres natürlichen Seinszustandes: Klarheit und Liebe.

Du kannst die drei Strategien in jeder problematischen Situation anwenden. In einer handfesten Beziehungskrise kannst du beispielsweise beschließen, für einige Zeit getrennt zu leben, um mehr Ruhe und Raum zu haben. Das ist die Hinayana-Methode. Gleichzeitig kannst du eine Beziehungstherapie machen, um deine Kommunikation zu verbessern und negative Automatismen zu erkennen und durch positive zu ersetzen. Das ist die Mahayana-Strategie. Wenn du dann auch noch die volle Verantwortung für deine schmerzlichen Gefühle übernimmst und diese durch Kontemplation und Meditation in Liebe und Klarheit umwandelst, benutzt du die Vajrayana-Methode. Das läßt sich sogar noch einfacher zusammenfassen:

1. Versuche, negative und destruktive Muster zu beseitigen (Hinayana-Methode).
2. Leg dir positive, glückbringende Muster zu (Mahayana-Methode).
3. Kehre die Richtung des Geistes um, damit er sein eigenes vollkommenes Wesen erkennt (Vajrayana-Methode).

Die nächsten Kapitel enthalten konkrete Anleitungen für diese spirituellen Prinzipien und zeigen dir, wie du dich von Selbstablehnung befreien kannst, sowohl in deiner Beziehung zu dir selbst als auch in deinen Liebesbeziehungen. Es empfiehlt sich, nicht zu vergessen, daß spirituelles Wissen nicht einfach akzeptiert, sondern auf seine Richtigkeit überprüft werden sollte. Wie das geht, gehört ebenfalls zu diesem spirituellen Wissen. Einiges wird dir vielleicht gefallen und dich zu einer genaueren Prüfung anregen.

Andere Ideen lassen dich möglicherweise kalt oder stoßen dich sogar ab. Die schiebst du besser als (vorläufig) unbrauchbar beiseite.

Eine Zen-Geschichte erzählt von einem spirituellen Schüler, der so viele eigene Ideen hatte, daß es seinem Lehrer nicht gelang, ihm etwas Neues beizubringen. Eines Tages fragte der Lehrer seinen Schüler: „Willst du noch eine Tasse Tee?“ Da der Schüler seinen Tee noch gar nicht angerührt hatte, lehnte er dankend ab. Dennoch goß der Lehrer Tee in die volle Tasse des Schülers. Der Tee floß über den Tisch und auf das Gewand des Schülers. „Was tut Ihr da?“ rief er verdutzt. Der Lehrer antwortete: „So ist es auch mit deinem Geist. Er ist derart voll, daß er keine einzige neue Einsicht mehr aufnehmen kann.“

14 Das „Beziehungsdenken" loslassen

Die wahre Entdeckungsreise ist keine Suche nach neuen Landschaften, sondern das Wahrnehmen mit neuen Augen.

Marcel Proust, französischer Schriftsteller (1871–1922)

Wenn du verstanden hast, daß deine Abhängigkeit von Liebe und Anerkennung weitgehend dein Selbstbild prägt und daß die Liebesbeziehung der absolute Höhepunkt dieses Austauschprozesses ist, wird es dich nicht überraschen, daß die Liebesbeziehung oder deren Fehlen in unserem Denken eine große Rolle spielt. Für viele Menschen ist die Liebesbeziehung das höchste Ziel im Leben, entweder wegen ihrer Sehnsucht danach, wenn sie keine führen, oder falls sie sich in einer Beziehung befinden, durch ihr Klammern daran. Bei manchen stellt sich nach mehreren schmerzlichen Erfahrungen eine gegenteilige Reaktion ein, und ihr wichtigstes Lebensziel besteht darin, nie wieder eine solche Beziehung einzugehen. Beide Einstellungen sind Symptome des Beziehungsdenkens. Wenn du ernsthaft beabsichtigst, mehr Glück und Harmonie in dein Leben zu bringen, fängst du am besten damit an, dieses Beziehungsdenken loszulassen und einen spirituellen Standpunkt einzunehmen. Dazu gehört auch die Einsicht, daß dein Streben nach der Liebe und Anerkennung anderer eine Hauptursache deines Leidens ist und allenfalls vorübergehend Glück einbringt, während die Einsicht, daß du deinem Wesen nach vollkommen bist, zum bedingungslosen und höchsten Glück führt. Heutzutage ist es Mode, von einer „guten Beziehung zu sich selbst“ zu sprechen. Diese Bildersprache ist eine Zeitlang schon ganz nützlich – bis du entdeckst, daß es in deinem natürlichen Seinszustand keinen Unterschied mehr zwischen der Beziehung zu dir selbst und der Beziehung zu anderen gibt.

Das Loslassen des Beziehungsdenkens bedeutet also, eine Beziehung oder deren Fehlen nicht mehr als Lebensziel zu betrachten, sondern als Erfahrung, die du irgendwann machst und genießt, um daraus zu lernen. Das Beziehungsdenken suggeriert, daß eine „gute Beziehung“ endgültig und dauerhaft ist, „bis der Tod uns scheidet“. In Wirklichkeit ist nichts endgültig und dauerhaft, und wenn wir einer Beziehung diese Attribute beimessen, halten wir krampfhaft an ihr fest und leiden schwer, wenn sie deswegen scheitert.

Unsere Gesellschaft hat das Beziehungsdenken vollständig integriert. Wenn wieder einmal berichtet wird, daß etwa jede dritte Ehe zerbricht, wird oft hinzugefügt, das sei ein hoher Prozentsatz und ein negativer Trend (vielleicht verbunden mit dem Hinweis auf frühere, niedrigere Quoten). Aber wenn du das Beziehungsdenken einmal durchschaut hast, siehst du, daß Ehescheidungen nichts Besorgniserregendes sind und daß die damit verbundenen Probleme auf den Irrglauben zurückgehen, sie dürften nicht vorkommen.

Wie wir bereits gesehen haben, sind die meisten traditionellen Liebesbeziehungen in mehr oder weniger großem Umfang die Fortsetzung der Abhängigkeit und der Sicherheit in der elterlichen Familie. Deshalb bedeutet das Scheitern einer Ehe für viele Menschen einen Schritt nach vorne – sie werden erwachsener. In Beziehungen, die im höheren Lebensalter beginnen, wenn beide Partner bereits Beziehungen hinter sich haben, ist die gegenseitige Abhängigkeit manchmal nicht so groß, und die Partner haben mehr Raum für ihr persönliches Wachstum. Natürlich nehmen manche Menschen nach dem Scheitern einer Beziehung ihre neurotischen Probleme mit in die nächste. Das Wechseln von Beziehungen steht dann ganz im Zeichen der Dissoziation von schmerzlichen Gefühlen. Einfacher ausgedrückt: Es ist eine Flucht aus den heutigen Problemen in zukünftige Probleme. Dennoch können wir lernen, glückliche Beziehungen einzugehen (oder ohne eine Beziehung glücklich zu sein), und eine oder mehrere gescheiterte Beziehungen können zu diesem Lernprozeß beitragen.

Es ist keine Überraschung, daß das Beziehungsdenken so verbreitet ist, denn es ist die unmittelbare Folge des „Bedürftigkeitsbewußtseins", das bei fast jedem Menschen vorhanden ist. Ich meine das tiefe Gefühl, daß du deinem Wesen nach unvollkommen, nicht vollständig, nicht gut genug bist (negative Glaubenssätze), und den starken Drang, dieses Gefühl mit der Liebe und Anerkennung anderer zu überdecken. Der einzige Weg, sich von diesem Bedürftigkeitsbewußtsein zu lösen, führt über die Verwirklichung deiner vollkommenen Natur. Aber das wird dir nie gelingen, wenn du weiterhin nur nach der Liebe und Anerkennung anderer strebst. Du mußt also damit beginnen, das Beziehungsdenken loszulassen. Das heißt aber nicht, daß du damit aufhören sollst! Das ist gar nicht möglich, weil du ja nicht bewußt damit angefangen hast – es war eher eine Folge der Unwissenheit und der Umstände.

Du löst dich ganz leicht vom Beziehungsdenken, wenn du lernst, seine Symptome in deinem Leben zu erkennen und mit freundlichem Gewahrsein zu umarmen. Es bedeutet auch nicht, keine Beziehung mehr eingehen zu dürfen oder deine jetzige Beziehung beenden zu müssen. Es bedeutet ganz einfach, daß du untersuchst, wie du am Beziehungsdenken festhältst, und dann die Ergebnisse dieser Prüfung mit freundlichem Gewahrsein – also ohne zu urteilen – umarmst.

Wenn du eine Beziehung hast, dann stell dir einmal vor, dein Partner gesteht dir eines Tages, daß er furchtbar gerne ein Jahr lang durch die Welt reisen möchte – allein. Oder daß deine Partnerin ein Jahr lang allein bei einem spirituellen Meister im Himalaja leben will. Versuche zu fühlen, wie du darauf reagieren würdest. Urteile nicht über diese Gefühle. Vielleicht empfindest du Angst, den Partner zu verlieren, Wut über so einen dummen Plan oder Ärger, weil du dich im Stich gelassen fühlst. Vielleicht spürst du auch Selbstablehnung wegen dieser Gefühle und möchtest statt dessen lieber großzügig sein und dem Partner diese Chance gönnen. Es kann auch sein, daß du empört bist – der Partner macht einen schweren Fehler, denn so etwas tut man nicht, wenn man einander liebt! Denke nicht über die praktischen Folgen dieses Vorhabens nach, sondern über deine Neigung, den Partner als Kind zu behandeln und an dich zu binden oder im Gegenteil wegzustoßen. Erkennst du, wie du den Partner für deine schmerzlichen Gefühle verantwortlich machst?

Erst wenn du das Beziehungsdenken losgelassen hast, entsteht die Erkenntnis, daß du kein Recht auf den Partner hast und ihm nichts verbieten kannst und willst. Das ändert jedoch nichts daran, daß du dich im obigen Beispiel möglicherweise abgelehnt und verlassen fühlst und fürchtest, den anderen zu verlieren. Diese Gefühle sind völlig normal, und sie sind nicht das eigentliche Problem. Dieses entsteht erst, wenn du den Partner dafür verantwortlich machst. Dann machst du dich zum Opfer und kannst den Partner nur noch manipulieren, bis er seine für dich schmerzlichen Pläne aufgibt. Der andere empfindet das als Ablehnung und versucht seinerseits, dich zu manipulieren. Die Folge ist, daß ihr beide frustriert seid. Das alles läßt sich verhindern, wenn du selbst die Verantwortung für deine Gefühle übernimmst. Erst dann kannst du deine schmerzlichen Gefühle auf dem spirituellen Weg nutzen und den Partner seinen eigenen Weg gehen lassen. Es kann sein, daß die Beziehung im obigen Beispiel zerbricht oder daß sie nach einem Jahr der freiwilligen Trennung in immer mehr Liebe und Dankbarkeit aufblüht. In beiden Fällen ist Wachstum möglich: Du kommst der Befreiung vom Bedürftigkeitsbewußtsein und der Klarheit über deinen natürlichen Seinszustand einen großen Schritt näher.

In einer traditionellen Beziehung sprichst du den Wunsch, ein Jahr lang eigene Wege zu gehen, wahrscheinlich gar nicht erst aus und verurteilst ihn selbst als schlecht und egoistisch, weil ihr einander ja versprochen habt, immer zusammenzubleiben. Und wenn du deinen Wunsch doch äußerst, ist in den meisten Fällen großes Leid und – wenn du daran festhältst – eine schmerzliche Trennung die Folge. Nicht wegen des Vorhabens an sich, sondern wegen der Reaktionen beider Partner, die einander für ihre Frustration oder Angst verantwortlich machen. Du siehst: Wenn du wirklich meinst, der andere sei für deine tiefen Gefühle der Angst und Ablehnung verantwortlich, dann kannst du auf Dauer nichts anderes tun, als die Beziehung abzubrechen. So viel mehr

Liebe und Freiraum ist in einer Beziehung möglich, in der die Partner die Verantwortung für ihre Gefühle selbst übernehmen. Wenn dir das gelingt, gibt es nie mehr einen Grund, den Partner nicht zu lieben. Die Form der Beziehung kann und soll sich im Laufe der Zeit ändern, aber die Liebe, die unmittelbar dem natürlichen Seinszustand entspringt, bleibt.

Du siehst also auch hier wieder das kontraproduktive Paradox: Wenn du an deiner Beziehung als lebenslanger Sicherheitsgarantie festhältst, wird die Liebe immer wieder eingeengt. Aber wenn du begreifst, daß Beziehungen vergänglich und veränderlich sind, bleibt deine Liebe bestehen.

Ein ähnliches Gedankenexperiment kannst du auch machen, wenn du keine Beziehung hast. Untersuche einfach deine Sehnsucht nach einer erfüllenden Liebesbeziehung. Stell dir vor, daß du bis ans Ende deines Lebens keine solche Beziehung mehr haben wirst. Siehst du dich selbst im höheren Alter, allein in einem Haus oder in einem Pflegeheim, ohne Lebensgefährten, ohne Liebe. Welche Gefühle stellen sich ein? Angst vor Einsamkeit und Tod? Abneigung gegen diese unangenehme Vorstellung? Was genau vermißt du am meisten in diesem Bild von einer Zukunft ohne Beziehung? Das Zusammensein? Die Liebe? Guten Sex? Sicherheit? Selbstwert? Glück?

Wie du siehst, verbinden wir fast alle schönen Dinge im Leben mit einer Liebesbeziehung. Kein Wunder, daß es beängstigend ist, keine Beziehung zu haben oder sie zu verlieren. Aber in Wirklichkeit kannst du Liebe, Glück, Sicherheit, ein gutes Selbstwertgefühl und sogar guten Sex auch ohne Liebesbeziehung haben. Wenn du dein Bedürftigkeitsbewußtsein in ein Überflußbewußtsein verwandelst, lebst du ständig in Liebe und gibst anderen mühelos Liebe, egal, ob du einen Liebespartner hast oder nicht.

Hältst du es für eine gute Idee, dein Bedürftigkeitsbewußtsein loszulassen und ein Überflußbewußtsein anzustreben, das deinem natürlichen Seinszustand entspringt? Denke jetzt noch nicht an die beängstigenden Folgen – hier meldet sich nämlich schon wieder dein Bedürftigkeitsbewußtsein, das sich gegen seine Auflösung wehrt. Schau dir einfach die Sinnlosigkeit des Beziehungsdenkens im Hinblick darauf an, wie es dir immer wieder ewige Liebe vorgaukelt, wodurch du immer abhängig bleibst, immer in deiner Angst vor Ablehnung, stets auf der Suche nach künftigem Glück und in der Zwischenzeit immer wieder dich selbst verlierend, immer bedürftig nach der Liebe und Anerkennung anderer und niemals im Kontakt mit deinem wahren Selbst. Denke gut über die Wahl nach, vor der du jetzt stehst. Schau, wie wunderbar es ist, daß du neugierig auf die tieferen Schichten deines Seins bist, und erkenne, daß du dich tatsächlich für ein glücklicheres und sinnvolleres Leben entscheiden kannst.

Bedenke auch, wie schnell dein Leben vorübergeht: Wenn du keine Wahl triffst, entscheidest du dich eigentlich dafür, deine Zeit zu verspielen. Warte und hoffe nicht weiter darauf, daß jemand anderes das große Glück zu dir bringen möge, das du in Wirklichkeit schon in dir trägst. Erkenne, daß es aus diesem einengenden Teufelskreis von Irrtümern keinen anderen Ausweg gibt, als deine eigene vollkommene Natur zu wählen. Schau, wie dein Leben schon seit Jahren in der immer gleichen Spur verläuft. Ist dir schon aufgefallen, wie lästig es ist, tatsächlich einen anderen Kurs einzuschlagen? Vielleicht inspirieren dich schon länger bestimmte Gedanken von Lehrern oder in Büchern, doch das bewirkt nicht, daß du dein Leben wirklich änderst. Das rührt daher, daß sich das Bedürftigkeitsbewußtsein vor einer solchen Wahl fürchtet und dir einflüstert, du würdest dann all deinen Komfort, Luxus und all deine Sicherheit aufgeben müssen. Doch weil du durch die Bedürftigkeitsbrille blickst, ist das ist eine Verzerrung der Wirklichkeit. Tatsächlich wirst du deinen Komfort auf die Dauer für immer weniger wichtig halten, wenn du dich selbst schon angenehm genug fühlst. Du wirst dich weniger an sichere Umstände klammern, da du dich in dir selbst sicher genug fühlst. Kurz: Das Bedürftigkeitsbewußtsein loszulassen ist nur solange beängstigend, wie du lediglich darüber nachdenkst. Ist der Beschluß dann aber erst gefaßt, wird dies die wichtigste, tiefgründigste und freudvollste Wahl sein, die du je getroffen hast. Es ist die Wahl des spirituellen Wegs hin zu deiner tiefsten Natur und zugleich hin zur Natur von allem und von allen Erscheinungen.

15 Den eigenen Geist betrachten: Wer betrachtet?

Frühlingsmorgen am Meer:
Wind mischt sich mit Regen.
Weltliche Mühseligkeiten gleichen den Blumen,
die welken und dann wieder blühen.
Ich ziehe mich zurück und meditiere.
Voller Freude ist dieser Ort,
während Wolken vorübertreiben,
den ganzen Tag lang.

Zhengue, Zen-Lehrer (12. Jahrhundert)

Zur Entscheidung für den spirituellen Weg gehört also das Loslassen des Beziehungsdenkens, dessen Quelle das „Mangelbewußtsein“ ist. Dieses ist seinerseits die Folge der Selbstablehnung. Wenn du aufhörst, dich selbst abzulehnen, kommt dein vollkommenes Wesen immer klarer zum Vorschein. Aus dieser Erkenntnis entsteht das „Überflußbewußtsein“.

Sobald du die grundlegende Entscheidung für dein vollkommenes Wesen getroffen hast, ergibt sich daraus die wichtigste Konsequenz: Üben! Damit du deinen Geist wieder auf sein vollkommenes Wesen zurückrichten kannst, bedarf es der Übung. Immerhin hast du ein Leben lang die Flucht vor deinem eigenen

Wesen geübt, weil du irrigerweise geglaubt hast, es sei unzulänglich und minderwertig. Diese Fluchtmechanismen sind ziemlich eingeschliffen, und um sie zu verlernen, hilft nur Üben. Der spirituelle Weg hat zahlreiche Methoden zu bieten, so daß du dein Training immer auf deine Bedürfnisse abstimmen kannst. In diesem Buch findest du einige dieser Methoden, und wir beginnen mit der wichtigsten, der Grundlage aller anderen Methoden: das Wesen des eigenen Geistes zu betrachten.

Dein Geist ist eine wahre Plaudertasche, die unentwegt Gedanken erzeugt, immer nur einen zur Zeit, aber immer einen um den anderen, lange Reihen, die zusammen eine Geschichte bilden, dauernd neue Geschichten hervorbringen oder um bekannte, alte Geschichten herumkreisen. Diese Geschichten handeln von der Wirklichkeit, ja sie bestimmen sogar komplett unsere Wahrnehmung von der Wirklichkeit. Wenn du dagegen ankämpfst oder versuchst, bestimmte Gedanken zu verdrängen, werden sie nur stärker. Sobald du versuchst, den Geist abzustellen, wird er noch aktiver und schweift in alle Richtungen ab. Wir nennen das den konzeptuellen oder denkenden Geist.

Die vorstehende Beschreibung sagt dir nichts Neues, du wußtest es bereits. Woher? Nun, du hast nicht nur einen denkenden Geist, sondern auch ein Gewahrsein dieses denkenden Geistes. Sonst könntest du deine eigenen Gedanken ja nicht kennen. Der gewahr seiende Geist ist immer da, auch während du diese Zeilen liest. Schau: Du weißt, was du jetzt liest, noch während du liest. Was liest mit dir, was weiß in diesem Augenblick, daß du liest, und jetzt sogar auch noch, daß du weißt, daß du weißt, daß du liest? Lies noch ein bißchen weiter, und laß dabei das Gewahrsein „Ich lese gerade" zu dir durchdringen. Bist du dir in diesem Moment gewahr, daß du diesen Satz liest? Siehst du, daß dieses Gewahrsein immer da ist und daß du dir dessen meist nicht bewußt bist? Aber weil du dir jetzt für kurze Zeit bewußt bist, daß du dies liest, wird dieses immer vorhandene Gewahrsein sich für kurze Zeit seiner selbst bewußt. Dieses selbst-bewußte Gewahrsein ist die Essenz des Geistes. Hör nun auf zu lesen, und verweile ein paar Sekunden in diesem selbstbewußten Gewahrsein ...

Du wirst feststellen, daß dieses sich selbst kennende Gewahrsein sich bald in einer neuen Gedankenfolge verliert. Auch dann ist noch Gewahrsein da, aber es ist sich seiner selbst nicht mehr bewußt, sondern verliert sich im Strom der Gedanken oder Ereignisse. Woher weißt du, daß es dennoch da ist? Weil du sonst nichts von deinen Gedanken wüßtest. Du wärst eine Art Computer. Auch ein Computer nimmt wahr, wenn du eine Kamera anschließt, und er kann hören, wenn du ein Mikrophon anschließt. Er kann sogar denken, wenn du ihn etwas berechnen läßt, und er kann das Ergebnis speichern. Doch egal, was der Computer tut, er weiß nicht, daß er es tut, es ist kein Bewußtsein vorhanden, kein Gewahrsein der eigenen Existenz. Unser Geist kann wahrnehmen, hören, rechnen und speichern wie ein Computer, aber er ist sich dessen obendrein bewußt. Das ist die Essenz des Geistes. Normalerweise sind wir uns dieser bewußten oder "sich selbst kennenden" Eigenschaft unseres Geistes jedoch nicht bewußt, weil das Gewahrsein sich im Gedankenstrom verliert und von ihm mitgerissen wird. Doch wenn du willst oder wenn jemand dich daran erinnert, kannst du dieses Gewahrsein wieder in Kontakt mit sich selbst bringen.

Dieses alltägliche Gewahrsein, das sich im Strom der Gedanken verliert und von ihm mitgenommen wird, nennen wir meist Bewußtsein. Es ist den ganzen Tag lang da, auch wenn du träumst, und sogar ein klein wenig im traumlosen Schlaf. Denn wenn du im Schlaf ein lautes Geräusch hörst, dringt es offensichtlich zum Bewußtsein durch, und du wachst auf. Nur nach einem harten Schlag auf den Kopf kannst du eine Zeitlang „bewußtlos" sein.

Sobald das Bewußtsein sich seiner selbst bewußt ist, nennen wir es Gewahrsein. Die Wahl der Begriffe „Bewußtsein" und „Gewahrsein" ist ziemlich willkürlich und soll lediglich Verwirrung verhindern. Wichtiger ist, daß du den Unterschied zwischen den beiden Arten des Seins kennst. Bei allem, was du tust, ist das Bewußtsein anwesend, ohne daß du es merkst. Aber wenn du daran erinnert wirst und dein Geist sich seiner selbst bewußt wird, kommt das Gewahrsein zum Vorschein.

Laß es mich noch einmal zeigen: Du liest gerade in diesem Buch. Kannst du diesen Satz lesen und dir gleichzeitig dessen gewahr sein, daß du ihn liest? Merkst du, daß dabei eine Art Klarheit entsteht, nicht nur eine geistige Klarheit, sondern auch ein „Hier-und-jetzt-Gefühl"? Spürst du den „Hier-und-jetzt-Raum" um dich herum? Bist du dir in diesem Augenblick deines Bewußtseins bewußt? Das ist dein Gewahrsein, die sich selbst kennende Essenz des Geistes. Es ist sehr subtil, und es verschwindet sogleich wieder, nachdem es sich selbst „kurz gestreift" hat. Aber du kannst es auch immer wieder herbeirufen: Bewußtsein deines Bewußtseins, Gewahrsein, bewußtes „Sein". Merkst du, daß es völlig klar und offen ist, völlig frei von Urteilen und Ablehnung? Es kann alles umarmen.

Wenn dein Bewußtsein sich seiner selbst bewußt ist, heißt das nicht, daß alles andere verschwindet. Du siehst immer noch mit deinen Augen, du hörst immer noch mit deinen Ohren, du fühlst, und Gedanken tauchen auf. Aber das alles geht einher mit einem Wissen, einem Gewahrsein, das frei von Urteil und Ablehnung ist. Einige Zeit später ist es wieder fort, und du wirst vom Gedankenstrom mitgerissen – du *bist* der Gedankenstrom.

Woher weißt du, daß das Gewahrsein nicht urteilt oder ablehnt? Weil nur der denkende Geist urteilt und ablehnt. Während er das tut, kannst du dir des Urteilens und Ablehnens gewahr werden. Deshalb ist das Gewahrsein selbst frei vom Urteilen und Ablehnen.

Das Gewahrsein wird manchmal auch „der Zeuge" genannt, weil es immer Zeuge von allem ist, was im Geist und in deiner Umgebung vorgeht. Dieser Zeuge wird von dem, was sich im Geist abspielt, nie berührt, so wie ein Spiegel von den Objekten, die sich in ihm spiegeln, nicht schmutzig wird. Das Gewahrsein ist immer rein und klar. Es ist die Essenz des Geistes.

Merkst du, daß es jedesmal, wenn dein Bewußtsein sich seiner selbst bewußt wird, der Geist ist, der seine eigene Essenz betrachtet? Versuche einmal, diese Essenz wahrzunehmen. Merkst du, daß der Geist versucht, sich selbst wahrzunehmen? Suchst du schon seit Jahren deine „Seele", deine „Buddhanatur", den „Sinn des Lebens" oder den „natürlichen Zustand des Seins"? Dreh dich einfach um, und beobachte den suchenden Geist. Du wirst übrigens nicht „etwas" finden, wenn du den Sucher beobachtest, denn der Geist ist kein Ding, auf das du zeigen kannst. Du kannst ihn am besten mit dem offenen, grenzenlosen Raum vergleichen. Das ist Gewahrsein; offener, unbegrenzter Raum, der Zeuge ist von allem, was sich in diesem Raum abspielt: Gedanken, Gefühle, Wahrnehmungen.

Meist verliert sich das grenzenlose Gewahrsein im Strom der

Gedanken, Gefühle und Ereignisse. Es hat sich dann mit dem Gedankenstrom identifiziert und erlebt auch dessen zeitweilige Freuden und Beschränkungen. Aber von dieser einengenden Identität kannst du dich de-identifizieren: Laß zu, daß der Geist sich seiner selbst gewahr wird. Ruhe im weiten und offenen Raum dieses sich selbst gewahr seienden Geistes. Du wirst feststellen, daß du jedesmal nur kurz in diesem Gewahrsein verweilen kannst und daß es sich jedesmal bald wieder im Strom der Gedanken und Ereignisse verliert.

Mit einiger Übung kannst du öfter und länger im Zustand des Gewahrseins verweilen, das dadurch immer klarer und liebevoller wird. Und dadurch wird es noch einfacher, länger darin zu bleiben. Eines Tages erreichst du einen mühelosen Zustand des dauerhaften Gewahrseins. Das ist das definitive Ende allen Leids.

Um diesen mühelosen, natürlichen Seinszustand zu erreichen, kannst du verschiedene Übungen nutzen, an denen der spirituelle Weg so reich ist. Viele Übungen zielen darauf ab, den Geist zu beruhigen. Wenn dein Geist sehr wild ist und ständig zwischen allerlei Geschichten über die Wirklichkeit, über Vergangenheit und Zukunft hin und her schweift, ist es nahezu unmöglich, seine Richtung so zu ändern, daß er seine eigene Essenz betrachten kann. Darum mußt du ihn zuerst einigermaßen beruhigen. Beruhigungsübungen werden unter dem Begriff *shamata* zusammengefaßt, was im Sanskrit „ruhiges Verweilen" bedeutet. Hier geht es darum, die Aufmerksamkeit bewußt zu lenken.

Aufmerksamkeit ist etwas anderes als Gewahrsein. Gewahrsein ist der Geist, der sich seiner selbst bewußt ist. Aufmerksamkeit ist der Geist, der sich einem Objekt zuwendet. Es gibt zwei Arten von Aufmerksamkeit: spontane und gelenkte. Wenn du ein schönes Musikstück hörst oder einen spannenden Film anschaust, wendet sich der Geist sehr aufmerksam diesem Objekt – der Musik oder dem Film – zu. Das geschieht spontan, weil die Musik oder der Film dir gefällt. Du brauchst dich dabei nicht anzustrengen. Sobald die Musik oder der Film zu Ende ist, wendet sich der Geist von selbst anderen Objekten zu. Im Grunde schwirrt deine Aufmerksamkeit den ganzen Tag zwischen deinen Sinneseindrücken und deinen Gedanken hin und her, ohne daß du großen Einfluß darauf hast. Dadurch kannst du manchmal ziemlich nervös werden.

Beim Shamata richtest du den Geist auf ein Objekt, das nicht allzu interessant ist, und versuchst, mit deiner Aufmerksamkeit eine Weile bei ihm zu verharren. Das ist gelenkte Aufmerksamkeit. Du kannst dafür einen Stein, eine Blume, eine Buddha-Statue, eine Kerze oder einen Kristall verwenden, das macht keinen Unterschied. Versuch einmal, eine Weile aufmerksam ein völlig uninteressantes Objekt zu betrachten, zum Beispiel einen Stuhl oder Kasten in deinem Zimmer.

Du wirst bald merken, daß dein Geist das nicht mag. Er schweift immer wieder zu interessanteren Objekten ab, in die Vergangenheit, in die Zukunft oder zu Ereignissen in deiner Umgebung. Du kannst bei dieser Übung auch eine leichte Frustration spüren; denn du bist nicht der Gebieter deines Geistes, und diese Erkenntnis ist nicht erfreulich. Es gibt spirituelle Traditionen, die aus dieser Übung einen Kampf machen, um den Geist vollständig in den Griff zu bekommen. Wenn du jahrelang intensiv übst, kannst du das tatsächlich schaffen. Dann hast du einen sehr ruhigen Geist, der aber immer noch nicht sein eigenes Wesen erkennt. Deshalb stelle ich dir hier eine andere Methode vor, bei der du deinen Geist nicht vollständig beherrschen mußt, sondern statt dessen Freundschaft mit ihm schließt. Dabei übst du zugleich deine Aufmerksamkeit und dein Gewahrsein. Ich werde dir zuerst die körperliche und dann die geistige Haltung bei dieser Methode erklären.

In körperlicher Hinsicht ist die Kombination von Entspannung und Aufmerksamkeit typisch für diese Übung. Du sitzt im Schneider- oder Lotossitz auf einem Kissen oder einfach auf einem Stuhl. Wichtig ist nur, daß du bequem und mit geradem Rücken sitzt. Der Kopf ist oben, die Schultern sind locker, die Hände liegen flach auf den Beinen oder zusammen im Schoß. Das wichtigste ist, daß du entspannt, aber aufrecht sitzt, damit du aufmerksam und wach bleibst.

Bei dieser Methode mußt du lernen, die Augen offen zu lassen. Es gibt viele Meditationsmethoden, bei denen man die Augen schließt, aber diese zielen allein darauf ab, den Geist zu beruhigen, indem du dich vor Ablenkungen in deiner Umgebung schützt. Bei dieser Methode hier geht es jedoch darum, den eigenen Geist immer klarer zu sehen, und dafür gewöhnst du dir am besten an, die Augen offen zu lassen.

Die geistige Haltung setzt ebenfalls Entspannung und Aufmerksamkeit voraus. Du lenkst deine Aufmerksamkeit ganz sacht auf ein Objekt. Es kann eine Blume oder ein Stein sein, aber am besten geeignet ist die Atmung. Beobachte, wie der Bauch bei jedem Atemzug einsinkt oder sich nach vorne wölbt, oder spüre die Luft, die durch die Nase oder Kehle strömt. Versuche, die Aufmerksamkeit ganz sacht auf die Atmung zu lenken, ohne dich dabei zu konzentrieren oder anzustrengen und ohne dich zu verschließen. Du verweilst offen und bleibst zugleich ganz in der Gegenwart von allem, was sich in deinem Geist und in deiner Umgebung abspielt. Du siehst Gedanken auftauchen, du hörst Geräusche, alles darf da sein. Aber du versuchst dabei immer, deine Aufmerksamkeit ein wenig auf deine Atmung gerichtet zu halten und dir gleichzeitig deines Geistes bewußt zu sein: Du weißt, was du in diesem Moment tust. Wenn du einatmest, weißt du, daß du einatmest, und wenn du ausatmest, weißt du, daß du ausatmest.

Du wirst merken, wie du immer wieder von deinen eigenen Gedanken abgelenkt wirst und daß du dazu neigst, dies zu verurteilen. Aber das gehört sogar zur Übung! Du kannst nicht verhindern, daß dein Geist hin und wieder von Gedanken oder Ereignissen abgelenkt wird. Was man bei dieser Übung eigentlich übt, ist, nicht über diese Ablenkungen zu urteilen. Auf diese Weise schließt du Freundschaft mit deinem Geist. Jedesmal, wenn du merkst, daß du abgelenkt warst, ist das schon das Ende der Ablenkung, und du lenkst deine Aufmerksamkeit wieder auf die Atmung. Deshalb besteht diese Übung aus folgenden Phasen: Du bist aufmerksam und gewahr. Dann wirst du abgelenkt, ohne es zu merken. Kurz darauf merkst du, daß du abgelenkt warst, und versuchst, nicht darüber zu urteilen. Schließlich lenkst du deine Aufmerksamkeit wieder zurück zur Atmung und dein Gewahrsein zurück zu dir selbst. Diese drei Phasen durchläufst du immer und immer wieder.

Wenn du sehr genau beobachtest, merkst du, daß unsere tief verwurzelte Neigung zur Verschmelzung und zur Dissoziation ihren Ursprung in diesem Zyklus hat. Jedesmal wenn der Geist unbemerkt durch den Gedankenstrom abgelenkt wird, ist das eine subtile Form der Verschmelzung mit dem Inhalt des Geistes. Und jedesmal, wenn du dir dessen bewußt wirst und merkst, daß du abgelenkt warst, verurteilst du diese Ablenkung und willst dich von dem hektischen und ablenkenden Strom der Gedanken dissoziieren.

Als Hilfsmittel kannst du dich jedesmal beglückwünschen, wenn du merkst, daß du abgelenkt warst. Dieser Augenblick ist nämlich der winzige Vorläufer der vollkommenen Erleuchtung: Der abgelenkte Geist findet plötzlich wieder zu sich selbst zurück. Bei genauer Betrachtung stellst du fest, daß dieses im Grunde die Momente der Freude und Klarheit sind.

Siehst du nun, daß Meditation die Ursache unseres verschleierten Geistes sichtbar macht? Wenn du dich in freundlichem Gewahrsein übst, statt mit deinem Gedankenstrom verschmolzen zu bleiben oder dich von ihm zu dissoziieren, wird die Ursache aller schmerzlichen Identitätsmuster an der Wurzel beseitigt. Beobachte einmal, wie das in der Praxis funktioniert, wenn du beispielsweise über eine problematische Situation grübelst. Ab und zu wirst du dir deiner Grübelei bewußt. Dann wird diese Bewußtheit sofort von Selbstablehnung gefärbt und löst ein unangenehmes Gefühl aus. Dieses Gefühl willst du loswerden, und darum denkt dein Geist automatisch noch mehr über einen möglichen Ausweg aus der Frustration nach. So dreht sich deine Grübelei im Kreis. Aber wenn du einige Erfahrung mit Meditation hast, eröffnen diese bewußten Augenblicke während des Grübelns sogar den Ausweg: Statt abzulehnen und zu dissoziieren, beobachtest du weiter dich selbst und dein Grübeln, und zwar mit freundlichem und urteilsfreiem Gewahrsein. Dann wird das Grübeln nicht mehr mit Ablehnung gefüttert und hört nach einer Weile von selbst auf.

Ein bedeutender Fallstrick, in dem sich jeder Praktizierende der Meditation gelegentlich verfängt, ist das gezielte Streben nach einem ruhigen Geist. Es entsteht aus deiner Abneigung gegen einen hektischen Geist und aus deinem Wunsch, den Geist zu beruhigen. Daher ist es eine Form von Dissoziation. Allerdings nützt das nichts, denn der Geist wird dadurch nur noch unruhiger. Während der Meditation wird der Geist manchmal von selbst ruhiger. Das ist eine angenehme Erfahrung, die du durchaus genießen darfst, sofern du hinterher nicht versuchst, die Ruhe bewußt herbeizuführen.

Während des Übens springt der Geist oft wie ein junger Hund hin und her, und du empfindest nichts als Unruhe. Das ist nicht falsch – im Gegenteil, es ist die eigentliche Übung, beim hektischen, aufgeregten oder gereizten Geist zu verweilen!

Du wirst feststellen, daß du anfangs die starke Neigung verspürst, den ruhigen Geist zu bevorzugt anzustreben, den aufgeregten Geist hingegen zu verurteilen und zu unterdrücken. Dies ist die subtile Form unserer Neigung, mit allem zu verschmelzen, was uns gefällt, und uns von allem zu dissoziieren, was uns nicht gefällt, und somit ist es die Essenz der Selbstablehnung. Deshalb verwandelt diese Übung die Neigung zur Selbstablehnung auf der tiefsten Ebene in eine freundliche Einstellung zu deinem Geist, egal, womit er sich beschäftigt. Und das schöne ist, daß ein freundlicher, gewahr seiender Geist letztlich auch ein ruhiger Geist ist. Du brauchst also den aufgeregten Geist nicht zu unterdrücken, sondern nur zu lernen, ihn mit Aufmerksamkeit und Gewahrsein zu umarmen. Dies ist die Essenz der Meditation.

Meditation ist das schönste und größte Geschenk, das du dir jemals machen kannst. Allein durch Üben kannst du einen freundlichen und ruhigen Geist erlangen und mit ihm den mühelosen, natürlichen Seinszustand verwirklichen. Nur durch Üben erreichst du, daß der Geist verlernt, sich abzulehnen, und statt dessen seine tiefste Essenz erkennt. Allein durch Üben kannst du der Selbstablehnung ein Ende machen, deine einengende Identität durchschauen und deine Abhängigkeit von der Liebe und Anerkennung anderer loswerden. Nur durch Üben, Üben und Üben.

Das hört sich vielleicht wie eine anstrengende, langweilige Aufgabe an, die zwar letztlich gute Ergebnisse bringt, dir aber bis dahin jahrelang zusätzliche Arbeit aufhalst. Aber dem ist gar nicht so. Sobald du mit dem Üben anfängst, merkst du, daß es immer mehr Spaß macht. Recht bald wird der Geist ruhiger, freundlicher und klarer, während schmerzliche und einengende Emotionen immer schwächer werden. Du brauchst auch keineswegs mit zwei Stunden Meditation am Tag zu beginnen, das wäre sogar falsch! Am besten fängst du mit fünf Minuten an und übst täglich jeweils zur gleichen Zeit. Je früher am Tag, desto besser, weil die Meditation sich dann den ganzen Tag positiv auf den Geist auswirkt. Such einen Platz bei dir zuhause auf, wo du allein und ungestört bist, mach es dir bequem, schmücke den Ort mit Dingen, die dich inspirieren, zum Beispiel mit Fotos von geliebten Menschen oder mit einer Buddha-Statue. Alles ist geeignet, was dir hilft, dich wohl zu fühlen. Setz dich dann einfach hin, und beobachte deinen Geist. Du wirst bald feststellen, daß dieser Platz zu einem sicheren Ruhepunkt in deinem Leben wird, zu einem Ort, an dem niemand etwas von dir verlangt.

Übrigens kann es auch sein, daß du bald ein sehr merkwürdiges Phänomen erlebst. Während du übst, fühlst du dich gut, doch wenn du daran denkst zu üben, wehrt sich dein Geist dagegen, weil er keine Lust hat. Der normale, ständig hektische Geist will sich nämlich gar nicht selbst beobachten, denn er mag sich selbst überhaupt nicht. Er will gerne abgelenkt werden, schöne und spannende Dinge erleben und die Liebe und Anerkennung anderer erlangen. Wenn du zu viel darüber nachdenkst, ob du meditieren sollst oder nicht, kommst du nie dazu. Du mußt deinen sich selbst ablehnenden Geist von Anfang an überlisten: Denk nicht darüber nach, sondern setz dich einfach jeden Tag hin und meditiere. Nach einiger Zeit bist du daran gewöhnt und willst diese kostbaren Momente mit dir selbst nicht mehr missen.

Erstelle also einen Plan. Entscheide, zu welcher Zeit und an welchem Ort du jeden Tag wie lange sitzen und meditieren wirst. Suche einen guten Platz aus. Überlege im voraus, welche Übung du machen willst und was du dafür brauchst. Manche Menschen schreiben gerne inspirierende Sprüche auf Kärtchen und lesen sie während der Übung. Oder sie lesen eine Seite aus einem inspirierenden Buch und meditieren danach sofort fünf Minuten. Finde heraus, welche Hilfsmittel für dich am besten geeignet sind.

Wenn du nach einiger Zeit ans Üben gewöhnt bist und es dir immer mehr Spaß macht, kannst du täglich zehn oder vielleicht zwanzig Minuten üben. Strebe aber nicht nach Höchstleistungen – schließlich übst du dich in Freundlichkeit! Es ist besser, zweimal am Tag eine Viertelstunde zu üben als einmal täglich eine Stunde. Und eine Viertelstunde am Tag ist besser als zwei Stunden einmal in der Woche.

Natürlich ließe sich über Meditation noch viel mehr sagen. Es gibt noch viele andere Techniken, die jedoch alle auf die eine oder andere Weise dasselbe Ziel anstreben: einen ruhigen, freundlichen Geist, der sein eigenes Wesen erkennt. In diesem Buch findest du ein paar weitere Übungen, die du in dein tägliches Programm aufnehmen kannst, und Anhang I enthält Vorschläge für Kurse und Bücher, die dir weiterhelfen. Aber nichts sollte dich davon abhalten, sofort anzufangen. Nimm dir vor, mindestens zwei Wochen zu üben, bevor du entscheidest, ob du weitermachst. Und fang sofort an! Du wirst überrascht sein, wie bald du Freude daran hast.

16 Schmerzliche Emotionen: Das Tor zu Deinem natürlichen Seinszustand

Die Hölle ist keine Strafe, sondern ein Training.

Shunryu Suzuki, Zen-Lehrer (1904–1971)

Du meditierst nicht, um Meditationskünstler zu werden. Du meditierst, damit du im täglichen Leben freundlicher zu dir und zu anderen wirst und aus deinem natürlichen, vollkommenen Seinszustand heraus lebst. Deshalb mußt du deine Fortschritte beim Meditieren auch in deinem täglichen Leben anwenden. Die Meditation und dein tägliches Leben sollten sich immer stärker vermischen. Auch dafür gibt es verschiedene Hilfsmittel. Eines davon ist die „Einminütige Meditation". Du kannst sie den ganzen Tag über anwenden, so oft du willst, etwa wenn du nichts zu tun hast, an der Bushaltestelle, im WC oder in einer Pause zwischen zwei Tätigkeiten. Geh so vor wie bei der formellen Meditationsübung: Setz dich mit geradem Rücken hin (oder bleib stehen), sei entspannt und aufmerksam, und lenke deine Aufmerksamkeit auf die Atmung, während dein Geist sich seiner selbst bewußt ist. Laß alles geschehen, in deinem Geist und in deiner Umgebung, ohne etwas daran ändern zu wollen. Nach ein paar Minuten setzt du deinen Tagesablauf fort. Du wirst sehen, daß diese stillen Momente mit der Zeit eine beruhigende Wirkung auf den Rest des Tages ausüben.

Ein anderes Hilfsmittel ist die „Blitzübung“, die du jederzeit machen kannst, wenn du gerade daran denkst. Hör einfach einen Moment auf mit dem, was du gerade tust, lenke den Geist auf dich selbst und frage dich freundlich: „Wie fühle ich mich jetzt?“ Lenke deine Aufmerksamkeit ein Weilchen auf deinen Körper und deine Empfindung, ohne etwas zu verändern. Setz dann deine Tätigkeit fort.

Du wirst merken, daß du die obigen Übungen anfangs kaum spontan machst, selbst wenn du es vorhast. Du vergißt sie einfach und brauchst daher Gedächtnisstützen. Du kannst bei dir zuhause hier und da kleine Erinnerungsmarken anbringen: ein Kärtchen mit einem Fragezeichen, einen Faden am Türkknauf, einen Stein auf dem Spültisch. Jedesmal, wenn du diese Zeichen siehst, fragst du dich: „Wie fühle ich mich jetzt?“ und beobachtest freundlich, wie du dich fühlst. Außer Haus hilft dir der bewährte Knoten im Taschentuch, ein Steinchen in der Hosentasche oder ein Fragezeichen auf der Hand. Ich bin monatelang mit einem Faden an meinem Ringfinger herumgelaufen. Jedesmal, wenn du daran denkst, bringst du deinen Geist zu sich selbst und achtest auf dich selbst, ohne zu urteilen und ohne etwas ändern zu wollen. Gleich danach fährst du mit deinem Alltags-Leben fort.

Diese angewandten Übungen sind mindestens so wichtig wie die formelle Meditationsübung, die du regelmäßig an deinem Meditationsplatz machst. Die formellen Übungen gleichen dem Füllen einer Thermosflasche mit freundlichem, urteilsfreiem Gewahrsein. Tagsüber kannst du daraus während der „Einminütigen Meditationen“ eine Tasse freundliches Gewahrsein trinken.

Während der „Blitzmeditationen“ nimmst du immer wieder einen kleinen Schluck. Die formelle Übung stärkt die Kraft und die Klarheit deines Geistes; aber die schnellen, informellen Übungen während des Tages machen den Geist in jeder Situation stabiler. Dank der Kombination dieser zwei Übungsformen gelingt dem Geist die höchste aller Übungen auf dem spirituellen Weg immer besser: Er kann schmerzliche und beengende Emotionen in Klarheit und Liebe umwandeln.

Doch bevor du mit dieser wichtigsten Übung beginnst, kannst du dich zur Vorbereitung in liebender Güte üben. Das ist eine einfache Übung, bei der es um wohlwollendes Wahrnehmen ohne Urteilen geht – unabhängig vom Objekt der Wahrnehmung. Zunächst bringst du deinen Geist zu sich selbst nach Hause, wie ich es im vorigen Kapitel beschrieben habe. Nach einigen Minuten der Achtsamkeit inmitten von all dem, was in dir und in deiner Umgebung vorgeht, fängst du mit der eigentlichen Übung an: Du versuchst, ein Gefühl von liebender Güte in dir zu wecken. Jedes Mittel ist erlaubt. Du kannst Erinnerungen nutzen, an einen lieben Menschen in deinem Leben denken oder an eine Situation, in der du dich geliebt fühltest oder freundlich behandelt wurdest. Du kannst ein Foto oder eine Textpassage verwenden, alles, was bei dir zumindest ein wenig liebende Güte wachruft. Danach beginnst du mit dem Visualisieren.

Traditionell visualisiert man bei dieser Übung ein Bild des Buddhas oder eines spirituellen Lehrers als Verkörperung der höchsten spirituellen Liebe. Doch du kannst auch ein anderes inspirierendes Bild benutzen oder dir einfach eine helle, warme Lichtquelle vorstellen. Aus dieser Quelle läßt du Liebe in Form von strahlend warmem Licht in dich hineinströmen. Versuche, wirklich ein warmes, liebevolles Gefühl in dir hervorzurufen. Sobald dir das einigermaßen gelungen ist, laß das Bild los und lenke deine liebevolle Aufmerksamkeit hin zu dir selbst, zu deinem Körper und deiner Atmung.

Du siehst: Gemeinhin glauben wir, liebevolles Betrachten sei nur möglich, wenn ein Objekt der Betrachtung für uns liebevoll und angenehm ist. Bei dieser Übung verwendest du zuerst ein liebevolles Objekt, um liebender Güte in dir zu wecken, und transformierst dieses Gefühl dann in liebevolle Betrachtung. Aus dem Betrachten eines liebevollen Objektes wird also liebevolles Betrachten. Danach richtest du deinen liebevollen Blick auf dich und auf die Atmung. Wenn das liebevolle Gefühl nachläßt, kannst du zum ersten Teil der Übung zurückkehren und erneut liebevolle Freundlichkeit in dir wecken. Sobald das ein wenig geglückt ist, machst du weiter und betrachtest dich und deine Atmung liebevoll.

Um dieses liebevolle Betrachten zu stabilisieren, kannst du nach einiger Zeit auch ein etwas schwierigeres Objekt wählen und deinen liebevollen Blick beispielsweise auf jemanden richten, den du kaum kennst oder sogar unsympathisch findest. Du wirst überrascht sein, wie diese Übung deine Wahrnehmung unsympathischer Menschen und schmerzlicher Situationen verändert. Jedesmal, wenn die liebevolle Betrachtung an Kraft verliert, kehrst du zum Anfang der Übung zurück und weckst eine neue Dosis liebevoller Freundlichkeit in deinem Inneren.

Noch herausfordernder wird es, wenn du dich selbst in einer Situation, in der du dich geschämt oder schuldig gefühlt hast, mit liebevollem Blick betrachtest. Versuche einmal, und sei es nur ganz kurz, eine schmerzliche Erinnerung an eine Selbstablehnung liebevoll zu betrachten. Oder probiere dasselbe mit einem

Menschen, der dich deiner Meinung nach sehr schlecht behandelt hat. Und sollte das nicht klappen, versuch dir in liebender Güte anzuschauen, daß es nicht klappt. Wenn du dies eine Zeitlang übst, entwickelst du eine freundliche, liebevolle Betrachtungsweise. Aber denk dran: Liebevolles und freundliches Betrachten bedeutet nicht, daß du dabei unbedingt ein liebevolles oder freundliches Gefühl haben mußt. Es bedeutet vor allem, daß du offen, urteilsfrei und wohlwollend etwas betrachtest, egal, was du in diesem Augenblick fühlst. So befreist du dich von der Beengung, die du immer wieder empfindest, wenn das Objekt die Art und Weise des Betrachtens bestimmt. Merkst du, daß du es meist dumm findest, wenn du dich für dumm hältst? Daß es dich ärgert, wenn du dich ärgerst? Daß du dich stark ablehnst, wenn du dich abgelehnt fühlst? Daß du jemanden, der dich ablehnt, sofort und automatisch ebenfalls ablehnst? Unser natürliches, freundliches Gewahrsein wird immer wieder durch die Gedanken und Emotionen gefärbt, die wir betrachten. Immer wieder lassen wir unsere Betrachtungsweise durch das bestimmen, was wir betrachten. Das ist keine Freiheit, sondern Einengung. Das kannst du dir durch die Übung in liebender Güte abgewöhnen. Je stabiler dein urteilsfreies und liebevolles Wahrnehmen wird, desto besser bist du in der Lage, schmerzliche Emotionen als Tür zu deinem natürlichen Seinszustand zu nutzen. Darum geht es in der nächsten Übung.

In Kapitel 8 hast du erfahren, daß du deine schmerzlichen Emotionen selbst erschaffst, indem du dich mit ihnen identifizierst, und daß du diese Emotionen verschlimmerst, indem du dich gegen sie wehrst. Das geschieht folgendermaßen: Zuerst ruft ein Gedanke oder ein äußerer Umstand – der „Auslöser“ – eine

Erinnerung an ein schmerzliches Gefühl hervor. Sofort wird der Geist vom Gedankenstrom mitgerissen, denn er identifiziert sich mit der Erinnerung und wehrt sich gegen sie. Was anfangs nur das mentale Bild einer schmerzlichen Emotion in der Vergangenheit war, wird dadurch in Sekundenbruchteilen zu einem echten Schmerz in der Gegenwart. Wir wollen den Schmerz nicht, darum wächst unser Widerstand. Dies verstärkt wiederum den Schmerz, und der Kreislauf des Samsara geht weiter. Oft handeln wir im Banne dieses schmerzlichen Teufelskreises auch noch und schaffen dadurch neue Umstände, die dann noch mehr Leid auslösen. Wenn du andere ablehnst oder manipulierst, werden die anderen dich ebenfalls ablehnen oder manipulieren. Kurz gesagt: So erschaffen wir aus alten Schmerzen immer wieder neue. Durch die Meditation übst du den Geist darin, die umgekehrte Richtung einzuschlagen. Dabei durchläufst du verschiedene Phasen.

Die erste Phase beginnt, wenn du dir einer schmerzlichen Emotion bewußt wirst (also nicht mehr mit ihr verschmolzen bist) und dich auch nicht mehr gegen sie wehrst (also nicht sofort mit der Dissoziation beginnst). Statt dessen versuchst du, achtsam bei dir selbst zu bleiben, ohne aus der Emotion heraus zu handeln, mit einer freundlichen Einstellung zu dir selbst und zu deiner schmerzlichen Emotion. Kurz gesagt: Du darfst dich also mies fühlen, jedoch ohne daraus selbstablehnende Folgerungen zu ziehen. Das Gefühl wird dadurch nicht direkt weniger schmerzhaft, aber du schaffst es in diesem Stadium, kein zukünftiges Leid als Reaktion auf das heutige hervorzurufen. Zudem leidest du nicht so lang, weil du dich weniger wehrst. Dein Vertrauen in die Vergänglichkeit der Emotionen wächst. Oder hast du je erlebt, daß eine Emotion länger als einen Tag oder auch nur länger als eine

Stunde anhielt? Je weniger du dich gegen eine Emotion wehrst, desto schneller löst sie sich auf und macht der nächsten Platz und so weiter. Tatsächlich kann eine schmerzliche Emotion – wenn du dich ihretwegen nicht verrückt machst – höchstens ein paar Minuten dauern. Du kannst das mit der Nachwirkung eines Furzes vergleichen: In einem kleinen Raum stinkt er lange, aber wenn du oben auf einem Berg stehst, löst sich der Gestank sofort auf. Wenn du gegen eine negative Emotion Widerstand leistest, machst du deinen Geist klein und eng, und die Emotion nimmt den gesamten Raum ein. Ist der Geist hingegen weit und offen, lösen sich negative Emotionen sofort auf.

In der zweiten Übungsphase benutzt du das schmerzliche Gefühl als Meditationsobjekt. Du lenkst deine Aufmerksamkeit ganz sacht zum körperlichen Aspekt der Emotion und bleibst dabei offen und anwesend, während dein Geist sich seiner selbst bewußt ist. Du wirst merken, daß der Geist immer versucht, zur Geschichte abzuschweifen, die der Anlaß für dieses Leid war: „Er darf mich nicht im Stich lassen!" „Sie muß ehrlich zu mir sein!" „Das hätte nicht passieren dürfen!" Im Grunde versuchst du, deine Schmerzen mit Hilfe des Denkens zu stillen. Du suchst fieberhaft nach der erlösenden Idee, der schlagfertigsten Erwiderung, der überzeugendsten Leugnung deiner eigenen Verantwortlichkeit, dem schlausten Ausweg aus der schmerzlichen Situation. Doch je mehr du denkst, desto wirklicher wird die Geschichte und desto schmerzlicher das Gefühl. Du läufst immer wieder vor dem Schmerz weg und irrst in der Geschichte umher. Aber das macht nichts, denn sobald du merkst, daß du das tust, hörst du damit auf, ohne zu urteilen, und lenkst deine Aufmerksamkeit zurück zum körperlichen (manche sagen zum energetischen) Aspekt der unangenehmen Emotion. Versuch aber nicht, die Geschichte aus deinem Kopf zu verbannen, denn auch das wäre Widerstand. Bring deine Aufmerksamkeit nur zum Körper zurück, zum Beispiel zum Hals, zum Brustkorb oder zum Bauch. In dieser Phase kannst du eine Art Mantra benutzen, das dich an deine Übung erinnert: „Macht nichts", „Schon in Ordnung", „Laß mal gut sein", Dies hilft dir, den Widerstand gegen den Schmerz aufzugeben. „Ich darf das fühlen, ich bin nicht mein Gefühl" hilft dir, dich nicht mehr zu verurteilen. Wiederhole diese Sätze ab und zu laut oder in Gedanken, damit es dir gelingt, mit deiner Aufmerksamkeit beim Gefühl zu bleiben.

Anfangs solltest du nicht zu lange üben, denn sonst wird daraus ein Zwang. Betrachte die schmerzliche Emotion ein paar Minuten, und tu dann wieder etwas anderes. Du kannst dafür harmlose Fluchtmittel nutzen: Ruf eine gute Freundin an, putz das Haus, lies ein spannendes Buch, trink einen leckeren Tee. Jedesmal, wenn dein Leid dich plagt, nimm deine Meditationshaltung ein und schau einige Minuten unmittelbar auf die körperliche Empfindung der negativen Emotion.

In dieser Phase wirst du feststellen, daß deine Angst vor negativen Gefühlen allmählich nachläßt. Nachdem ein Gedanke, eine Person oder ein Umstand sie ausgelöst hat, durchschaust du sie immer schneller als negative Emotionen und läufst immer seltener vor ihnen weg. Deshalb sind sie weit weniger belastend und verschwinden viel eher. Du nimmst die Geschichte, die der Anlaß für die Beklemmung war, immer weniger ernst. Aber wenn du merkst, daß du auch in dieser Phase immer noch in deiner Opferrolle verharrst und andere für dein Leid oder für deine Selbstablehnung verantwortlich machst, ist es Zeit, die Geschichte zu entschärfen und dein gutes Recht loszulassen. Das bedeutet nicht, daß du im Unrecht bist, sondern daß dir dein

Glück wichtiger ist als dein Recht. Eine kognitive Therapie oder ein Training kann dir dabei helfen.

In der dritten Phase dieser Übung benutzt du nicht nur deine schmerzliche Emotion, sondern auch deinen Widerstand gegen sie als Meditationsobjekt. Natürlich hast du auch in den ersten beiden Phasen schon daran gearbeitet, deinen Widerstand aufzugeben, und sehr davon profitiert. Die Beklemmung ist dadurch viel schwächer und kurzlebiger geworden. Dennoch wehrst du dich immer noch gegen die Emotion, denn all deine Übungen haben ja das Ziel, dein Leiden zu beenden, und deine neue Methode dafür ist die Meditation. Allerdings wirkt diese Methode so nur bis zu einem gewissen Grad. In dieser dritten Phase spürst du die subtilste Form des Widerstandes gegen die schmerzliche Emotion auf. Nimm deine Meditationshaltung ein, und benutze den körperlichen Aspekt der Emotion wieder als Meditationsobjekt. Versuche dann zu sehen und zu spüren, daß dein Körper rund um die Emotion auch subtil verkrampft ist. Es fühlt sich an, als würde er die Emotion wegstoßen. Versuche, die Verkrampfung zu lokalisieren und bewußt wahrzunehmen. Tu nichts dagegen. Betrachte sie, ohne darüber zu urteilen, während dein Geist sich dieser Übung bewußt ist. Dann läßt diese subtile Verkrampfung ebenfalls langsam nach.

Manchmal hilft es vorübergehend, wenn du versuchst, die schmerzliche Emotion zu verstärken. Versuche bewußt, dich noch wertloser, einsamer oder wütender zu fühlen als bisher. Es spielt keine Rolle, ob das gelingt oder nicht, denn in der Zwischenzeit verliert dein subtiler Widerstand gegen den Schmerz weiter an Kraft. Du kannst auch über schmerzliche Emotionen als Tür zu deinem natürlichen Seinszustand nachsinnen. Betrachte deinen Schmerz interessiert, respektvoll und mit Zuneigung, als wäre er ein kostbarer Schatz. Denk an den Strick, der im Dämmerlicht wie eine Schlange aussieht. Wenn du deine Angst vor der Schlange überwinden willst, mußt du sie genau anschauen, bis du erkennst, daß es sich um einen Strick handelt. Auch deine schmerzlichen Emotionen sind in Wirklichkeit keine schmerzlichen Emotionen, sondern eine reine Manifestation deines natürlichen Seinszustandes. Es gibt nur eine Methode, um herauszufinden, ob dies eine hübsche spirituelle Geschichte oder die Wahrheit ist: Du mußt selbst genau hinschauen, ohne den Blick abzuwenden. Betrachte, ohne zu urteilen. Betrachte mit freundlichem, urteilsfreiem Gewahrsein. Betrachte den Schmerz und deinen subtilsten Widerstand gegen den Schmerz.

Und dann, eines Tages, passiert es: Wenn sich dein ganzer Widerstand, deine ganze Verkrampfung plötzlich auflösen und du für einen Augenblick vergißt, auf ein Erleuchtungserlebnis zu hoffen – dann geschieht das Wunder. Während du deinen Schmerz betrachtest, zeigt er sich auf einmal nicht mehr als Schmerz, sondern als Energiewolke, ganz rein, klar und hell! Verdutzt und voller Glück erkennst du: Es gibt keinen Schmerz, es gab nie einen Schmerz, es war immer nur der Geist, der urteilte und floh. Es war immer der Geist, der sich irrte und sich rund um den Irrtum verkrampfte. Es war der Geist selbst, der Schmerzen litt, weil er glaubte, Schmerzen zu sehen, weil er von Jugend an gelernt hatte, Schmerzen zu sehen, wo in Wirklichkeit nur reine, klare, helle Energie war. Eine unglaubliche Freude und eine tiefe Liebe überwältigen dich: Das sollten alle Menschen erleben!

Wenn du diese Erfahrung gemacht hast, bedeutet das übrigens nicht, daß du erleuchtet bist, sondern nur, daß du an deinem natürlichen Seinszustand und der Möglichkeit, ihn zu verwirklichen, keinerlei Zweifel mehr hast. Deine alte Neigung, vor schmerzlichen Gefühlen wegzulaufen, ist auch jetzt noch nicht ganz behoben. Der erste Fallstrick, dem du mit Sicherheit begegnen wirst, wenn du wieder einmal eine schmerzliche Emotion hast, ist der Wunsch, das phantastische Erlebnis durch achtsames Betrachten zu wiederholen. Diesem Reflex des Weglaufens mußt du immer wieder vorbeugen, indem du dich vollkommen deinem Schmerz hingibst. Aber das gelingt natürlich immer besser und schneller, wenn du einmal erlebt hast, daß es tatsächlich möglich ist.

Zunächst kommt es noch ziemlich oft vor, daß du ein paar Stunden mit dir ringst, ehe du plötzlich die Öffnung findest, in der sich jede Verkrampfung auflöst und der Schmerz sich in reine Energie verwandelt. Aber deine Fortschritte sind unverkennbar: Du durchschaust die Illusion des Leidens jedesmal schneller. Mit der Zeit ist es der Schmerz selbst, der dich an deinen natürlichen Seinszustand erinnert. Dann fallen das Auftreten und das Erlöschen des Schmerzes zeitlich fast zusammen, und der Schmerz verliert jede negative Bedeutung: Er bringt dich in unmittelbaren Kontakt mit deinem natürlichen Seinszustand und mit der erleuchteten Energie, die daraus entspringt: Liebe und Klarheit.

Dies ist der Grund dafür, daß das Meditieren und vor allem das Meditieren mit schmerzlichen Emotionen das Ende deiner Abhängigkeit von der Liebe und Anerkennung anderer einläutet. Diese Meditation löst deine verhärteten, das Ego beschützenden Muster langsam auf. Dadurch wirst du wahrhaft unabhängig. Das bedeutet übrigens nicht, daß du dann in höchster Ekstase einsam auf einem Berggipfel sitzenbleibst. Dein Bedürftigkeitsbewußtsein verwandelt sich nämlich in Überflußbewußtsein, so daß du gar nicht anders kannst, als dein Glück und deine Liebe mit anderen auf eine Weise zu teilen, die zu dir paßt. Egal, was du tust, es wird zu deinem Glück und zum Glück anderer beitragen. Deine Arbeit macht dir mehr Freude – und wenn nicht, suchst du dir eine andere Arbeit, die besser zu dir paßt. Deine Beziehung wird liebevoller – und wenn nicht, lebst du allein oder findest eine andere Beziehung. Manche Freundschaften werden fester, andere verschwinden aus deinem Leben, und es kommt zu neuen, besonderen Begegnungen. Dein Leben wird fließen, weil du *ganz*, offen und liebevoll bist, so wie du es immer schon warst, ohne es jemals erfahren zu haben. Dies und die Fähigkeit, anderen zu helfen, damit sie dasselbe erfahren, ist das größte Geschenk, das du dir mit der Meditation machst.

17 Integration statt Dissoziation

Es gibt keine Hindernisse auf dem spirituellen Weg.
Hindernisse sind der Weg.

Buddhistischer Spruch

Es gibt zwei Arten von Blockaden während unserer Entwicklung: Verschmelzung mit einem sicheren und Dissoziation von einem unsicheren Ego-Muster. In Kapitel 7 haben wir gesehen, daß Verschmelzung eine Form des Anhaftens ist: Wir haften an etwas, das uns vor Ablehnung schützt. Dissoziation ist hingegen eine Form der Selbstablehnung. Die Verschmelzung endet, sobald du dir eines Musters bewußt wirst. Gleich danach spürst du eine starke Neigung zur Dissoziation, weil das neue Selbst-Bewußtsein sofort in Selbstablehnung umschlägt: Das eben entdeckte Ego-Muster muß ausgelöscht werden!

Wir glauben, daß Entwicklung nur möglich ist, wenn wir die „niedrigen" Automatismen – Angst, Zwangsverhalten, Abneigung und Sucht – bekämpfen und beseitigen. Die unterdrückten Automatismen gehen jedoch in den Untergrund, führen ein Eigenleben und melden sich immer wieder unerwartet. Sie sind also ein ständiger Ballast. Was der Entfaltung dienen sollte, wird dadurch zum Hindernis. Das liegt daran, daß wir die unerwünschten Aspekte unserer Identität nicht als blockierte oder entstellte Version natürlicher Eigenschaften durchschauen. So ist beispielsweise Arroganz die Ego-Version der Klugheit, Macho-Sturheit die verkrampfte Version der Kraft und das *Nice-guy*-Syndrom die verkrüppelte Version echter Freundlichkeit. Angst vor Ablehnung und Selbstablehnung machen aus natürlichen Eigenschaften verkrampfte Ego-Varianten, mit denen wir dann eine Zeitlang verschmelzen.

Nach einiger Zeit entsteht – spontan oder durch Training und Therapie – eine gewisse Einsicht in diese Verschmelzung samt ihren Nachteilen für unsere Entfaltung. Dann begehen wir meist den entscheidenden Fehler: Wir lehnen den Aspekt unseres Selbstbildes ab, mit dem wir zunächst verschmolzen waren, weil wir ihn für negativ, wertlos, schlecht, dumm, nicht gut genug usw. halten. Und wir versuchen, uns von ihm zu dissoziieren. Wenn das gelingt, geht der losgelöste Teil in den Untergrund und untergräbt von dort aus unser Selbstwertgefühl. Langfristig können dann allerlei unangenehme körperliche und seelische Symptome auftreten. Gelingt die Dissoziation nicht oder nur teilweise, so bleiben wir in einen ständigen Kampf gegen die unerwünschte Eigenschaft und somit gegen uns selbst verstrickt.

Die Neigung zur Dissoziation finden wir auf allen Ebenen unseres Lebens: Sie bewirkt, daß wir ein künstliches Selbstbild und Image aufrechterhalten und lieber einen Teil von uns amputieren, als die Liebe und Anerkennung anderer zu verlieren. Sie bewirkt, daß wir vor unseren schmerzlichen Emotionen zu fliehen versuchen und dadurch immer nur neues Leid schaffen. Sie bewirkt, daß wir unserem Gedankenstrom völlig machtlos gegenüberstehen und uns ständig in verschiedenen beklemmenden Geschichten über die Wirklichkeit, die Vergangenheit und die Zukunft verfangen. Kurz gesagt ist Dissoziation der Motor hinter allem mentalen und emotionalen Leiden in unserem

Leben. Und der Chauffeur ist unser innerer Kritiker, manchmal auch Über-Ich genannt.

In Kapitel 3 habe ich den inneren Kritiker mit einem Polizisten oder Richter verglichen, der dafür sorgt, daß wir die Regeln in der zweiten Schicht unserer Identität einhalten. Das sind die Regeln, die wir befolgen müssen, um die Liebe und Anerkennung zu erlangen, die uns vor unserem negativen Glauben schützt. Da unser Überblick über alle kontraproduktiven Irrtümer in unserem Selbstbild nun mehr oder weniger vollständig ist, sehen wir, daß der innere Kritiker eigentlich der Verursacher fast allen Leidens in unserem Leben ist. Anders gesagt: Er ist die Personifizierung aller Irrtümer, die gemeinsam unser Selbstbild formen.
Wir kennen unseren inneren Kritiker als innere Stimme, die uns rät, bestimmte Dinge zu tun und andere zu unterlassen, weil sie günstige oder ungünstige Auswirkungen auf unser Streben nach der Liebe und Anerkennung anderer haben: „Wenn du das tust, kannst du damit Beifall einheimsen. Wenn du das tust, kannst du schrecklich das Gesicht verlieren." Aber wenn du nur handelst, um von anderen gelobt zu werden, oder nur aus Angst vor Ablehnung etwas unterläßt, taucht sofort dein Kritiker auf und jubelt dir eine Selbstablehnung unter: „Was bist du doch für ein Schleimer oder eitler Pfau!" (im ersten Fall) oder: „Was bist du doch für ein Angsthase oder Weichei!" (im zweiten Fall). Deine Beziehung zum Kritiker kann nur ein Verlustgeschäft sein. Egal, ob du ihm gehorchst oder nicht, du bist immer der Dumme. Das liegt daran, daß dein innerer Kritiker eigentlich die internalisierte Version der Stimme deiner Eltern ist, als du noch klein warst. Jedesmal, wenn die Stimme des Kritikers ertönt,

fühlst du dich so klein und machtlos wie als Kind. Wenn du tust, was die Stimme will, verlierst du deine Autonomie. Wenn du es nicht tust, bist du dumm, schwach oder schlecht. Es gibt nur eine einzige Möglichkeit, dieser Situation zu entkommen: Du mußt den Kritiker disqualifizieren. Damit das gelingt, mußt du erst einmal herausfinden, wie du ihn „qualifizierst“, das heißt, wie du ihm, ohne es zu merken, immer wieder Macht gibst. Dabei können wir drei Muster unterscheiden:

1 Selbstzerstörung

Du lehnst dich gegen den Kritiker auf, zum Beispiel wenn er dich auf ungesundes oder destruktives Verhalten hinweist. Wenn du auf ihn hörst, mußt du dich wirklich zusammenreißen: nicht trinken, nicht zu viel essen, nicht rauchen, nicht naschen und so weiter. Das ist eine Weile durchzuhalten, doch bald hast du den Kontrolleur oder die besorgte innere Stimme derart satt, daß du dich wehrst: „Es ist mir verdammt egal, ob es ungesund, dumm oder schlecht ist – ich tue es trotzdem!“ Natürlich meldet sich der Kritiker nach dem Exzeß sofort zurück und macht dir klar, daß du in der Tat dumm, schwach oder schlecht bist.

2 Selbstrechtfertigung

Du diskutierst mit dem Kritiker. Wir können im Kopf stundenlang Argumente aufführen, die belegen sollen, daß die Kritik unberechtigt ist, daß wir etwas richtig gemacht haben, daß es überhaupt nicht egoistisch war, daß wir gute Gründe dafür hatten und daß der Kritiker unfair ist. Aber die ganze Zeit über fühlen wir uns abgelehnt und kommen nie so weit, daß wir Recht behalten.

3 Selbstmitleid
Du unterwirfst dich dem Kritiker. Du fühlst dich von der Kritik so überwältigt, daß dir nur noch Selbstablehnung bleibt. Es ist wahr, der Kritiker hat recht, Du bist ein Schwächling, ein wertloser Nichtsnutz, der es nie zu etwas bringen wird.

Wie du siehst, haben Widerstand (Selbstzerstörung), Verhandeln (Selbstrechtfertigung) und Unterwerfung (Selbstmitleid) dieselbe Wirkung: Du verlierst deine Autonomie und übergibst die Macht an den Kritiker. In allen Fällen erkennst du nämlich im voraus an, daß der Kritiker das Recht hat, dich zu kritisieren. Du zweifelst nicht an seiner Machtposition und kannst dich daher nur gegen den Inhalt seiner Kritik wehren. Aber damit stärkst du seine Macht nur. Es ist wie früher mit den Eltern: Ganz gleich, ob du ihnen gehorcht oder Widerstand geleistet hast, du warst und bliebst letztlich der Schwächere, derjenige, der sich fügen mußte. Unabhängigkeit wurde erst möglich, als du das Elternhaus verließt. Viele Menschen fürchten sich auch dann noch sehr lange vor ihren Eltern. Das liegt daran, daß Eltern das äußere Ebenbild unseres inneren Kritikers sind, und solange wir den nicht seines Amtes enthoben haben, sind wir auch mit unseren Eltern nicht im Reinen.

Mein Vater konnte mich noch Jahrzehnte, nachdem ich das Elternhaus verlassen hatte, wütend und aufsässig machen, nur weil er seinen Standpunkt in schulmeisterlichem Ton vortrug. Erst nachdem ich meinen inneren Kritiker entlassen und mit mir (und dem Schulmeister in mir) mehr oder weniger Frieden geschlossen hatte, konnte ich mit meinem Vater zusammensein, ohne mich über sein Verhalten aufzuregen. Schließlich konnte ich in seinen letzten Lebensjahren sogar mit ihm und über ihn lachen und gelassen bleiben, wenn er mir wieder einmal erklärte, wie ich mich zu fühlen hatte.

Solange du inhaltlich auf deinen inneren Kritiker reagierst, verzichtest du auf deine Autonomie und vergrößerst seinen Einfluß. Um dich vom Kritiker zu befreien, mußt du beschließen, dich selbst nie mehr im Stich zu lassen. Du gehst auf den Inhalt der Kritik nicht mehr ein, sondern nimmst dem Kritiker das Recht, dich überhaupt zu kritisieren.

Das bedeutet im Grunde, daß du dich selbst nie mehr bewußt ablehnst. Das ist nicht leicht, und es mißlingt immer wieder. Darum mußt du damit anfangen, dich nicht mehr dafür abzulehnen, daß du dich gelegentlich ablehnst. Die beste Methode dafür – du hast es sicher erraten – ist die Meditation. Der Geist, der sich seiner selbst bewußt ist, das sich selbst gewahrende Gewahrsein ist immer frei von Ablehnung und Selbstablehnung. Um der Selbstablehnung ein Ende zu bereiten, mußt du also dieses klare, urteilslose Gewahrsein entwickeln. Daneben gibt es noch praktische psychologische Methoden, um sich vom inneren Kritiker zu befreien. Diese würden jedoch den Rahmen dieses Buches sprengen (siehe Anhang 1).

Im vorigen Kapitel ging es um das Betrachten der schmerzlichen Emotionen und der Verkrampfung rund um den Schmerz, die ihn verstärkt und aufrechterhält. Diese Verkrampfung ist letztlich Selbstablehnung. Dadurch, daß du deine schmerzliche Emotion und dich selbst ablehnst, entsteht der Teufelskreis des Widerstandes gegen den Schmerz, wodurch dieser nur verschlimmert und aufrechterhalten wird. Nicht deine Wut ist das Problem, sondern die Ablehnung der Wut und die Selbstablehnung, wenn du Wut fühlst. Die Ablehnung sorgt dafür, daß du deine Wut an der Person oder Situation abreagierst, die sie verursacht hat. Und das hat neues Leid zur Folge. Nicht deine Begierde (zum Beispiel nach Sex, Drogen oder Essen und Naschen) ist das Problem, sondern die Tatsache, daß du die Begierde und dich selbst als „Begehrenden“ ablehnst. Deshalb willst du die Begierde loswerden. Das heißt, du mußt sie befriedigen. Nicht die Einsamkeit ist das Problem, sondern der Umstand, daß du die Einsamkeit und dich selbst ablehnst, wenn du einsam bist. Einsamkeit bedeutet im Grunde, jemanden am Hals zu haben, den du nicht siehst, nämlich dich selbst. Dadurch fühlst du dich gezwungen, Gesellschaft oder Ablenkung und Betäubung zu suchen, und wenn das nicht gelingt oder vorbei ist, fühlst du dich noch einsamer.

Jedes Ego-Muster ist in Wirklichkeit ein Automatismus, der uns gegen Ablehnung schützen und die Liebe und Anerkennung anderer gewinnen will. Jedesmal, wenn du dir eines solchen Musters bewußt wirst, neigst du dazu, dich von ihm zu dissoziieren. Aber es ist gar nicht das Ego-Muster selbst, das zu Problemen führt, sondern die darin verborgene Selbstablehnung, die sich auf der bewußten Meta-Ebene als Ablehnung des ganzen Musters entpuppt. Es ist allein die Ablehnung der Selbstablehnung, die das sich selbst ablehnende Selbstbild aufrechterhält. Und damit kann man aufhören!

Statt dich vom Ego-Muster zu dissoziieren, kannst du lernen, es zu integrieren. Das bedeutet, daß du lernst, es ohne Selbstablehnung zu betrachten. Dadurch verschwindet auch die Selbstablehnung im Ego-Muster, und außerdem verwandelt sich dieses

Muster dann in die ursprüngliche, natürliche Eigenschaft, die immer sein Kern war.

Wenn du beispielsweise Arroganz nicht mehr ablehnst, sondern mit urteilslosem Gewahrsein umarmst, erblüht sie nach und nach zu reiner Klugheit oder Klarheit. Entdeckst du bei dir das zwanghafte Bedürfnis, anderen zu helfen? Dann hör auf, dich deswegen abzulehnen, und umarme diese Neigung, damit dein natürlicher Altruismus sich daraus befreien kann. Schämst du dich, weil du andere manipulierst, um Aufmerksamkeit zu erregen? Hör auf, dich zu schämen, und umarme dein Bedürfnis nach Aufmerksamkeit, so daß deine natürliche Kreativität und dein künstlerisches Talent sich entfalten können. Bist du ein *Nice-guy*, der Streit aus dem Weg geht, und kämpfst dagegen an, weil du dich besser durchsetzen willst? Hör damit auf, und umarme das *Nice-guy*-Muster, damit sich deine natürliche Freundlichkeit entwickeln kann. Schämst du dich deiner Sucht? Hör damit auf, und umarme deine Sucht, so daß dein natürliches Verlangen nach Glück und Harmonie daraus hervortreten kann. Dann wirst du die Sucht nach kurzer Zeit beenden und damit aufhören, dir selbst zu schaden. Bist du Perfektionist und immer streng mit dir selbst? Umarme diese Einstellung mit urteilslosem Gewahrsein, und das ganze Muster verliert seine Enge und enthüllt seine natürliche Form: Integrität und Sehnsucht nach Vollkommenheit.

Hast du den Spiegeltest gemacht, den ich am Ende von Kapitel 2 beschrieben habe? (Nicht? Dann mach ihn jetzt, bevor du weiterliest!) Dieser Test stand auch in meinen vorigen Büchern, und ich habe inzwischen viele Reaktionen von Lesern erhalten. Die meisten erleben beim Spiegeltest tatsächlich *gar nichts*, jedoch auf eine besondere Weise: Plötzlich ist jede negative Einstellung zu sich selbst verschwunden. Sie erkennen, daß negative Glaubenssätze wie „Ich bin schwach“ oder „Ich bin wertlos“ in keinerlei Bezug zu demjenigen stehen, der sie ausspricht, und daß sie im Grunde überhaupt nichts bedeuten. Wenn du deine negativen Glaubenssätze aussprichst, tust du eigentlich das Gegenteil dessen, was deine Identität dich normalerweise tun läßt. Denn normalerweise verbirgst du ja diesen Glauben. Allein durch dieses Verbergen mißt du ihm eine Art Wirklichkeit bei, die beim Spiegeltest auf einmal verschwindet. Die Folge ist ein Augenblick der reinen Gegenwart. Manche Menschen empfinden danach Trauer oder Ergriffenheit. Trauer entsteht mitunter durch die Einsicht, wie viel Leid deine Identitätskonstruktion bei dir und anderen bereits hervorgerufen hat. Ergriffenheit entsteht durch das Gefühl der Reinheit und Nähe. Manche Menschen müssen lachen oder starren sich einfach mit breitem, befreiendem Grinsen an.

Es gibt eine kleine Chance, daß der negative Glaube gerade beim Spiegeltest ans Tageslicht kommt, nämlich dann, wenn man sich durch das Aussprechen des negativen Glaubens auf einmal total wertlos fühlt. Das ist eine große Chance! Da du die negativen Gefühle selbst geweckt hast, bietet sich nun die günstige Gelegenheit, bei ihnen zu verweilen, ohne in die Standardreaktion – Verurteilen und so schnell wie möglich Verdecken – zu verfallen. Während dieses urteilslosen Gewahrseins legen sich die negativen Gefühle ziemlich schnell, und danach fühlst du dich etwas unabhängiger und stärker.

Wie du siehst, brauchst du in Wirklichkeit nichts abzulehnen. Aber weil wir uns dieser Vollkommenheit nicht bewußt sind, entsteht Selbstablehnung, die ihrerseits unsere Ego-Muster erzeugt. Und nur die Selbstablehnung erhält sie aufrecht. Du brauchst nichts an dir zu verbessern, um ein guter und wertvoller Mensch zu sein. Hör einfach auf zu glauben, daß du es noch nicht bist – das genügt. Egal, was du an dir siehst, umarme es mit urteilslosem Gewahrsein. Versuch nicht, dich zu mögen, wenn dir nicht danach ist: Bloßes Betrachten ohne Urteil genügt. Wohlwollend. Freundlich. Großzügig. Und mit der Einsicht und dem Vertrauen darauf, daß das Gute in dir von selbst hervorkommt, wenn du dich nicht zu sehr darum bemühst. Nur wenn du dich bedingungslos für dich entscheidest und lernst, dich, die anderen und die Welt freundlich und urteilslos zu betrachten, manifestiert sich dein natürlicher Seinszustand immer deutlicher in deinem Leben und in allem, was du tust.

„Ja, aber“, denkst du nun vielleicht, „wenn ich so tue, als wäre alles in Ordnung, leugne ich doch das ganze Elend auf der Welt!“ Nein, es geht nicht darum, vor dem Elend auf der Welt die Augen zu verschließen, sondern darum, es nicht mehr zu verurteilen. Das wäre nämlich völlig nutzlos und sogar kontraproduktiv, es trüge nichts zu deinem Wohl und zum Wohl der Welt bei. Gerade die Neigung zum Verurteilen, die bei dir allerlei Leid verursacht, löst auch dieses Gefühl der Machtlosigkeit gegenüber dem Elend auf der Welt aus. Aber wenn du nicht länger verurteilst und die Welt so sein läßt, wie sie in diesem Augenblick ist, verwandeln sich dein Mitleid und deine machtlose Frustration in Mitgefühl und müheloses Handeln für dein Wohl und das Wohl aller anderen.

Du siehst: Wenn es helfen würde, wäre es vielleicht richtig, das Leid zu verurteilen. Aber es hilft niemandem, es nützt überhaupt nichts. Verurteilung und Selbstablehnung führen einzig und allein dazu, daß du und die Welt leiden. Ist es dann nicht Zeit, den einengenden Teufelskreis in dir zu durchbrechen und alles in dir und um dich herum in urteilslosem Gewahrsein zu umarmen? Die Vorteile hiervon sind noch viel größer, als du es dir jetzt vorstellen kannst. Das Glück, das du empfindest, wenn du deinen natürlichen Seinszustand erkennst, ist einfach grenzenlos.

18 Der natürliche Seinszustand: Glaube oder Wirklichkeit?

Große Zweifel, große Erleuchtung,
kleine Zweifel, kleine Erleuchtung,
kein Zweifel, keine Erleuchtung.

Zen-Spruch

In diesem Buch ist oft von einem natürlichen Seinszustand die Rede, von einer vollkommenen Natur, die uns allen eigen sei. Die Argumente dafür waren jedoch bisher nur indirekt, denn sie zeigten, daß Leid die Folge ist, wenn wir keine vollkommene Natur wahrnehmen, sondern an eine unvollkommene und bedürftige Natur glauben. Gibt es auch logische Argumente, mit denen die Existenz dieser vollkommenen Natur unmittelbar bewiesen werden kann? Nein, die gibt es nicht, ebensowenig wie sich die Existenz einer unvollkommenen Natur mit logischen Argumenten beweisen läßt. Für manche ist das viele Leid in der Welt ein Argument dafür, daß der Mensch seinem Wesen nach böse ist. Andere halten Ausschau nach dem Guten und nach Altruismus und behaupten, der Mensch sei im Grunde gut. Die meisten Menschen nehmen eine Zwischenposition ein und betrachten jeden Menschen als Ergebnis eines Streits zwischen seinen guten und schlechten Eigenschaften oder Neigungen. Unsere normale, alltägliche Wahrnehmung hilft uns bei dieser Diskussion nicht weiter.

Doch wenn man sich auf eine betrachtende Ebene begibt, fällt einem auf, daß Menschen mit vielen „schlechten" Eigenschaften anscheinend nicht sehr glücklich sind. Der Mörder, der Diktator, der Vergewaltiger machen nicht gerade einen glücklichen Eindruck. Auch auf kleinerer Ebene zeigt sich, daß Menschen, die süchtig sind, oft lügen, manipulieren, stehlen oder sich und anderen auf sonstige Weise schaden und dadurch auf lange Sicht kaum zu Frieden und innerer Ruhe finden. Wenn Lug und Trug unserer tiefsten Natur entsprächen, würden wir uns damit besonders friedlich und harmonisch fühlen. Wäre Aggression unsere tiefste Natur, dann müßten wir in Zeiten von Krieg und Gewalt am glücklichsten sein.

Wenn Menschen manchmal dennoch lügen und betrügen oder aggressiv und gewalttätig sind, dann entspricht dieses Verhalten also nicht ihrer tiefsten Natur, selbst wenn sie dabei für kurze Zeit eine Art Glück empfinden. Wir glauben manchmal, Lügen und Betrügen könne uns glücklicher machen. Mitunter greifen wir zur Gewalt, um ein Problem zu lösen. Und wir benutzen gelegentlich destruktive Mittel, um dem Leid zu entfliehen und nach Glück zu streben. Aber das Glück, das uns dieses negative Verhalten bringt, kann die Beklemmung, die der Grund für dieses Verhalten ist, in Wirklichkeit nur vorübergehend lindern. Langfristig macht uns dieses negative Verhalten nicht glücklicher, sondern unglücklicher.

Wenn du das positive und negative Verhalten der Menschen sowie dessen beglückende oder unheilvolle Folgen aus diesem Blickwinkel betrachtest, wird plötzlich klar, daß unsere tiefste Natur reine Güte ist. Das macht allen religiösen und moralischen Wertesystemen sofort den Garaus. Gut und Böse sind keine Werte an sich. Handlungen sind positiv, wenn sie zu mehr Glück führen (für dich und andere), und negativ, wenn sie mehr Leid hervorrufen. Anders gesagt: Eine Handlung ist positiv, wenn sie mit unserer tiefsten Natur übereinstimmt, und negativ, wenn sie ihr widerspricht.

Die obigen Ausführungen mögen vielleicht ein brauchbares Argument für die Existenz einer vollkommenen Natur sein, aber eine hundertprozentige Gewißheit bekommt man nur, indem man diese Natur selbst verwirklicht. Die Methode, mit der wir das erreichen, nennen wir den spirituellen Weg. Im Gegensatz zu einer verbreiteten Meinung ist diese Methode im Grunde ganz „wissenschaftlich". Auch in der Wissenschaft wird schließlich zuerst eine Theorie formuliert, um die Wirklichkeit (oder einen Teil davon) zu erklären. Dann folgen Experimente, um die Theorie zu überprüfen. Deren Ausgang bestimmt, ob die Theorie (vorläufig) akzeptiert oder verworfen wird. Genau das geschieht auf dem spirituellen Weg: Zuerst wird die Grundhypothese aufgestellt, daß alle Menschen eine vollkommene Natur haben. Dann wird ein Experiment vorgeschlagen: Laß deinen Geist sich umdrehen und seinen eigenen Ursprung betrachten. Auch Hilfsmittel werden angeboten: Verschiedene Meditationstechniken für Anfänger und Fortgeschrittene stehen dem „Forscher" zur Verfügung. Zudem gibt es „wissenschaftliche" Veröffentlichungen, Schriften, in denen fortgeschrittene Schüler, Lehrer und Weise aller Zeitalter von ihren Forschungen berichten, die Hypothese bestätigen und weitere Anweisungen für Menschen geben, die selbst forschen wollen.

Zwischen dem spirituellen Weg und der Wissenschaft gibt es also viele Übereinstimmungen: Die spirituelle Methode ist rational (logisch) und funktional (das Ergebnis zählt). Auch Buddha riet uns, seine Lehre nicht einfach zu glauben, sondern selbst zu überprüfen. Er verglich seine spirituelle Lehre mit einem Finger, der zum Mond zeigt. Nur ein Narr hält den Finger für wichtiger als das, worauf er deutet. Der Buddhismus betrachtet sich selbst als Hilfsmittel, dessen Ziel es ist, sich überflüssig zu machen, so wie ein Floß, mit dem wir einen Fluß überquert haben. Sobald wir die vollkommene Natur verwirklicht, also die andere Seite des Flusses erreicht haben, brauchen wir das Floß nicht mehr und können auf jede spirituelle „Forschungsmethode" verzichten.

Der spirituelle Weg ist also das Training, das deinen vollkommenen, natürlichen Seinszustand verwirklicht. Das scheint ein Widerspruch zu sein, denn einen natürlichen Zustand kann man doch nicht erlernen, oder? Sonst wäre er doch ein künstlicher, gemachter Zustand. In der Tat kannst du deinen natürlichen Zustand nicht erlernen. Aber du hast ihn verleugnet und verhüllt, und das kannst du verlernen. Unsere wahre Natur ist immer schon da, aber wir sind uns dessen meist nicht bewußt. Anstatt unser offener und urteilsloser Geist zu *sein* und von dieser Basis aus Gedanken und Gefühle zu erfahren, lassen wir uns immer wieder von letzteren mitschleifen und nehmen sie ganz persönlich. Wir identifizieren uns vollständig mit dem Inhalt unseres Geistes, während der Geist selbst, der freundliche, urteilslose Wahrnehmer, der sich seiner allumfassenden, überfließenden Wärme und Klarheit bewußt ist, der nichts braucht, aber großzügig schenkt und jeden an seinem Überfluß teilhaben läßt, uns ganz fremd geworden ist. Solange wir die Natur unseres Geistes nicht erkannt haben, schaukeln wir auf den wilden Wogen unserer Gedanken und Emotionen auf und ab. Die Natur des Geistes gleicht dem Wasser: Sie durchdringt alle Gedanken und Emotionen. Sobald uns klar ist, daß wir das Wasser sind und nicht die einzelnen, angenehmen und unangenehmen Wellen, sind wir frei.

Einem anderen viel zitierten Beispiel zufolge ist unser wahrnehmender Geist auf dem Pferd der Gedanken und Emotionen festgebunden. Das Pferd reagiert ängstlich und wild auf verschiedene Reize. Es bäumt sich auf und rennt durch das Weideland unseres Lebens. Das macht uns ebenso furchtsam wie das Pferd, und wir versuchen, es mit Schlägen und Tritten (Selbstablehnung) zu beruhigen. Das ist natürlich kontraproduktiv, denn so bleibt der Geist immer wild wie ein unbezähmbares Pferd, und wir bleiben ängstlich und abhängig.

Der spirituelle Weg lehrt dich, mit dem Schlagen aufzuhören und das Pferd statt dessen freundlich zu beruhigen. Es ist nicht notwendig, das Pferd vollständig zu bändigen. Sobald es etwas weniger wild ist und ein bißchen mitarbeitet, kannst du nach Belieben gelegentlich absitzen. Dann bist du nicht mehr das Opfer deines Geistes, sondern dessen Wahrnehmer, der Reiter, der ihn jederzeit benutzen oder loslassen kann.

Wenn du noch keine Meditationserfahrung hast und diese Behauptung überprüfen möchtest, brauchst du nur fünf Minuten lang allein und ohne Ablenkung deinen Geist zu beobachten. Versuche, deine Aufmerksamkeit einem einzigen Objekt zuzuwenden, zum Beispiel einer Blume oder deiner Atmung. Wenn du das noch nie getan habst, kann es ziemlich frustrierend und erschreckend sein, daß der Geist so gut wie nie ruhig bleibt – nicht einmal in einem „stillen Augenblick“ ohne heftige Emotionen im Körper. Vor allem in schwierigen und bedrückenden Zeiten kann der eigene Geist dich geradezu verrückt machen, und bei manchen Menschen geschieht das sogar im wörtlichen Sinne.

Auch Depressionen und Neurosen sind die Folge eines Geistes, der völlig durchgedreht ist und sich in den Kampf gegen seine eigenen Gedanken verstrickt.

Es ist kein Wunder, daß das Achtsamkeitstraining in der Psychologie so beliebt geworden ist, denn die Ergebnisse sind erstaunlich gut. Allerdings führt die Beruhigung des Geistes alleine noch nicht zu spiritueller Erleuchtung. Um diese zu erreichen, mußt du das Pferd nicht nur beruhigen, sondern du mußt auch erkennen, daß du der Reiter bist, der das Pferd nach Belieben besteigen oder von ihm absitzen kann. Der Geist muß sich nicht nur beruhigen, sondern auch seine eigene Natur begreifen und entwickeln. Du mußt lernen, die vielen Schichten der verschleiernden Denk-, Fühl- und Verhaltensmuster zu durchschauen, um dich von den eigenen Gedanken und Emotionen wirklich zu befreien. Noch einmal: Das bedeutet nicht, daß du keine Gedanken oder Emotionen mehr hast oder nur noch angenehme. Es bedeutet, daß du nicht mehr deine Gedanken und Emotionen *bist,* sondern sie als Spiel des Geistes erkennst. Es ist eine Freiheit jenseits von Hoffnung und Furcht, Lust und Schmerz, Gewinn oder Verlust, Liebe oder Ablehnung, Anerkennung oder Mißachtung. Es ist klares Glück und reine Liebe.

Wenn du zu meditieren beginnst, zum Beispiel fünf Minuten am Tag, merkst du bald, daß du ruhiger wirst. Das ermutigt dich, mehr zu meditieren und inspirierende, spirituelle „Forschungsberichte“ zu lesen. Das Wissen über die vollkommene Natur des Geistes fasziniert dich immer mehr. Du liest Schilderungen von anderen, die Meditation praktizieren, und du probierst neue Techniken aus, die dich in tiefere Schichten deines Geistes führen. Immer wieder kannst du dich über neue Entdeckungen freuen, und dir fällt allmählich auf, daß du mit deinen Mitmenschen anders umgehst. Du wirst freundlicher, entwaffnender, direkter und lebst immer mehr von einem ruhigen, friedvollen Ort tief in deinem Inneren aus.

Eines Tages dann machst du die erste Erfahrung deiner vollkommenen Natur, eine Erfahrung voll erschütternder Freude! Eine tiefe Sicherheit entwickelt sich in dir. Deine Meditationen werden immer inspirierender. Deine Fähigkeit, negative Gefühle zu erfahren, ohne sich mit ihnen zu identifizieren, nimmt zu, so daß du dich immer seltener in Ablenkungen flüchten mußt. Dein Leben wird einfacher, deine Beziehungen werden tiefer und erfüllender. Immer öfter erhaschst du beim Meditieren einen Blick auf deine vollkommene Natur, bis es dir eines Tags gelingt, sie selbst herbeizurufen. Dein Alltag wird immer leichter und ist immer mehr von einer unterschwelligen Freude und einem prickelnden Sinn für Humor erfüllt. Auch dann bist du übrigens noch nicht erleuchtet in der letztendlichen Bedeutung des Wortes. Aber das ist dir im Grunde immer weniger wichtig. Einfach glücklich zu sein und dieses Glück mit anderen zu teilen ist schön genug.

Letztlich dreht sich alles auf dem spirituellen Weg um die Erkenntnis deines vollkommenen Seinszustandes, den Buddhisten manchmal als „die Natur des Geistes“ oder „Buddha-Natur“ bezeichnen. Viele Bücher wurden darüber geschrieben, wie man ihn erreicht, aber du wirst darin vergeblich nach einer einfachen Beschreibung dieses Zustandes suchen. Das liegt daran, daß er einfach nicht zu beschreiben ist. Beschreibungen sind ja nur Worte, Sätze, Gedanken, und die Natur des Geistes ist auch die Natur dieser Worte, Sätze und Gedanken. Die Natur des Geistes ist die erkennende Qualität, dank derer wir immer, wenn wir etwas sehen, hören, denken oder fühlen, auch wissen, daß wir es sehen, hören, denken oder fühlen. Doch die erkennende Qualität, die sich unserer Wahrnehmungen und Gedanken bewußt ist, ist selbst kein Ding, kein lokalisierbares Phänomen. Wenn du es direkt erblicken willst, wird nie „etwas" zu sehen sein. Die Natur des Geistes besitzt diese erkennende Qualität, ohne gleichzeitig eine Entität zu sein. Alle Erscheinungen, alle Gedanken und Gefühle sind Erfahrungen in dieser erkennenden „Nicht-Entität" der Natur des Geistes. Alle Erfahrungen, jeder Kummer und jede Freude innerhalb des Samsara sind Erfahrungen in der Natur des Geistes.

Eine viel benutzte Metapher dafür ist der Filmprojektor. Auf dem Schirm erscheinen alle Erlebnisse, in die wir normalerweise verstrickt sind und denen wir das zeitweilige Glück und Elend des Samsara verdanken. Wir sind von den Erscheinungen derart gefesselt, daß wir uns in einer Illusion verlieren und den Film für die Wirklichkeit halten. Wir vergessen, daß er eine Illusion ist, den „die Natur" des Kinos hervorbringt: das Licht aus dem Projektor. Das Licht verleiht den Bildern ihre scheinbar reale Form, aber es spielt selbst nicht im Film mit. Solange wir uns in den Projektionen verlieren, sind wir an das Leid des Samsara gebunden. Aber je mehr wir uns der Lichtquelle – der offenen und gewahrenden Qualität des Geistes – bewußt werden, desto weniger verstricken wir uns in den Projektionen und desto mehr befreien wir uns vom Leid.

Auf dem spirituellen Weg lernst du, dich nicht mehr mit den Projektionen zu identifizieren, sondern mit dem, was projiziert, nicht mehr mit deiner einengenden Identität, sondern mit der befreienden Natur von allem. Dieser Weg verwandelt alle schmerzlichen Probleme in Schritte auf dem Weg zur Erleuchtung. Er gibt dem, was uns so sinnlos erscheint, nämlich dem Leid, eine Bedeutung und sorgt dafür, daß es allmählich abnimmt und schließlich aus unserem Leben verschwindet. Ist das nicht wundervoll?

19 Die spirituelle Liebesbeziehung

Liebt einander, aber macht nicht aus der Liebe eine Fessel,
laßt sie vielmehr eine ungestüme See sein zwischen den
Ufern eurer Seelen.
...
Gebt einander von eurem Brot, aber eßt nicht
von demselben Laib.
Singt und tanzt zusammen und seid ausgelassen,
aber laßt jeden für sich sein.
...
Und steht zusammen, jedoch nicht zu gedrängt:
...
[Denn] weder Eiche noch Zypresse wachsen
in des anderen Schatten.

Khalil Gibran, libanesischer Dichter
(1883–1931), aus *Der Prophet (gekürzte Wiedergabe)*

Es ist nicht deine Aufgabe, mich zu verstehen.
Das ist meine Aufgabe.

Byron Katie

Wenn du das Beziehungsdenken aufgegeben hast, bedeutet das nicht, daß du keine Liebesbeziehung mehr haben kannst. Nur eines verändert sich: Die Beziehung ist nicht mehr das wichtigste Ziel in deinem Leben, sondern ein Hilfsmittel auf dem spirituellen Weg. Das sieht vielleicht nach einer Einschränkung des höchsten Glücks aus, das wir oft von Liebesbeziehungen erwarten. „Beziehungen sind Hilfsmittel auf dem Weg" – das hört sich nicht sehr romantisch an, sondern eher so, als müsse aus Liebe harte Arbeit an unseren spirituellen Entwicklung werden. Nichts könnte weniger wahr sein! Eine spirituelle Liebesbeziehung gibt dir alles, was du in einer gewöhnlichen Beziehung immer gesucht, aber nie gefunden hast und auch nie finden wirst, weil die Methode selbst es verhindert. In der spirituellen Beziehung wird die Liebe nicht mehr von Angst und von Sehnsucht nach Sicherheit erstickt, so daß sie nie aufhört zu grünen und zu blühen. Da deine Sicherheit und dein Selbstwertgefühl nicht mehr hauptsächlich vom anderen abhängen (beides findest du nämlich in dir selbst), fällt es dir immer leichter, bedingungslos zu lieben, und du empfängst auch immer mehr Liebe von anderen. Mit der Zeit verschwindet sogar der Unterschied zwischen Lieben und Geliebtwerden, und die Beziehung wird zur vollständigen und freiwilligen Verschmelzung zweier unabhängiger und ganzer Menschen in *einer* Liebeserfahrung. Das wirkt wie eine Art spiegelbildliches Gegenstück zu einer Verbindung zweier ängstlicher Menschen in einer symbiotischen Zwangsgemeinschaft, wie sie in traditionellen Beziehungen oft vorkommt. Auch hier sehen wir, daß die Fähigkeit, bedingungslos zu lieben und zu verschmelzen, immer ein Teil unseres vollkommenen Wesens war, daß Angst und Selbstablehnung sie jedoch in vielen Beziehungen zu einem einengenden und schmerzlichen Abglanz dieses Ideals reduzieren. Liebe wird zu Sicherheit verstümmelt, Verbundenheit wird zu Gebundenheit, müheloses Geben verschwindet hinter dem mühsamen Versuch, etwas zu bekommen. Der Gedanke, daß der spirituelle Weg uns das Liebesglück (oder die Chance darauf) raubt, gleicht im Grunde der Angst, die Süchtige empfinden: Obwohl die Sucht ihr Leben immer schmerzlicher und elender macht, wagen sie es nicht, sie zu beenden, denn sie fürchten, das Leben werde danach grau, traurig und ohne Glück sein. Auch das Loslassen des Beziehungsdenkens löst die Angst aus, das Leben werde danach einsam und ohne Liebe sein. Das Umarmen dieser Angst und die Einsicht, daß sie auf einem Irrtum beruht, ist jedoch nur der Anfang eines Weges, der dir mehr Liebe und Erfüllung gibt, als du je zu träumen gewagt hast.

Übrigens kannst du das Beziehungsdenken auch dann Loslassen, wenn du zur Zeit keine Beziehung hast. Die Entscheidung für einen spirituellen Weg umfaßt nämlich auch eine neue Einstellung zu künftigen Liebesbeziehungen: Du jagst ihnen nicht mehr nach, und wenn du ein Gefühl des Mangels spürst, machst du es sofort zum Gegenstand deiner Übungen. Je besser es dir gelingt, diese tiefe Sehnsucht nach Liebe einfach wahrzunehmen und anzunehmen, ohne darüber zu urteilen, desto unabhängiger wirst du von der Liebe und Anerkennung anderer und desto umfassender verwandelt sich dein Bedürftigkeitsbewußtsein in Überflußbewußtsein. Wenn sich dann die Gelegenheit bietet, eine neue Beziehung einzugehen, stehst du auf festem spirituellem Boden und kannst die neue Beziehung von Anfang an blühen lassen wie nie zuvor. Aber wirklich notwendig ist eine Beziehung nie, denn das Glück wohnt letztlich schon in dir selbst, und du kannst Glück und Liebe mit anderen auch teilen, ohne selbst eine Beziehung zu führen. Wenn du also derzeit keine Beziehung hast und den spirituellen Weg gehen willst, dann hast du sogar ein Hindernis weniger zu überwinden als viele andere. Du kannst eine Beziehung zwar als Hilfsmittel auf dem Weg benutzen, doch vor allem bei Anfängern kann sie die spirituelle Entwicklung auch erheblich hemmen.

Eine bestehende traditionelle Beziehung in eine spirituelle zu transformieren ist gewiß eine Herausforderung. Die Beziehung ist ja aus dem Mangelbewußtsein heraus entstanden, und darum enthält sie verschiedene bewußte und unbewußte Schutzvorrichtungen, die dich vor Ablehnung und Selbstablehnung bewahren sollen. Selbst wenn ihr miteinander nur über die *Möglichkeit* sprecht, daß die individuelle spirituelle Entwicklung wichtiger sein könnte als die Beziehung, kann das bereits heftige Angst auslösen. Doch sobald ihr erkennt, daß die Angst statt dessen gerade ein Symptom eures Unvermögens ist, für euch selbst zu sorgen, kann sie auch ein Anreiz sein, mit euren spirituellen Plänen weiterzumachen. Schauen wir doch einmal, wie ihr eure normale Beziehung zu einer spirituellen machen könnt. Zuerst geht es um eine stabile Beziehung, in der beide Partner spirituelle Ziele haben. Danach erörtern wir eine Beziehung in der Krise und schließlich eine stabile Beziehung, in der einer der Partner kein Interesse an Spiritualität hat.

Wenn ihr beide spirituell inspiriert seid, beginnt ihr am besten damit, daß ihr viel miteinander redet und prüft, wie ihr einander auf dem spirituellen Weg am besten unterstützt. Analysiert gemeinsam Situationen, in denen ihr beim Partner negative Gefühle auslöst, und überlegt, wie jeder für sich selbst die Verantwortung für diese Gefühle übernehmen kann. Als Beispiel mögen uns wieder Bernd und Gina dienen.

Gina hat prachtvolle, lange schwarze Haare (einer der Gründe dafür, daß Bernd sich in sie verliebte), von denen jedoch nach einer Dusche ein kleiner Teil im Abfluß hängenbleibt. Das stört Bernd, denn er ist der Meinung, daß jeder seinen eigenen Schmutz beseitigen muß. Manchmal holt er murrend das Haarbüschel aus dem Sieb, manchmal verlangt er von ihr, das selbst zu tun, bevor er in die Dusche geht. Gina findet seine Reaktion kleinlich und übertrieben – sie hat einfach nicht an die Haare gedacht, sorry. Bernd wirft ihr vor, sein berechtigtes Anliegen zu ignorieren. Beide sind frustriert und enttäuscht.

Ich wähle bewußt ein kleines Problem, weil es zeigt, daß hier beide Partner den anderen brauchen, um negative Gefühle loszuwerden, anstatt das Problem selbst zu lösen. Bernd will seinen Standpunkt anerkannt wissen, daß jeder seinen Schmutz selbst beseitigen muß, und er ist frustriert, weil er diese Bestätigung nicht bekommt. Gina erkennt seinen Standpunkt nicht an, weil er ihrer Meinung nach zuerst einräumen sollte, daß sie die Haare nur vergessen hat und gar keine böse Absicht im Spiel war. In einer traditionellen Beziehung ist dieses Problem nicht lösbar, ohne daß mindestens eine Partei nachgibt und frustriert bleibt.

Aus einem spirituellen Blickwinkel besteht hier gar kein Problem, sondern die Möglichkeit, spirituell zu wachsen. Bernd könnte seine Frustration zunächst als alte Emotion aus seiner Kindheit durchschauen, als die Eltern ihm immer wieder die Schuld für Fehler gaben, die seine jüngere Schwester gemacht hatte. Dieses Gefühl, für die Fehler anderer büßen zu müssen und mißverstanden zu werden, wenn er sich dagegen wehrt, kann er dann ohne Urteil wahrnehmen und mit urteilsfreiem Gewahrsein umarmen. Dann braucht er Ginas Anerkennung nicht mehr, denn er anerkennt seine Gefühle jetzt selbst. Aus Mangel wird dadurch Überfluß: Er holt liebevoll Ginas Haare aus dem Abfluß oder läßt sie liebevoll dort, solange das Wasser noch läuft.

Gina sollte, wenn Bernd ihr Vorwürfe macht, die Verantwortung dafür übernehmen, daß sie sich abgelehnt fühlt. Daß sie Bernds Reaktion als „Kleinkrämerei“ empfindet, ist ihre Reaktion auf ihr unangenehmes Gefühl, etwas falsch gemacht zu haben. Nachlässigkeit wurde früher bei ihr zu Hause nicht geduldet, sondern streng bestraft. Sobald sie erkennt, daß Bernd nur ein altes Gefühl geweckt hat, kann sie die Verantwortung dafür übernehmen und es ohne Urteil wahrnehmen und akzeptieren, damit es sich auflöst. Dann wird sie unabhängig von Bernds Anerkennung und kann angemessen reagieren, indem sie die Haare selbst herausholt oder Bernd freundlich bittet, es für sie zu tun.

Auf diese Weise kann alles, was in einer traditionellen Beziehung zu Spannungen und Enttäuschung führt, den Partnern helfen, ihr Mangelbewußtsein in Überflußbewußtsein zu transformieren, ihre Abhängigkeit vom Partner und der Anerkennung durch ihn in Unabhängigkeit und das Geben von Liebe zu verwandeln. „Sie versteht mich nicht.“ „Dauernd macht er mir Vorwürfe.“ „Das muß sie anders machen.“ „Er sollte damit aufhören.“ „Sie nimmt mich nicht ernst.“ „Er kommuniziert nicht.“ „Sie nimmt mich nicht so, wie ich bin.“ „Er verletzt mich.“ „Sie nörgelt herum.“ „Er ist verschlossen.“ Sie muß meine Grenzen respektieren.“ „Er soll seine Gefühle äußern“ – all diese „gerechtfertigten“ Vorwürfe würden verschwinden wie Schnee in der Frühlingssonne. Mißverstehen, Frustration, Enttäuschung, Wut und Machtlosigkeit – all das wird durchschaubar als bloße Gefühle von Mißverstandensein, Frustration, Enttäuschung, Wut und Machtlosigkeit. Man kann sie nunmehr fühlen, ohne sich mit ihnen zu identifizieren, und diese Gefühle mit urteilsfreiem Gewahrsein umarmen. Dadurch verwandeln sie sich in Selbständigkeit und Liebe.

Wenn du mit deinem Partner eine spirituelle Beziehung anstrebst, ist das „abwechselnde Sprechen“ ein sehr gutes Hilfsmittel. Ihr sitzt einander gegenüber, und vielleicht beginnt sie damit, von ihren Erfahrungen und Problemen zu erzählen. Er darf nicht reagieren, allenfalls andeuten, daß er verstanden hat, oder eine einfache Frage zur Verdeutlichung stellen. Die Zeit dafür, beispielsweise fünf Minuten, legt ihr vorher fest. Danach bleibt ihr beide eine Weile, zum Beispiel zwei Minuten lang, still sitzen und achtet aufmerksam auf eure Atmung oder benutzt eine andere Meditationstechnik, die euch gefällt. Anschließend ist er an der Reihe und darf fünf Minuten lang alles sagen, was er wichtig findet. Wieder folgt eine kurze Phase der Stille, dann ist die Übung beendet. Ihr könnt einander jetzt noch mitteilen, wie ihr die Übung empfunden habt. Aber versucht nicht, sofort über den Inhalt zu reden. Selbst wenn Angst oder Wut zurückbleiben, solltet ihr diese Emotionen zuerst selbst auflösen – durch Übungen, einen Spaziergang oder etwas anderes, was bei euch wirkt. Wenn nötig, wiederholt die Übung nach ein paar Stunden.

Wenn ihr diese Übung häufiger macht, merkt ihr, daß ihr immer mehr über eure eigenen Erfahrungen redet und der Wunsch, den anderen zu verändern, immer schwächer wird. „Heute Morgen warst du im Badezimmer unausstehlich, als du wegen der Haare im Abfluß genörgelt hast“ wird zu: „Ich fühlte mich heute Morgen richtig abgelehnt und schuldig, als du mit den Haaren im Abfluß angefangen hast.“ Und beim Zuhören fällt es euch nach und nach leichter, für die Worte des Partners offen zu sein, ohne sofort zu überlegen, wie ihr darauf reagieren sollt. Wenn ihr euch einfach anhört, was den anderen schmerzt, ohne euch abgelehnt zu fühlen, helft ihr dem anderen, seine Gefühle anzunehmen. Mit der Zeit wird diese Übung, die ihr anfangs mindestens einmal am Tag machen solltet, die Kommunikation während des ganzen Tages beeinflussen. Es ist so entwaffnend, wenn du den Partner nie verurteilst, sondern die Verantwortung für deine Gefühle selbst übernimmst. Und es ist so befreiend, wenn du dich nicht mehr selbst verurteilst und dich wegen der Gefühle des anderen nie mehr schuldig fühlen mußt. Die zunehmende Autonomie beider Partner ist die Quelle, aus der immer mehr bedingungslose Liebe strömen kann.

Nun wollen wir ein etwas drastischeres Beispiel aus einem spirituellen Blickwinkel betrachten. Paul und Christine sind seit zehn Jahren verheiratet, berufstätig und kinderlos. Paul merkt, daß eine seiner Kolleginnen mit ihm flirtet. Er geht darauf ein, weil sie ihm gefällt. In Pausen und in der Kantine reden und schäkern sie miteinander, und bald danach küssen sie sich auf einer Betriebsfeier sogar. Allerdings macht sie ihm klar, daß es ihr nicht um tiefe Gefühle geht, zumal auch sie verheiratet ist, aber sie würde schon gern mal Sex mit ihm haben. Paul ist ebenfalls nicht in sie verliebt, findet sie aber sehr sexy und ist von der Idee durchaus begeistert. Was wird er tun?

Es ist unverkennbar, daß sich hier in einer traditionellen Beziehung ein großes Problem entwickelt, denn diese Beziehung basiert ja auf dem Bedürfnis nach Sicherheit, und die ist am stärksten bedroht, wenn der oder die Geliebte Lust auf Sex mit anderen hat. Viele Beziehungen setzen deswegen stillschweigend oder ausdrücklich Treue voraus und untersagen sich das Fremdgehen strikt. Schon das Verlangen nach anderen ist tabu, denn es bedroht den Partner. Daher fühlt Paul sich schuldig, weil er seine Kollegin begehrt, und er wird Christine nichts davon sagen, um sie nicht zu beunruhigen und um sich ihre ablehnende Reaktion zu ersparen. Aber wenn ein Gefühl verboten ist, wird es um so stärker. Darum nimmt Pauls Verlangen zu, und letztlich wird er wahrscheinlich fremdgehen. Natürlich muß er das ganz und gar verschweigen, was ihre Beziehung durch die Unehrlichkeit Christine gegenüber noch weiter belastet. Auffällig ist, daß Menschen, die ihren Partner beim Fremdgehen ertappen, oft mehr unter dieser Heimlichtuerei leiden als unter dem Fremdgehen selbst. Sie fühlen sich betrogen, und damit haben sie im Grunde recht, obwohl sie selbst dazu beigetragen haben, denn sie haben dem Verbot des außerehelichen Begehrens ja zugestimmt.

Es kann natürlich auch sein, daß Paul sich zusammenreißt und nicht fremdgeht. In diesem Fall muß er sich von seinem sexuellen Verlangen dissoziieren, und wenn ihm das gelingt, ist die Gefahr scheinbar gebannt. Aber das losgelöste sexuelle Verlangen führt natürlich im Untergrund ein Eigenleben und manifestiert sich als Verlust des Selbstwertgefühls bei Paul. Er wird Christine zudem unbewußt Vorwürfe machen, weil er sein sexuelles Verlangen aus Angst, sie zu verlieren, unterdrückt hat. Die Folge ist, daß er immer wieder andere Frauen begehrt und deswegen ein schlechtes Gewissen hat. Es kann sein, daß der Sex mit Christine immer oberflächlicher wird oder daß Paul süchtig nach Internetpornografie wird. Wie dem auch sei, wenn Paul auf diese Weise „auf dem rechten Weg" der traditionellen Beziehung bleibt, ist größeres Leid unvermeidlich.

Nun ist es in einer spirituellen Beziehung natürlich nicht so, daß Fremdgehen obligatorisch wäre oder jederzeit ohne Weiteres möglich sein müsse. Es gibt nur keine Verbote für Gefühle jeder Art. Beide Partner sind sich bewußt, daß der andere nicht ihr Eigentum ist und daß sie ihm nichts verbieten können. In einer spirituellen Beziehung wird Paul daher Christine darüber informieren, daß eine Kollegin ihn verführen will und daß er das erregend findet. Er übernimmt die Verantwortung für die Angst, die er vor Christines Reaktion hat. Sie sagt ihm, was sie empfindet: Angst, ihn zu verlieren, und vielleicht Minderwertigkeitsgefühle. Dafür übernimmt sie die Verantwortung. Möglicherweise treffen die beiden praktische Vereinbarungen, zum Beispiel über Schutzmaßnahmen beim Sex und darüber, was Christine über Pauls Affäre wissen oder nicht wissen will. Paul fühlt sich sehr erleichtert. Er war ehrlich, was seine Gefühle anbelangt, und Christine lehnt ihn dennoch nicht ab. Er empfindet große Wertschätzung und Bewunderung für sie, weil sie ihn nicht mit ihren Ängsten belastet. Vielleicht empfindet Paul jetzt so viel Liebe für Christine, daß er sein Vorhaben, fremdzugehen, aufgibt. So wichtig ist es auch wieder nicht – und wäre es all die Unruhe wirklich wert?

Es kann aber auch sein, daß Paul dennoch fremdgeht und dabei entdeckt, daß eine Affäre etwas ganz anderes ist als mit der Partnerin Liebe zu machen. Auch dann kann seine Liebe zu Christine nur zunehmen. Es bleibt natürlich auch noch die Möglichkeit, daß Paul sich in seine abenteuerlustige Kollegin verliebt und sich schließlich von Christine trennt. Allerdings ist die Wahrscheinlichkeit dafür deutlich kleiner als in einer traditionellen Beziehung, in der Fremdgehen mit allerlei Tabus verbunden ist. Wir sehen also, daß gegen eheliche Moral und wechselseitige Verpflichtungen nichts einzuwenden wäre, wenn sie Leid verringern und das Glück vergrößern würden. Aber das Gegenteil ist der Fall: Sie erhöhen die Gefahr, daß einer von euch mit jemand anderem durchbrennt – und das ist oft sogar das beste, weil ihr beide so voneinander abhängig geworden seid, daß ihr in eurer Beziehung fast erstickt. Ist es nicht viel wertvoller, wenn ihr aus freien Stücken beim Partner bleibt, einfach weil das am schönsten ist? Was ist euch wichtiger: Der Sicherheitsgedanke – also immer zusammenzubleiben (was mit großer Wahrscheinlichkeit nicht der Fall sein wird) – oder der nicht auf Sicherheit setzende Gedanke, daß ihr jederzeit auseinandergehen könnt (und eine um so größere Chance, daß ihr das niemals nötig haben werdet)?

Wie du siehst, ist der spirituelle Weg undogmatisch und frei von moralischen Geboten und Verboten. Wichtig ist nur das Ergebnis: möglichst viel Glück und möglichst wenig Leid für dich und für andere. Monogamie kann dazu nur dann beitragen, wenn sie freiwillig ist und auf Liebe und einem starken Selbstwertgefühl beruht, nicht aber wenn Angst und Abhängigkeit sie aufzwingen.

Der spirituelle Weg setzt also voraus, daß ihr die totale Verantwortung für euch und für all eure Gefühle übernehmt und eure Beziehung nicht als Lebensziel betrachtet, sondern als Mittel, um Selbstverantwortung zu entwickeln. Gerade weil ihr einander liebt, könnt ihr bei euch gegenseitig auch die größten Schmerzen, Ängste und Abhängigkeiten auslösen. Wenn ihr dafür nicht den Partner verantwortlich macht, sondern selbst Verantwortung für eure Gefühle übernehmt und sie in Gewahrsein und ohne zu urteilen umarmt, nehmen euer Selbstwertgefühl und eure Unabhängigkeit zu. Dieses Selbstwertgefühl hängt nicht von der Anerkennung und Liebe anderer ab, vielmehr ist es ein natürliches Erbe, dein natürlicher innerer Seinszustand. Und sein Nebenprodukt ist bedingungslose Liebe. Denn jedesmal, wenn der Partner in dir Angst oder Abhängigkeit, Wut oder Enttäuschung auslöst und es dir gelingt, selbst damit fertigzuwerden, setzt du mit dem inhärenten Selbstwertgefühl auch tiefe Liebe frei. Das ist reine Liebe, Liebe *an sich*, Liebe ohne Objekt. Es ist bedingungslose Liebe, und du empfindest sie für alles, was existiert, auch für dich selbst. Und natürlich auch für deinen Partner, denn er war es ja, der bei dir „den Knopf gedrückt" und dir dadurch Zugang zu dieser bedingungslosen Liebe verschafft hat. Dein Beziehungspartner fungiert daher in gewissem Sinne auch ein bißchen als spiritueller Lehrer.* Das ist der Grund dafür, daß ihr in einer spirituellen Beziehung so unglaublich viel Liebe und Dankbarkeit für euren Partner empfinden könnt. Das schließt auch mühelose Rücksicht und Hilfsbereitschaft, Freundlichkeit und Wertschätzung ein. Ihr verwöhnt einander, weil es euch Freude macht, ohne dafür eine Belohnung zu erwarten. Die Folge ist eine tiefe Verbundenheit, viel stärker als in der traditionellen Beziehung, die allenfalls nur einen Anschein von Sicherheit bieten kann. Solche Partner lassen einander nie im Stich, weil es einfach niemals Gründe gibt, einander im Stich zu lassen. Und selbst wenn eure Wege sich trennen sollten, geschieht dies liebevoll.

Wenn deine Beziehung zur Zeit eine Krise durchmacht, dann hat das sowohl einen Vorteil als auch einen Nachteil. Der Vorteil ist, daß zahlreiche alte Ängste und Verletzungen an die Oberfläche kommen. Dadurch wird dir klar, daß die traditionelle Beziehung zum Scheitern verurteilt ist. Der Nachteil ist, daß diese negativen Gefühle bisweilen so heftig sind, daß jemand, der noch über keine längere Meditationspraxis verfügt, sie nicht transformieren kann. Was tun?

---

* Mehr zur Rolle des spirituellen Lehrers in Anhang 2

Am besten verabschiedet ihr euch zunächst gemeinsam von allen Verpflichtungen, die sich aus dem traditionellen Beziehungsdenken ergeben. Hör auf, deine Beziehung zu retten, und fang damit an, dich selbst zu retten. Wenn dein Partner der gleichen Ansicht ist, kann aus diesem Trümmerhaufen etwas Schönes entstehen. Aber dann müßt ihr anfangen, einander viel Freiraum zu geben. Meist ist es ratsam, eine Zeitlang getrennt zu wohnen oder, wenn dies – etwa wegen der Kinder – schwierig wäre, in verschiedenen Schichten zu arbeiten, also einander abwechselnd außer Haus und viel allein zu sein. Wenn die Angst, den Partner zu verlieren, nicht mehr die wichtigste Triebfeder ist, könnt ihr die entscheidende Frage leichter beantworten: Wollen wir zusammenbleiben oder nicht? Es besteht also durchaus die Möglichkeit, daß die Beziehung zerbricht. Aber vielleicht gelingt es euch, dies nicht als Scheitern zu betrachten, sondern als Chance, denn ihr gebt einander und euch selbst den Freiraum, den ihr braucht, um euer wahres Wesen zu entdecken, also das zu tun, worauf es im Leben ankommt. Sobald der Schmerz der Trennung nachgelassen hat, habt ihr vielleicht sogar Raum genug, um gemeinsam eine neue, spirituelle Freundschaft oder Beziehung aufzubauen.

Wenn ihr eure Beziehungskrise als spirituelles Hilfsmittel nutzen wollt, beginnt ihr am besten mit dem oben beschriebenen „abwechselnden Sprechen". In einer gestörten Beziehung ist fast immer auch die Kommunikation gestört. Doch sie läßt sich verbessern, wenn ihr nach einem festen Schema miteinander über eure Gefühle und Erfahrungen redet.

Auch die Intimität ist fast immer von einer Beziehungskrise betroffen. Betrachte die folgende Übung als „Roßkur", denn die Intimität kann dadurch nur aufblühen oder ganz verlorengehen.

Die wichtigste Voraussetzung ist, daß ihr euch an diese Übung herantraut, und zwar unabhängig davon, ob ihr Lust dazu habt oder nicht! Am besten vereinbart ihr miteinander einen Zeitpunkt, notiert ihn in eurem Terminkalender und fangt einfach an, wenn der Moment gekommen ist.

Dann legt ihr euch ohne Vorspiel und ohne einander „in Stimmung zu bringen" unbekleidet aufs Bett. Liegt einfach aneinandergeschmiegt da. Sonst tut ihr nichts. Vorher habt ihr einen Wecker auf eine bestimmte Zeit eingestellt, etwa auf eine halbe Stunde. Während dieser Zeit müßt ihr auf Sex jeder Art verzichten. Ihr dürft nur fühlen, was in euch vorgeht, und darüber gelegentlich reden. Schmusen ist erlaubt, aber nicht notwendig. Wenn ihr wollt, könnt ihr auch die gemeinsame Atmung anwenden, die du im nächsten Kapitel kennenlernen wirst. Nach einer halben Stunde ist die Übung vorbei. Wenn ihr dann beide Lust auf Sex habt, ist nichts dagegen einzuwenden. Doch ihr habt vorab vereinbart, daß ihr nach der Übung einfach aufhören dürft, egal, ob der andere Lust auf Sex hat oder nicht.

Diese Übung hilft euch doppelt: Erstens braucht ihr nicht in Stimmung zu kommen, um Intimität zu erfahren, und zweitens müßt ihr nicht mehr unbedingt von Intimität zum Sex übergehen. Während dieser Übung können heftige Emotionen auftreten, zum Beispiel weil ihr anfangs überhaupt keine Lust dazu habt oder weil ihr unbedingt Sex haben wollt, aber darauf verzichten müßt (wenn etwa der Partner nach Ablauf der halben Stunde aufhören will). Über alle diese Gefühle darfst du während der Übung reden, aber du mußt dennoch allein mit ihnen fertig werden. Wenn ihr diese Übung einige Male in der Woche macht und obendrein „abwechselnd redet", ohne daß du oder der Partner schreiend wegläuft, dann gelingt es euch vielleicht, die Beziehungskrise zu transformieren und euch spirituell weiterzuentwickeln. Andernfalls wird euch auf jeden Fall schneller klar, daß ihr euch wohl besser trennen solltet.

Beziehungen sind – wie alles andere – von Natur aus vergänglich. Alles, was ist, verändert sich unablässig. Es existiert nichts, was sich in nichts verändert. Immer verschwindet etwas, indem es sich in etwas anderes verwandelt. Kinder werden erwachsen. Eltern verschwinden aus deinem Leben oder werden zu guten Freunden. Geliebte Menschen sterben und werden zu Erinnerungen. Unbekannte werden zu Freunden oder Geliebten. Was du als „Selbst" betrachtest, verändert sich ständig, nach jeder neuen Erfahrung. Kurz gesagt, alles ist unbeständig, also auch Beziehungen. Wenn du dich dagegen wehrst, leidest du. Deswegen ist es besser, wenn du dich nicht länger an deine Liebe wie an eine Mutterbrust oder Vaterhand klammerst. Laß los, und verändere dich mit dem ewigen Strom des Wandels. Entdecke, daß du in diesem nie endenden Strom, in deinem sich ständig verändernden Selbstbild sicher sein kannst, solange du dich nicht mehr daran festklammerst und dich nicht mehr damit identifizierst, solange du ohne Urteil und mit bedingungsloser Liebe wahrnehmen kannst. Egal, ob ihr zusammenbleibt oder nicht, eure Beziehungskrise zerbricht die Schale, die eure Freiheit und Liebe immer eingeengt und gehemmt hat. Hör also auf mit deinen Versuchen, etwas Zerbrochenes zu kitten. Hör auf damit, dich selbst zu verstümmeln und den Partner zu manipulieren, um die „sichere" Schale zu flicken. Lebe, liebe, entdecke die innere Sicherheit, die schon immer da war und vor der du bisher ängstlich weggelaufen bist. Umarme die Angst, denn sie ist die Tür zu deinem natürlichen Seinszustand.

Und was tust du, wenn dein Partner keinerlei Interesse am spirituellen Weg hat? Das Schöne ist, daß dies, spirituell betrachtet, kaum einen Unterschied macht. Wenn du dich nicht für die Beziehung, sondern für den spirituellen Weg als Lebensziel entscheidest, dann ändert sich deine Einstellung zum Partner. Du machst ihn nicht länger für deine schmerzlichen Gefühle verantwortlich, sondern löst diese in deinem urteilsfreien Gewahrsein auf. Dadurch wirst du viel freundlicher und liebevoller deinem Partner gegenüber. Du bist glücklich, wenn du Liebe schenken darfst, unabhängig davon, ob du Liebe zurückbekommst. Wahrscheinlich taut der Partner dadurch auf. Meine erste Lehrerin auf dem spirituellen Weg pflegte zu sagen: „Niemand kann sich lange gegen Liebe, Aufmerksamkeit und Zärtlichkeit wehren."

Wenn du dir immer weniger Sorgen um deine Sicherheit machst, kann es natürlich auch sein, daß sich dein Partner unsicherer fühlt und sich immer stärker gegen deine spirituelle Einstellung sträubt. Vielleicht kannst du ihn beruhigen und ihm mehr Anerkennung geben. Wenn das nicht wirkt, wird sich das Problem mit der Zeit von selbst lösen, weil dein Partner mit so viel Offenheit nicht zurechtkommt und sich auf die Suche nach einem anderen Menschen macht, der eher an einer symbiotischen Sicherheitsbeziehung interessiert ist.

Obwohl aus spiritueller Sicht unser Ziel nicht darin besteht, die Beziehung zu retten, versuchen wir dennoch nicht, unsere Probleme zu lösen, indem wir unsere Beziehung beenden. Wenn du eine schwierige Beziehung zu schnell beendest, nimmst du meist deine Probleme mit in die nächste Beziehung und verpaßt zudem die Chance, deine Probleme für dein spirituelles Wachstum zu nutzen. Lauft also nicht zu schnell voreinander weg, sondern löse lieber deine Probleme selbst, ohne deinen

Partner dafür verantwortlich zu machen. Laßt die Beziehung dann ihren natürlichen Weg gehen: Entfaltung oder Trennung. Beide Möglichkeiten tragen zu Wachstum und Glück bei. Nur wenn dein Partner hoffnungslos destruktiv ist, kann es notwendig sein, die Beziehung aktiv zu beenden. Damit befassen wir uns in Kapitel 21.

Wie du siehst, löst die Entscheidung für den spirituellen Weg – das wichtigste Projekt deines Lebens – sofort allerlei andere Probleme. Wenn du keine Beziehung hast, brauchst du ihr nicht länger nachzujagen – aber gerade dadurch vergrößerst du deine Chancen auf erfüllende Beziehungen aller Art. Und wenn du eine Beziehung hast, brauchst du dir über deren Dauer keine Sorgen mehr zu machen, denn du findest Sicherheit in deinem eigenen tiefsten Wesen. Deine Beziehung blüht auf oder bricht auseinander, und beides ist ein Ausdruck der Liebe. Du brauchst deinen Partner nicht mehr zu verändern, bis er deinem Ideal entspricht („Sie liebt mich nicht so, wie ich bin"), oder dich ohnmächtig mit hartnäckigen Fehlern abzufinden („Er findet alles in Ordnung, ihm fehlt jegliche Initiative"). Alles, was du in einer Beziehung erlebst, wird zum Brennstoff für deine spirituelle Übung, läßt deinen inneren Selbstwert aufflammen und deine bedingungslose Liebe strahlen. Selbst das Zerbrechen einer süchtigen, destruktiven Beziehung, ist dann der Beginn eines neuen Lebens, in dem du dich nur weiterentwickeln kannst und in dem du immer deutlicher zum Ausdruck bringst, was du wirklich bist und immer warst: ein Geist, der völlig klar und offen ist und bedingungslose Liebe ausstrahlt.

20 Spirituelle Sex

Nichts braucht hinzugefügt zu werden.
Nicht das geringste braucht entfernt zu werden,
Durch wahrhaftiges Schauen wird die Wahrheit sichtbar.
Dies zu sehen ist vollständige Befreiung.

Asanga, indischer buddhistischer Meister
(300-370), aus dem *Uttara Tantra*

Einer der wichtigsten Aspekte der meisten Liebesbeziehungen ist der Sex. Er ist so wichtig, daß der vorige Satz eine Art offene Tür ist. Dennoch ist es damit in traditionellen Beziehungen oft nicht gut bestellt. Je länger man beisammen ist, desto weniger spielt sich im Bett ab und desto weniger spontan und aufregend ist der Liebesakt. Nach der ersten Phase der Verliebtheit stellt sich allmählich eine Routine ein: einmal in der Woche am Sonntagmorgen (während die Kinder fernsehen) oder einmal im Monat am Samstagabend (während die Kinder bei Oma und Opa sind) oder einmal im Jahr in den Ferien (während die Kinder fort sind). Der Liebesakt spielt sich immer mehr nach dem gleichen Drehbuch ab: sicher, angenehm und vorhersehbar.

Ist es nicht seltsam, daß eine Aktivität, die so unglaublich schön ist und bei der wir uns so nahe sein können, derart ausgehöhlt wird, immer mehr in Routine versandet und bei manchen sogar zur Pflicht wird? Als Ursache werden häufig die in jungen Familien herrschenden Umstände hoher zeitlicher Beanspruchung genannt: nervige Kinder, anstrengender Beruf, hektisches gesellschaftliches Leben... Wir haben so vieles zu erledigen, daß der Sex oft ganz ans Ende der Liste rückt. Aber die Umstände sind natürlich nicht die Ursache dieses Phänomens, denn selbst oder gerade in dieser stressigen Zeit könnten sie beschließen, wenigstens eine Stunde am Tag füreinander dazusein.

Die wahre Ursache liegt in der Art der traditionellen Liebesbeziehung: Wir streben vor allem nach Sicherheit und unterdrücken unsere Angst vor Ablehnung. Die Partner verhalten sich daher immer mehr wie Vater und Mutter, was die Erregung nicht gerade fördert. Und je mehr sich gleichzeitig ein festes Muster herausbildet, desto weniger eignet sich der Sex dazu, tiefe Gefühle auszudrücken. Er wird immer mehr zum Sicherheitsritual. Darum fürchten wir uns immer mehr davor, von der üblichen Routine abzuweichen.

Viele Menschen haben Angst davor, offen über ihre Lust und ihre Phantasien zu reden, denn wenn diese Phantasien dem Partner nicht gefallen, fühlen wir uns schroff abgelehnt. Sexualität ist sehr eng mit unseren tiefsten Gefühlen der Verletzlichkeit, Angst und Abhängigkeit verbunden, die in einer traditionellen Beziehung immer verdeckt werden müssen. Deshalb merken Paare lange nicht, wie kärglich ihr Liebesleben geworden ist, und aalen sich in der gegenseitigen Liebe und Anerkennung – bis das Gleichgewicht gestört wird, zum Beispiel wenn er oder sie fremdgeht. Die Folgen sind fast immer tiefer Schmerz und das Gefühl, verlassen worden zu sein, selbst wenn wir versuchen, großzügig zu denken. In einer traditionellen Beziehung machen wir zudem den Partner für diese schmerzlichen Gefühle verantwortlich, so daß sofort eine handfeste Beziehungskrise ausbricht.

In einer spirituellen Beziehung wird der Liebesakt nicht so schnell zur Routine. Beiden Partnern ist ja klar, daß zu viel Sicherheit die Liebe hemmt. Sie versuchen, einander nicht als Besitz zu betrachten, und übernehmen selbst die Verantwortung für schmerzliche Gefühle. Wenn das Äußern bestimmter Gefühle oder Wünsche bei ihnen Angst vor Ablehnung auslöst, so ist das für sie erst recht ein Grund, darüber zu reden. Da sie emotional immer selbständiger werden, empfinden sie immer mehr Liebe und daher das freudige Verlangen, einander zu verwöhnen. Und weil die Partner selbständige Menschen sind und einander nicht dazu benutzen, ihr Minderwertigkeitsgefühl zu kompensieren, behält der Sex den frischen, abenteuerlichen Charakter, den er am Anfang der Beziehung hatte. Kurz gesagt, das Liebesleben in einer spirituellen Beziehung spiegelt die Art der Beziehung wider: offen, frei, selbständig, liebevoll und auf beide Partner abgestimmt.

Wir haben bisher noch nicht über „spirituellen Sex" gesprochen, sondern nur über den „normalen" Sex, der in einer spirituellen Beziehung viel offener, abenteuerlicher und liebevoller ist als in einer traditionellen. Spiritueller Sex ist etwas ganz anderes. Er *kann* sich in einer spirituellen Liebesbeziehung abspielen, aber auch außerhalb von ihr, beispielsweise auf freundschaftlicher Basis oder sogar ohne Beziehung. Er ist eine Methode, um den Liebesakt und die sexuelle Energie als Hilfsmittel auf dem spirituellen Weg zu nutzen. Wenn du also eine spirituelle Liebesbeziehung hast oder anstrebst, ist spiritueller Sex zwar nicht notwendig, aber sehr hilfreich. Aber auch in einer traditionellen Beziehung macht spiritueller Sex die Beziehung mit Sicherheit spiritueller, offener, freier und liebevoller.

Ich entdeckte den spirituellen Sex, als ich mich schon einige Jahre auf dem spirituellen Weg befand, und er war für mich eine gewaltige Offenbarung! Man sieht die Sexualität aus einem ganz anderen Blickwinkel. Es war, als hätte ich mein Leben lang meinen Garten mit einem Fahrrad geharkt und plötzlich entdeckt, daß man damit auch fahren kann. Wir können den Sex auf der biologischen Ebene als Drang zur Fortpflanzung, auf der körperlichen Ebene als Genuß und auf der psychischen Ebene als Verschleierung tiefer Gefühle der Unsicherheit und Unvollkommenheit betrachten. Aber spiritueller Sex ist die tiefsinnigste Art von Sex. Er ist eine Methode, um unseren natürlichen Seinszustand zu entdecken und auszudrücken. In der westlichen Literatur wird diese Methode meist „Tantra" genannt. Dieser Begriff hatte ursprünglich eine viel umfassendere und tiefere Bedeutung und schloß eine enorme Fülle von spirituellen Einsichten und Techniken ein, von denen die Arbeit mit sexueller Energie nur *eine* ist.

Wenn du Sex und sexuelle Energie als Hilfsmittel auf dem spirituellen Weg nutzen willst, mußt du dich zuerst von dem verbreiteten Irrtum lösen, Tantra sei eine östliche Methode, mit der wir unser Liebesleben „auffrischen" können. Dafür eignet es sich natürlich auch, und es steht jedem frei, seinen Garten mit einem Fahrrad zu harken, aber einen spirituellen Vorteil hat das nicht. Nur wenn Tantra ein Teil einer Ausbildung ist, die darauf abzielt, die Natur deines Geistes zu erkennen, kommen die Techniken zu ihrem Recht.

Bevor du Sex und sexuelle Energie als spirituelles Training nutzen kannst, mußt du verstehen, was wirklich hinter der üblichen Form von Sex und körperlicher Liebe steckt. Manche Menschen finden sich in den folgenden Ausführungen vielleicht nicht so ganz wieder, weil Sex und Gefühle für sie viel enger miteinander verbunden sind. Sollte das auf dich zutreffen, brauchst du nicht zu befürchten, daß du „es“ nicht richtig machst. Lies dieses Kapitel, um Menschen besser zu verstehen, für die Sex und Gefühle etwas Verschiedenes sind. Wie dem auch sei, das Grundprinzip beim Sex scheint ganz simpel zu sein. Zuerst kommen Erregung und sexuelles Verlangen und danach die Befriedigung in Form eines Orgasmus. Ein durchschnittlicher Liebesakt beginnt mit dem spontanen Erwachen oder dem bewußten Wecken der Begierde, die dann für kurze oder längere Zeit aufrechterhalten oder verstärkt wird, bis ein Orgasmus den Höhepunkt und zugleich den Endpunkt des Liebesaktes markiert.

Schauen wir uns nun einmal das sexuelle Verlangen genauer an. Es fällt auf, daß wir es innerhalb eines Liebesaktes ganz anders erleben als außerhalb. Wenn du ein starkes sexuelles Verlangen spürst, aber kein Partner vorhanden ist, um es zu befriedigen, und du auch keine Möglichkeit hast, dich selbst davon zu erlösen, empfindest du das Verlangen, das während eines Liebesaktes so schön ist, plötzlich als ziemlich unangenehm und frustrierend. Die meisten Männer strengen sich dann enorm an, um die begehrte Partnerin zu erobern oder sich, wenn es sein muß, auf andere Weise zu befriedigen.

Daß das Verlangen beim Liebesakt als schön empfunden wird, liegt bei näherer Betrachtung hauptsächlich an der Vorfreude auf den Orgasmus, der dann auch als „befreiend“ erfahren wird, nämlich als Befreiung von der Begierde. Für die meisten Menschen, vor allem für Männer, ist ein Liebesakt erst zu Ende, wenn sie „gekommen“ sind. Genauer gesagt: Ohne Befreiung durch einen Orgasmus ist ein Liebesakt mißglückt und löst häufig starke ablehnende Gefühle aus. Übrigens drückt das Wort „Befriedigung“ auch aus, daß das Verlangen selbst eine Art von „Unfrieden“ ist, der sich nur durch Befriedigung beseitigen läßt. Daß der Orgasmus nicht nur das Ende der Begierde, sondern auch sehr angenehm ist, macht ihn noch begehrenswerter und daher noch notwendiger als Endpunkt des Verlangens. Kurz gesagt ist Verlangen ein Gefühl, das wir eigentlich loswerden wollen, und darum ist es notwendig, das Objekt der Begierde zu bekommen. Anders gesagt: Verlangen plus unsere Abneigung dagegen machen es notwendig, das begehrte Objekt zu verfolgen. Und seine Eroberung ist deshalb so angenehm, weil es uns „befreit“ und „befriedigt“.

Daß diese Orgasmusbesessenheit häufiger bei Männern als bei Frauen vorkommt, liegt daran, daß Männer eher dazu neigen, sich von unangenehmen Gefühlen zu dissoziieren, in diesem Fall von sexueller Bedürftigkeit. Frauen sind als „Verschmelzer“ in der Regel besser imstande, bestimmte unangenehme Gefühle auszuhalten. Das ist nicht immer ein Zeichen für eine höhere spirituelle Entwicklung. Manche Frauen lassen ihr Verlangen nach einem Orgasmus los, weil es ihnen niemals gelingt, es zu befriedigen (oft weil ihr Partner stark orgasmusorientiert ist). Sie kompensieren diesen Mangel, indem sie sich für den Orgasmus des Mannes zur Verfügung stellen: „Hauptsache, er ist glücklich“ wird dann zu „Hauptsache, er ‚kommt‘“. Wenn eine Frau sich mit einer derart armseligen Form von Sexualität begnügt, ist das im Grunde auch eine Form von Selbstablehnung.

Es ist also die Abneigung gegen unser sexuelles Verlangen, die uns zwingt, Befriedigung im Orgasmus zu suchen. Wenn du nun das Wort „Abneigung“ durch „Selbstablehnung“ ersetzt, wird sofort deutlich, was wirklich geschieht, wenn wir eine Befriedigung unseres Verlangens anstreben. Verlangen ist kein isoliertes Gefühl, sondern es vermischt sich mit der Ablehnung dieses Gefühls und dessen, der fühlt – und das bist du selbst. Hier ist unser Bedürftigkeitsbewußtsein unverkennbar am Werk: Sobald wir ein Bedürfnis oder ein Verlangen spüren, entsteht sofort auch Selbstablehnung, und wir müssen das Verlangen befriedigen, um diese Selbstablehnung wieder zu verschleiern.

Diese Koppelung an die Selbstablehnung besteht im Prinzip bei allen Begierden! Jeder, der gelegentlich zu viel ißt, nascht oder auf andere Weise süchtig ist, kann das bestätigen. Sobald ein Gedanke mit einer Selbstablehnung verbunden ist, wird aus ihm ein Zwangsgedanke, den wir nur loswerden können, indem wir das Bedürfnis befriedigen. Das Bedürfnis, das am stärksten mit unserem Bedürftigkeitsbewußtsein verwoben ist, ist das sexuelle Verlangen. Jeder lehnt sein sexuelles Verlangen tief im Inneren ab. Glaube ja nicht, daß die „Alles-ist-erlaubt"-Mentalität, die heutzutage auf sexuellem Gebiet vorherrscht, diese Behauptung widerlegt. „Alles ist erlaubt" bezieht sich nämlich nicht auf das sexuelle Verlangen selbst, sondern auf die Mittel, mit denen wir es befriedigen und loswerden wollen. Vor ein paar Generationen war nur ein einziges Mittel erlaubt, nämlich die Ehe, und das Ziel war die Fortpflanzung. Alle anderen Mittel mußte man mehr oder weniger heimlich anwenden. Heute gibt es keine Tabus mehr, was die verschiedenen Arten der sexuellen Befriedigung anbelangt, und das ist an sich positiv, obwohl diese Offenheit in ihrem Kielwasser neue Probleme mit sich bringt, zum Beispiel die Kommerzialisierung des Sex, Zwangsverhalten und Sucht.

Du kannst jedoch nur dann, wenn dein Liebesleben nicht mehr durch Tabus und Selbstverurteilung belastet wird, auf eine tiefere spirituelle Ebene gehen und lernen, auch die subtilere Ablehnung deines Verlangens mit urteilslosem Gewahrsein zu umarmen. Sobald wir unser sexuelles Verlangen von Selbstablehnung befreien, entpuppt es sich nämlich als eine besonders starke Energie, als reinste Lebenskraft, die unmittelbar unserem natürlichen Seinszustand entspringt. Es ist die denkbar höchste körperliche Manifestation unserer bedingungslosen, objektlosen Liebe, unser reines „Überflußbewußtsein"!

Wie entwickelst du die Fähigkeit, sexuelles Verlangen von Selbstablehnung zu „befreien" und in reine Energie umzuwandeln? Die erste Phase ist die gründliche Erforschung deines sexuellen Verlangens. Die obigen Ausführungen wollen dich nicht überzeugen, sondern einladen, sie selbst zu überprüfen. Dafür mußt du auch das Instrument, das du für die Selbsterforschung brauchst, nämlich deinen wahrnehmenden Geist, entwickeln und trainieren. Training und Untersuchung können einander dann verstärken. Wenn du beispielsweise beim Meditieren von sexuellen Phantasien abgelenkt wirst, ist das kein Grund zu glauben, du könntest nicht richtig meditieren. Denn du kannst ja das sexuelle Verlangen als Objekt deines achtsamen Gewahrseins benutzen. Beobachte dein Verlangen immer wieder mit urteilslosem Gewahrsein, und du wirst auch deine subtile Verspannung, die Abneigung gegen die Lust, die Verbindung mit deinem Mangelbewußtsein, deinen negativen Glauben immer deutlicher sehen. Du wirst außerdem merken, daß urteilsloses Gewahrsein das Verlangen manchmal zum Verschwinden bringt. Das ist noch keine Transformation, sondern einfach die Folge der Tatsache, daß dein Geist sich von sexuellen Gedanken ab- und den körperlichen Aspekten des Verlangens zuwendet.

Wenn du beim Meditieren kein spontanes sexuelles Verlangen spürst, kannst du es natürlich wecken. Denk ein paar Minuten lang an deine Lieblingsphantasien, bis das Verlangen im Unterbauch lodert. Dann verlagerst du deine Aufmerksamkeit hin zur körperlichen Empfindung und auch ein wenig in Richtung Atmung. Gleichzeitig suchst du aufmerksam die leichte Form von Widerstand gegen das Verlangen, dein Mangelbewußtsein und deine subtile Abneigung dagegen. Und denk dran: Nur achtsam schauen, aber nichts ändern!

Auch die Selbstbefriedigung eignet sich als Übung. Wechsel zwischen Phantasie und Stimulation einerseits und dem achtsamen Gewahrsein der körperlichen Aspekte des Verlangens andererseits hin und her. Du wirst feststellen, daß deine Erregung dabei immer wieder abklingt. Dann brauchst du eine neue erregende Phantasie. So springst du zwischen dem Wecken des Verlangens in Gedanken und dem achtsamen Gewahrsein des Verlangens im Körper hin und her. Sobald du dich dem Orgasmus näherst, stimulierst du dich bis zum unabwendbaren Beginn des Orgasmus und tust danach so wenig wie möglich, während du beim Orgasmus den Geist sehr achtsam sich selbst beobachten läßt. Es hilft auch, wenn du versuchst, die Augen während des Orgasmus offen zu lassen. Vergiß dabei den Genuß nicht. Viel Spaß!

Wenn du eine Zeitlang so geübt hast und merkst, daß du dich trotz sexuellen Verlangens immer besser entspannen kannst und ein bißchen damit spielen kannst, das Verlangen zu wecken und mit achtsamem Gewahrsein abklingen zu lassen, bist du bereit für die nächste Phase der Übung, bei der du ebenfalls allein bist. Es ist sehr wichtig, nicht zu früh mit einem Partner zu üben, denn sonst transformiert nicht die Tantratechnik deinen Geist, sondern der Geist macht aus deiner Tantratechnik eine nette Nebensache beim Liebesakt. Vergiß nicht, daß die spirituelle Beziehung und der spirituelle Sex kein Ziel an sich sind, sondern lediglich Hilfsmittel bei der Transformation des Geistes. Erst dann wird der Sex schöner und liebevoller als bei der üblichen Form der erotischen Liebe. Also übe zunächst mit dir selbst!

In der folgenden Phase übst du die echte Transformation deines Verlangens. Fang wieder während der Meditation damit an. Sobald du ein starkes sexuelles Verlangen im Unterbauch spürst – spontan oder bewußt ausgelöst –, versuch es im Körper nach oben zu verlagern. Das geht so: Du visualisierst eine starke Lichtquelle unmittelbar vor dir. Buddhisten stellen sich einen strahlenden Buddha vor. Aber es kann auch ein anderes Bild sein, das dich inspiriert, oder einfach ein helles, warmes Licht. Nach einigen Augenblicken visualisierst du, daß das Licht in deinen Unterbauch hineinschießt. Die in deinem Körper glühende Begierde vermischt sich nun mit dem Licht. Gleich danach visualisierst du, daß das Licht langsam durch deinen Körper nach oben fließt. Du kannst es unterstützen, indem du beim Einatmen die Beckenbodenmuskeln (zwischen After und Genitalien) ganz sacht anspannst.

Nach einigem Üben wirst du feststellen, daß dein Verlangen tatsächlich nach oben steigt, wohingegen das Gefühl des Mangels völlig daraus verschwindet. Was anfangs noch Begierde zu sein schien, ist nun reine Energie. Wenn diese Energiewolke das Herz erreicht, manifestiert sie sich als reine, objektlose Liebe. Und wenn es dir gelingt, diese Energie im Körper noch weiter nach oben zu leiten, bis zum Kopf oder gar etwas über den Kopf, manifestiert die Energie sich als reines, helles Gewahrsein.

Probier es einfach aus – es hört sich schwieriger an, als es ist. Wenn du schon seit einiger Zeit meditierst, schaffst du es vielleicht ziemlich schnell. Wenn du noch nicht meditierst, kannst du diese Übung dennoch machen. Das Ergebnis stellt sich dann zwar etwas später ein, aber inzwischen übst du auch deinen Geist und fängst zwei Fliegen mit einer Klappe.

Wenn du eine Zeitlang so übst, gehst du mit deinem sexuellen Verlangen immer entspannter um. Du verstehst immer besser, daß Verlangen kein Problem ist und daher auch nicht unbedingt befriedigt werden muß. Du bist immer weniger versessen darauf, einen Orgasmus zu bekommen. Du bist letztendlich in der Lage, sexuelles Verlangen zu wecken, zu transformieren und dann auf einen Orgasmus zu verzichten – und trotzdem gut zu schlafen. Erst dann bist du soweit, mit einem Partner üben zu können.

Das tust du anfangs auf dieselbe Weise wie zuvor, als du allein geübt hast. Während du dein Verlangen als helles Licht visualisierst und dieses Licht durch deinen Körper emporfließen läßt und in Liebe und Klarheit umwandelst, sorgt dein Partner für immer neue Erregung. Tut das nicht beide zugleich, sondern abwechselnd. Vereinbart, daß einer von euch völlig passiv bleibt und sich nur auf den eigenen Geist und die Transformation seines Verlangens konzentriert, während der andere aktiv die Erregung auflöst – dabei sind alle Stimulationstechniken ausdrücklich erlaubt. Nach einiger Zeit könnt ihr die Rollen tauschen. So macht ihr aus dem Vorspiel eine wichtige spirituelle Übung und habt obendrein mehr Spaß daran.

Es kann sein, daß ihr bei diesen Übungen unterschiedliche Reaktionen erlebt. Vielleicht fällt es dir schwer, passiv zu bleiben und dich stimulieren zu lassen, ohne den Partner ebenfalls zu stimulieren. Vielleicht ist es dir peinlich, daß deine Erregung ab und zu ganz abflaut, obwohl der Partner ja sein Bestes gibt. Sprecht über alles, was ihr empfindet, ohne darüber zu urteilen. Ihr habt eine phantastische Reise durch ein unbekanntes Land begonnen, die noch schöner wird, wenn ihr einander erzählt, was ihr dabei erlebt.

Eine ganz besondere Technik, die du zusammen mit deinem Partner erlernen kannst, ist die spezielle Verschmelzungsatmung, die du auch ohne Sex und bekleidet anwenden kannst, immer dann, wenn ihr tagsüber beide Zeit habt. Umarmt einander zunächst im Liegen, Sitzen oder Stehen (übt es in allen drei Positionen), und spürt die Atmung des Partners. Versucht dann, die Atmung so zu synchronisieren, daß du einatmest, wenn der Partner ausatmet, und umgekehrt. Atmet durch den Mund. Sobald ihr beide mehr oder weniger synchron atmet, führst du den geöffneten Mund an die Lippen des Partners. Deine ausgeatmete Luft strömt in den Mund des Partners, der sie einatmet, und umgekehrt. Anfangs geht das bisweilen schief, was zu lustigen Zusammenstößen und zu Atemnot führen kann. Doch nach einiger Zeit könnt ihr euch bei dieser Simultanatmung immer besser entspannen.

Versucht auch, ab und zu die Augen offen zu lassen, während sich euer Geist seiner selbst bewußt ist. Nach und nach könnt ihr immer länger entspannt ineinander atmen, nicht zu tief und nicht zu flach, gleichmäßig, mühelos, ohne Atemnot, klar und gegenwärtig im Hier und Jetzt. Manchmal werdet ihr spontan ein sehr leichtes und offenes Gefühl von Liebe erleben, nicht so sehr Liebe füreinander, sondern eher eine Art Zusammensein in einem Raum, der offen und voller Liebe ist. Aber strebt nicht bewußt danach, gebt euch einfach dem Zusammensein hin, genießt eure Hingabe, und wundert euch darüber, wie schön diese Übung ist.

Weiter unten erkläre ich, wie ihr diese Methode mit dem Liebesakt verbinden könnt. Aber ihr könnt auch ohne Sex und sexuelles Verlangen zusammen üben. Wenn ihr nur Liebe füreinander empfinden und sie ausdrücken wollt, dann atmet zusammen. Wenn ein Partner Kummer hat und der andere Mitgefühl empfindet, dann atmet zusammen. Wenn ihr beide müde und im Kopf gestreßt seid, dann atmet zusammen. Wenn ihr im Wald spazierengeht und von der Schönheit der Natur berührt seid, dann atmet zusammen. Eine Minute, fünf Minuten, zehn Minuten, so kurz oder lange, wie ihr wollt. Und natürlich könnt ihr auch beim Sex zusammen atmen.

Wenn ihr alle diese Techniken geübt habt und sie beherrscht, ohne viel darüber nachdenken zu müssen, könnt ihr mit dem vereinigenden spirituellen Sex beginnen. Dazu gehört, daß ihr gemeinsam alles tut, um einander zu erregen (in manchen spirituellen Traditionen werden diese Techniken ausführlich beschrieben). Sobald ihr euch fast in eurer Leidenschaft und Erregung verliert, hört ihr auf und tut nichts mehr. Ihr ruht in der Erregung, während die Körper ganz miteinander verbunden bleiben. Ihr könnt abwechselnd eine Weile zusammen atmen und euch dann wieder eine Weile mit Blickkontakt begnügen. Die sexuelle Erregung nimmt dabei oft ab, aber darüber solltet ihr euch keine Sorgen machen. Ruht einfach in der totalen Verschmelzung. Wenn ihr wollt, könnt ihr euch nach einiger Zeit wieder bewegen und gemeinsam die Erregung erneut steigern, bis sie wie Feuer in euch lodert. Dann legt ihr wieder eine Pause ein und ruht im Verlangen, im vollständigen Loslassen jedes Ergebnisses.

Ihr könnt auch jegliches Verlangen nach Erregung loslassen und einfach ineinander liegen bleiben. Der Körper übernimmt dann bisweilen die Initiative und gerät in eine Ekstase, ohne daß ihr etwas dafür tun müßt – alles, was ihr dann tätet, würde diesen Zustand behindern.

Es gibt eine Variante, bei der ihr das Verlangen als flüssiges Licht visualisiert und im Rhythmus eurer Atmung durch eure Körper strömen laßt. Wenn ihr mit Mantras vertraut seid, könnt ihr während dieser Übung auch ein Mantra benutzen. Das alles sind Hilfsmittel, um deine alte Abneigung gegen dein Verlangen und deine Orgasmussucht loszuwerden und in reine, klare, liebevolle Energie zu transformieren. Aber wenn du eines Tages lange genug mit diesen Hilfsmitteln geübt hast, kannst du sie alle über Bord werfen und einfach im hellen Gewahrsein deines Verlangens ruhen, um es dann spontan in Liebe und Klarheit auflösen zu lassen.

Nichts spricht dagegen, zwischen spirituellem und „normalem" Sex abzuwechseln. Es ist sehr wichtig, daß es nicht zu einer Art Verbot kommt, was den „altmodischen" Sex nebst Orgasmus anbelangt, weil du dann eine neue Form von Selbstablehnung einführst. Ihr könnt zum Beispiel zwischen einem normalen und einem spirituellen Liebesakt abwechseln. Oder ihr beginnt mit spirituellem Sex und rundet das Liebesspiel nach einiger Zeit mit einem ordentlichen Orgasmus ab. Aber gönnt euch auch die phantastische Entdeckung, wie schön es ist, einen Liebesakt ohne Orgasmus zu beenden: Ihr werdet sehen, daß ihr dabei genauso befriedigt sein könnt wie nach einem Orgasmus, nun jedoch ohne den ziemlich erschöpfenden Taumel der Lust. Statt dessen spürt ihr eine prickelnde, klare und liebevolle Energie im ganzen Körper. Außerdem bringt die Befreiung von deiner Orgasmusobsession eine Menge Freiheit und Autonomie mit sich: Du wirst von einem bedürftigen Orgasmussüchtigen zu einem unabhängigen Menschen, der Glück und Liebe schenkt. Das wirkt sich auch auf deine Beziehung aus. Auch außerhalb des Schlafzimmers bist du nun viel weniger bedürftig, was deinen Partner betrifft. Deshalb hast du auch den Mut, viel offener, flexibler und liebevoller zu sein.

Dein Mangelbewußtsein wird schließlich definitiv zu einem Überflußbewußtsein, deine samsarische wird zu einer spirituellen Beziehung, und deine einengende Identität wird zu einem offenen, umfassenden, liebevollen Gewahrsein deines natürlichen Seinszustandes. Wer glaubt, der spirituelle Weg verlange harte Disziplin und asketische Enthaltsamkeit, sollte unbedingt diese Übungen ausprobieren. Aus der Disziplin wird dann bald freudige Regelmäßigkeit, aus der Askese die Befreiung vom Mangel. Genuß in Freiheit und in vollständigem Gewahrsein deines Geistes ist der Königsweg zu deinem vollkommenen, natürlichen Seinszustand.

21 Entgleiste Liebe

Nicht die Erscheinungen engen dich ein,
sondern dein Haften an ihnen.

Tilopa, indischer buddhistischer Meister (988–1069)

Wir haben bereits besprochen, daß das Wachstum unseres Bewußtseins stagniert, wenn wir uns mit unserem Selbstbild identifizieren. Das kann auf zweierlei Arten geschehen, nämlich durch unbewußte Verschmelzung mit einem sicheren Muster oder durch mehr oder weniger bewußte Dissoziation von einem unsicheren Muster (siehe Kapitel 7). Im Bereich der Sexualität und der Beziehungen löst das drei unterschiedliche Formen der Stagnation aus. Anders gesagt, die liebevolle Energie unseres natürlichen Seinszustandes kann auf dreierlei Weise „entgleisen" und sich in einem einengenden Suchtmuster stauen. Dissoziation führt zu Sexsucht, Verschmelzung zu Liebessucht, und die Wechselwirkung zwischen beiden löst eine Beziehungssucht aus.

Natürlich leidet jeder, der spirituell nicht entwickelt ist, an einer Sucht nach Liebe und Anerkennung, die sich als Bedürfnis nach Sex, Liebe und Beziehungen äußert. Aber es gibt graduelle Unterschiede. In manchen Fällen nimmt die Bedürftigkeit derart extreme Formen an, daß wir auch in der traditionellen Bedeutung des Wortes von einer Sucht sprechen. Typisch dafür sind Zwangsverhalten und Selbstzerstörung in einer Abwärtsspirale. Um diese drei Formen der Liebesentgleisung geht es in diesem Kapitel.

Sexsucht findet ihren Nährboden in der Dissoziation und kommt daher bei Männern häufiger vor als bei Frauen. Betroffene haben einen Mechanismus entwickelt, der rasend schnell auf (drohende) schmerzhafte Emotionen reagiert, indem er sie verdrängt oder die Aufmerksamkeit auf angenehme Gedanken und Aktivitäten lenkt. Die Folge ist eine emotionale Isolierung, ein chronischer Mangel an emotionalen Impulsen. Das führt wiederum zu einem Lebensstil, der darauf abzielt, den Mangel zu kompensieren. In milder Form ist der Betroffene überaus umtriebig: immer mit neuen Plänen beschäftigt, immer auf der Flucht vor sich selbst, immer auf der Suche nach angenehmer Ablenkung. In ernsteren Fällen nimmt die Ablenkung die Form einer Sucht nach einem oder mehreren Elementen der Reihe *sex, drugs and rock 'n' roll* an.

Die emotionale Abschirmung eines zu Dissoziation neigenden Menschen ist eine Art „emotionaler Panzer". Er schiebt schmerzliche Emotionen beiseite und verflacht dadurch jegliche Emotion. Die Folge ist ein Gemisch aus emotionalen Reizen, das immer stärker werden muß. Diese Einbußen an emotionaler Tiefe werden mit heftigen künstlichen Emotionen kompensiert, ausgelöst durch Chemikalien oder aufputschende Situationen, sogenannte „Kicks". Diese bieten den Vorteil, daß von ihnen kaum die Gefahr von Ablehnung ausgeht. Sex ist zwar eng mit der Angst vor Ablehnung und Selbstablehnung verbunden, aber süchtig machen nur die Formen, bei denen die Gefahr einer Ablehnung minimal ist, zum Beispiel Prostitution, anonymer Internetsex und Pornographie. Sex wird dann zum Kick, zu einer zuverlässig auslösbaren, heftigen Emotion, die zwar künstlich ist, aber auch sehr effektiv als Kompensation der emotionalen Armut wirkt. Es ist so ähnlich wie beim schnellen Autofahren: Niemand *will* gegen den Baum fahren, aber so ein kleines Risiko macht die Raserei zu einer spannenden Erfahrung, die für kurze Zeit ein Gefühl der emotionalen Befriedigung auslöst, das Gefühl, wirklich zu leben! Genau das vermißt der Sexsüchtige, genau das will er mit seiner Sucht erlangen: das Gefühl der Echtheit, der tiefen Lebensfreude, der Verletzlichkeit. Aber genau davon entfernt ihn die Sucht immer weiter.

Der Gefühlspanzer wird wegen dieser künstlich hervorgerufenen Emotionen immer undurchdringlicher, das Bedürfnis nach Kicks immer drängender, bis schließlich jeder Tag von diesem Teufelskreis beherrscht wird. Der Internetsüchtige muß jeden Tag stundenlang vor seinem Computer sitzen und chatten oder pornographisches Material betrachten und sich dann durch Selbstbefriedigung von seinem selbst ausgelösten sexuellen Verlangen befreien. Der Prostitutionssüchtige muß regelmäßig eine Dosis bezahlten Sex' konsumieren.

In alledem steckt die Sucht nach Spannung, Begierde und die Befreiung durch den Orgasmus. Ohne den sexuellen Drang fühlt sich der Sexsüchtige leer, emotionslos und einsam. Das weckt Gedanken an Sex, die natürlich als schwach oder schlecht, tierisch oder sündhaft verurteilt werden, je nach Glaubenssystem, mit dem der Betroffene aufgewachsen ist. Aber dadurch werden sie nur noch zwanghafter, und man muß ihnen nachgeben, um die Frustration loszuwerden. Dann wird der eigentliche sexuelle Drang geweckt: Anspannung, Verlangen, Hoffen und Bangen, und die Aussicht auf den befreienden Orgasmus. Diesem folgt sogleich der Rausch der Befriedigung und Erschöpfung. Eine Weile hat man Ruhe im Kopf und das vage Gefühl von Enttäuschung und Selbstablehnung. Nach einiger Zeit wiederholt sich der ganze Zyklus. Die emotionale Armut und die Minderwertigkeitsgefühle werden immer stärker, genauso wie das Zwangsverhalten, mit dem man ihnen zeitweilig entfliehen kann.

Siehst du, daß alles Leiden mit Selbstablehnung beginnt? Daß Selbstablehnung unsere natürliche Lebenskraft gegen uns wendet und in Frustration und Zwangsverhalten umwandelt? Es ist ein sehr verständlicher Irrtum, daß man versucht, schmerzliche Emotionen zu beseitigen. Leider sind die Folgen katastrophal und kontraproduktiv. Es ist unglaublich, wie viel Leid der Mensch sich und anderen immer wieder zufügt, indem er versucht, diesem Leid zu entfliehen.

Um eine Sexsucht zu beenden, mußt du also zuerst lernen, dein sexuelles Verlangen urteilslos zu umarmen. Die auf lange Sicht beste „Medizin" besteht darin, urteilsloses Gewahrsein durch Meditation zu entwickeln. Kurzfristig kannst du versuchen, dich nicht mehr dafür abzulehnen, daß du süchtig bist. Das kann wirklich jedem passieren, und auf einer tieferen Ebene *ist* sogar jeder von uns süchtig. Süchte lösen das produktivste Leid aus, das wir uns wünschen können. Sie sind Türen zur spirituellen Entfaltung und zur Erkenntnis unserer vollkommenen Natur. Hör also damit auf, dich herabzusetzen, und betrachte deine Sucht lieber als ein besonders lehrreiches Mißverständnis. Beginne damit, sexuelle Handlungen, die du ohnehin nicht lassen kannst, ohne Urteil zu genießen. Erlege dir keine Verbote auf, egal, um welche sexuellen Erfahrungen es sich handelt. Aber betrachte jedesmal, wenn du einen Drang nach sexuellen Kicks verspürst, freundlich die dahinter verborgene Selbstablehnung. Umarme das Gefühl von Unwohlsein, Unsicherheit, Einsamkeit, Unruhe, Drang und Begierde mit urteilslosem Gewahrsein. Dann verschwindet der Drang oft nach wenigen Minuten. Entwickle nicht-destruktive Methoden, dich zu verwöhnen und abzulenken, als Alternativen zu den destruktiven Methoden Triff eine Entscheidung zu deiner Internetsucht, deinen Besuchen bei Prostituierten oder zu sonstigen Umständen, die bei dir ein starkes destruktives Verlangen auslösen. Es ist nicht falsch, diesen Umständen aus dem Weg zu gehen, sofern du sie durch andere, positive Umstände ersetzt. Und schließlich: Gönn dir die Freude einer offenen, freundlichen Beziehung zu dir und all deinen Gefühlen, ganz gleich, ob sie schmerzhaft oder angenehm sind. In einem so offenen, freundlichen, sich selbst umarmenden Geist ist eine Sucht schlicht nicht mehr möglich.

Wenn Sexsucht also ein Symptom der Dissoziation ist, findet eine Liebessucht ihren Ursprung in der Verschmelzung mit emotionalen Mustern und kommt daher am häufigsten bei Frauen vor. Sie äußert sich als zwanghaftes Festhalten an einer unerwiderten oder aussichtslosen Liebe. Es spielt keine Rolle, wie aussichtslos die Liebe und wie unerreichbar der Geliebte ist: die Liebessüchtige kann nicht anders, als an ihrer Sehnsucht nach dem unerreichbaren Geliebten festzuhalten. Der bloße Gedanke, den Geliebten loszulassen und die Hoffnung aufzugeben, kann heftige Angst auslösen: das Gefühl, keinen Halt, keinen Boden mehr unter den Füßen zu haben. Es ist, als drohe die Existenzgrundlage verlorenzugehen. In der Tat ist die Unerreichbarkeit des Geliebten ein zentraler Teil der Sucht. Die Liebessüchtige ist im Grunde süchtig danach, abgewiesen zu werden. Dadurch entsteht eine Situation der scheinbaren Sicherheit, eine äußere „Existenzgrundlage“, die die fehlende innere Existenzgrundlage – das Selbstwertgefühl – ausgleichen soll. Die Sucht danach, abgelehnt zu werden, ist also eine sehr schmerzliche Form der Selbstablehnung.

In der Liebessucht bilden die zwanghaften Gefühle der Liebe zum ablehnenden Geliebten einen letzten Schleier vor dem tiefen Gefühl der existentiellen Unsicherheit. Die Ursache dieses fundamentalen Gefühls von Unsicherheit liegt meist in einer frühen Jugend, in der ungesicherte familiäre Umstände herrschten und der Elternteil des anderen Geschlechts sehr dominant und ablehnend auftrat. Wenn ein Kind sich unsicher fühlt und von einem Elternteil oder von beiden Eltern sowohl beschützt als auch abgelehnt wird, entsteht eine seltsame Verbindung aus Ablehnung und Sicherheit. Solange man abgelehnt wird, ist man wenigstens nicht niemand, nicht nichts, hat man zumindest noch eine Existenzgrundlage. Der unerreichbare Geliebte hat die gleichen ablehnenden Eigenschaften wie der ablehnende Elternteil, und das Klammern an den Geliebten ermöglicht es, die existentielle Angst und Unsicherheit zu verschleiern, die das Kind in seiner Jugend erlernt hat.

Glaube also nicht etwa, Liebessucht sei symptomatisch für einen schwachen oder abhängigen Charakter. Im Gegenteil, wir finden Liebessüchtige auch unter sehr starken und emanzipierten Frauen, die ihr ganzes Leben lang hart gearbeitet haben, um ihre Ängste in den Griff zu bekommen, und die als Nebenprodukt dieses Kampfes auf der gesellschaftlichen und beruflichen Ebene bisweilen sehr erfolgreich geworden sind. Sie können sehr herzlich und freundlich zu anderen sein. Sie haben nur nie gelernt, freundlich zu sich selbst zu sein, und fallen daher immer wieder auf die „falschen Männer“ herein: auf ablehnende Männer, die sich von ihren liebevollen Gefühlen dissoziiert haben.

Auch hier sehen wir deutlich, daß Selbstablehnung eine kraftvolle Eigenschaft unserer vollkommenen Natur so pervertiert, daß sie uns einengt. Hier zeigt sich bedingungslose Liebe in ihrer selbstablehnenden Form: wie einengend und ablehnend der Geliebte auch sein mag, niemals wird dies zu einem ausreichenden Grund, die Liebe zu beenden. Der Unterschied besteht nur darin, daß bei der Liebessucht die Bedingungslosigkeit der Liebe nicht der Kraft und dem Überfluß des natürlichen Seinszustandes entspringt, sondern der Angst und dem Mangel, deren Ursprung die Verschmelzung mit einem einengenden und unsicheren Selbstbild ist. So nimmt die Selbstablehnung manchmal sogar den Anschein ihres Gegenteils an, den der bedingungslosen Liebe.

Eine Liebessucht ist schwer zu beenden. Meist gelingt es erst, wenn das Leiden, das sie auslöst, größer ist als die existentielle Angst, die sie verschleiern soll. Die Gefahr bleibt, daß du dich nach einiger Zeit wieder in einen ablehnenden und unerreichbaren Partner verliebst. Es wäre besser, die tiefste Ursache deiner Sucht anzupacken und deine innere Sicherheit, deinen vollkommenen natürlichen Zustand zu entwickeln. Beginne mit einer geeigneten Meditationstechnik, und entscheide dich für eine Therapie oder ein Training, das dir hilft, ein autonomeres Selbstwertgefühl zu erwerben. Wenn dein Bedürftigkeitsbewußtsein schwächer wird und du kurze Blicke auf dein Überflußbewußtsein zu erhaschen beginnst, bist du dir bald zu wertvoll, um noch länger auf die Liebe des anderen zu warten und zu hoffen. Ein Geist, der seine vollkommene Natur kennt, kann nie mehr süchtig werden!

Wenn Liebes- und Sexsucht sich vermischen oder, genauer gesagt, wenn sich eine starke „Verschmelzerin" und ein starker „Dissoziierer" ineinander verlieben, entsteht eine Beziehungssucht. Wie bereits erwähnt, sind eigentlich alle Liebesbeziehungen eine Form von Sucht nach Verschleierung des negativen Glaubens durch die Liebe und Anerkennung des Partners. Aber manchmal nimmt die wechselseitige Abhängigkeit derart extreme Formen an, daß wir nicht nur in spiritueller Hinsicht, sondern auch in der traditionellen Bedeutung des Wortes von einer Beziehungssucht sprechen können. Beide Partner brauchen die Beziehung als Schutzhülle für ihre tiefe Angst vor Einsamkeit und Ablehnung. Die Beziehung, vor allem ihre wechselseitige beruhigende Wirkung, ist das wichtigste Ziel im Leben. Je ängstlicher der Partner ist, desto stärker mußt du deinen eigenen natürlichen Ausdruck einschränken, um den anderen zu beruhigen. Und je ängstlicher du bist, desto bereitwilliger bist du, genau das zu tun. Auch auf sexuellem Gebiet wird eine solche Beziehung immer einengender. Ein echter Dissoziierer kann seine Gefühle nur noch durch Sex ausdrücken und ist dabei ziemlich „orgasmusorientiert". Eine echte „Verschmelzerin" kann sich nur auf Sex einlassen, wenn sie emotionale Wärme und Sicherheit spürt.

Dieser Gegensatz kommt in traditionellen Beziehungen in unterschiedlichen Abstufungen sehr häufig vor: der Dissoziierer braucht Sex, um tiefere Gefühle zu empfinden, und die Verschmelzerin braucht tiefe Gefühle, um Sex haben zu können. Deshalb hat der Mann in einer solchen Beziehung oft das Gefühl, beim Sex zu kurz zu kommen, während die Frau die Emotionalität vermißt. Der Sex wird ein mehr oder weniger erträglicher Kompromiß, was die Frequenz (für ihn) und/oder die Intensität (für sie) anbelangt.

Derlei Beziehungen erweisen sich jedoch nicht nur auf sexuellem Gebiet als einengender Kompromiß. Im Grunde hat man in einer süchtigen Beziehung überhaupt sehr wenig Raum,

„man selbst“ zu sein. Anders gesagt: Dieses „Du-selbst-Sein“ ist nur ein magerer Kompromiß, eine matte Kopie dessen, was du wirklich tun und sein willst, eine verzerrte Karikatur, die du für die engen Grenzen der Sicherheit, die die Beziehung bietet, passend gemacht hast.

Es gibt keine scharfe Grenze, jenseits derer die gegenseitige Einengung der Persönlichkeit in der traditionellen Beziehung zu einer echten Sucht wird. In extremen Fällen ist jedoch deutlich zu erkennen (für Dritte, aber meist nicht für die Partner!), daß Angst, Zwangsverhalten und Selbstzerstörung beim Instandhalten der einengenden Beziehung eine wichtige Rolle spielen. Wenn ein Partner zum Beispiel alkohol- oder drogensüchtig ist und der andere sich an die Rolle des Retters klammert, dann handelt es sich auf jeden Fall um eine Beziehungssucht. Dasselbe gilt, wenn ein Partner gewalttätig und der andere das Opfer ist. Im allgemeinen können wir von einer Beziehungssucht sprechen, wenn das Leid in der Beziehung viel größer ist als das Leid, das die Partner (und vielleicht ihre Kinder) durch eine Trennung erdulden müßten. Es ist erschütternd mitanzusehen, wie viel Elend beide Partner auszuhalten bereit sind, nur weil sie Angst haben, die scheinbare Sicherheit der Beziehung zu verlieren.

Wenn du glaubst, selbst an einer Beziehungssucht zu leiden, kannst du im Grunde nur eines tun: damit aufhören. Weiter oben habe ich geschrieben, der Bruch einer Beziehung sei nicht unbedingt die beste Methode, eine spirituelle Entfaltung zu bewirken. Aber bei einer echten Beziehungssucht ist das gewiß der Fall. Sobald aus einer Beziehung eine Form von Selbstablehnung und Selbstzerstörung geworden ist, also zu einer Sucht im engeren Sinne, kannst du nur noch dann zu dir selbst finden, wenn du damit aufhörst. Auch für deinen süchtigen Partner ist dein Beschluß aufzuhören das einzige und vielleicht letzte, womit du ihm noch helfen kannst, egal, wie viel Kummer ihm diese Entscheidung bereitet. Alle Versuche, die Beziehung zu retten, spielen sich innerhalb des erstickenden Rahmens ab, den die Verhüllung der Angst vor Einsamkeit und Ablehnung setzt, so ausweglos, als würde man bei sprudelndem Wasserhahn den Boden trocken zu wischen versuchen. Um eine gewisse spirituelle Entwicklung zu ermöglichen, mußt du so schnell wie möglich den Hahn der Selbstzerstörung zudrehen und die Symbiose der zwei halben und ängstlichen Egos beenden. Es ist verständlich und völlig normal, daß allein der Gedanke daran starke Angst bei dir auslöst. Versuche diese Angst mit urteilslosem Gewahrsein zu umarmen, und sei es nur ein wenig. Der Gedanke an Trennung ist übrigens viel bedrohlicher als die Trennung selbst. Wage also den Schritt, selbst wenn er dir als Schritt ins Leere erscheint. Sobald du das getan hast, wirst du das Gefühl bekommen, aus einem Albtraum zu erwachen. Nach und nach findest du wieder zu dir selbst zurück und kannst konstruktiv mit deiner tiefen Angst umgehen, so daß du nicht erneut in eine süchtigmachende Beziehung gerätst. Erst dann ist der Weg in ein glückliches Leben mit oder ohne Beziehung offen. Und wenn es ein Leben mit einer Beziehung ist, dann ist diese liebevoll und erfüllend, weil sie nicht auf Mangel und Angst basiert, sondern auf Selbständigkeit und überfließender Liebe.

Dieses Kapitel über Liebesentgleisungen könnte viel länger sein, weil jede Sucht, also auch Sex-, Liebes- und Beziehungssucht, aus sehr komplexen Mechanismen besteht, die scheinbar schwer zu durchbrechen sind. Die Angst vor dem Beenden einer Sucht ist einer der bedrückendsten Aspekte der Sucht. Doch wenn die Sucht einmal durchschaut wird, ist es überhaupt nicht mehr schwer, sie zu beenden – es ist eher ein Fest der Erleuchtung und Befreiung. In meinem Buch *Suchtfrei* habe ich erklärt, wie du das erreichst. Vielleicht gibt es dir genau die Inspiration, die du brauchst, um deine Sucht loszuwerden. Ich war früher selbst ziemlich süchtig (nach Sex, Drogen, Beziehungen und Rauchen) und kann daher aus Erfahrung bestätigen, daß das Leben ohne all diese Süchte sehr viel schöner ist, und dasselbe gönne ich von Herzen auch dir.

22 Im Interesse der Kinder

Eure Kinder sind nicht eure Kinder.
Sie sind Söhne und Töchter des Verlangens des Lebens nach sich selbst.
Sie kommen durch euch auf die Welt, aber nicht von euch, und obgleich sie bei euch sind, gehören sie euch nicht.

Khalil Gibran, libanesischer Dichter (1883–1931)
aus: *Der Prophet*

Wahrscheinlich ist der wahre Grund, warum meine Frau und ich Kinder bekommen haben, der gleiche wie der von Napoleon, als er in Rußland einfiel: Es schien eine so gute Idee zu sein.

Bill Cosby, amerikanischer Fernsehkomiker

Dieses ganze Buch handelt von Beziehungen zwischen Menschen im allgemeinen und Liebesbeziehungen im besonderen. Liebesbeziehungen können sowohl ein großes Hindernis als auch eine große Hilfe auf dem spirituellen Weg sein. Dasselbe gilt für die Elternschaft. Die bloße Tatsache, daß Kinder viel Zeit kosten, hemmt die spirituelle Entwicklung erheblich. Obendrein sind sie unglaublich süß und rührend, aber manchmal auch nervig, egozentrisch, dumm, tyrannisch, garstig, quengelig und abhängig.

Niemand kann die Aufmerksamkeit anderer so geschickt auf sich lenken wie ein Kind. Aber weil du deine Kinder liebst, können sie dir auch helfen, deine negativen Emotionen umarmen zu lernen und in spirituelle Entwicklung zu transformieren. In dieser Hinsicht gleichen Kinder ein wenig einem spirituellen Lehrer. Ein Lehrer hat zwei Eigenschaften: Er inspiriert und irritiert (mehr darüber in Anhang 2). Vor allem die zweite Eigenschaft können auch deine Kinder außergewöhnlich gut erfüllen, denn sie sind die raffiniertesten Knopfdrücker, die die du je um dich haben wirst.

Warum können sowohl spirituelle Lehrer als auch Kinder auf eine so aufreizende Art und Weise deine Knöpfe drücken? Das liegt daran, daß sie nicht an ihrem Ego haften: der Lehrer, weil er es überwunden hat, und das Kind, weil sein Ego noch nicht vollständig entwickelt ist. Sowohl der Lehrer als auch das Kind interessieren sich daher kaum für deine üblichen Selbstschutzkonventionen. Deshalb gelingt es ihnen manchmal, dich schmerzhaft mit deinem Selbstschutz zu konfrontieren: mit deinen Mustern, die dich vor Ablehnung und Selbstablehnung bewahren sollen. Auch wenn diese Konfrontationen nicht von einem Lehrer, sondern von deinen eigenen Kindern ausgelöst werden, können sie dir bei deiner spirituellen Ausbildung sehr nützlich sein.

Sie *können* nützlich sein. Die meisten Eltern tappen jedoch in die Projektionsfalle und machen das Kind für ihre Selbstablehnung verantwortlich. Darin bestärkt werden sie von den gängigen pädagogischen Theorien, die sie für das heutige und zukünftige Lebensglück ihrer Kinder verantwortlich machen. Es ist kaum vorstellbar, wie viel Leid dieser pädagogische Irrtum Kindern in ihrem (späteren) Leben und damit auch den Eltern zufügt. Wir haben bereits gesehen, daß Selbstablehnung die tiefste Ursache all unserer emotionalen Probleme ist. Erziehung ist die Methode, mit der wir unsere Selbstablehnung auf unsere Kinder übertragen. Das Denkmuster, das der gesamten Idee von Erziehung zugrunde liegt, will uns weismachen, Kinder kämen unvollkommen zur Welt und müßten mit unserer Hilfe erzogen und zu guten, glücklichen Menschen geformt werden.

Wahrscheinlich hast auch du beim Lesen der letzten Sätze gedacht: „So ist es doch! Kinder sind nicht nur süß und niedlich, sondern auch schrecklich abhängig, unangenehm egozentrisch, empörend manipulativ und unverschämt habgierig." Nein, dies ist die Erziehungsbrille, durch die wir Kinder betrachten. Denn so sind sie keineswegs, so verhalten sie sich nur gelegentlich und vorübergehend, um sich weiterzuentwickeln. Aber weil wir dieses abhängige, egozentrische und manipulative Verhalten in uns selbst verurteilen und uns davon dissoziiert haben, sofern wir nicht damit verschmolzen sind, projizieren wir unsere Selbstablehnung auf das Kind, das dieses Verhalten noch ganz ungehemmt zur Schau stellt. Wegen dieser Ablehnung kommt das Kind zu der Überzeugung, daß es nicht gut genug, schwach, abhängig und egozentrisch ist. Gleichzeitig lernt es, diesen Glauben mit gesellschaftlich und moralisch erwünschtem Verhalten zu verdecken.

Der Gedanke, daß wir unseren Kindern Glück und Kultur beibringen müssen, ist so hartnäckig wie die Idee, daß wir uns zusammennehmen müssen, um nicht asozial zu werden. Beides entspringt einer negativen Einstellung zu unserer Natur. Je mehr die Eltern der Illusion verhaftet sind, daß sie sich selbst im Griff haben müssen, desto mehr versuchen sie auch, ihre Kinder so zu steuern und zu manipulieren, daß sie ein glückliches und gesellschaftlich anerkanntes Verhalten an den Tag legen. Deshalb ist das Kind erst recht davon überzeugt, daß es von Natur aus nicht gut genug ist und erst lernen muß, bestimmte Bedingungen zu erfüllen, damit es sich wertvoll fühlen darf.

„Ja, aber", wendest du vielleicht ein, „wir können die Kleinen doch nicht ihrem Schicksal überlassen!" Natürlich nicht. Es gibt jedoch einen Mittelweg zwischen Manipulieren und Vernachlässigen, zwischen Zwingen und im Stich lassen, nämlich bedingungslose Liebe, deren Quelle dein natürlicher Seinszustand ist. So wie die Sonne Licht und Wärme spendet, besteht bedingungslose Liebe aus Klarheit und Wärme. Die Klarheit manifestiert sich in Form von eindeutigen Grenzen und Regelmäßigkeit. Die Wärme ist eigentlich liebevolle Umarmung, urteilslos und bedingungslos. Und das Schöne ist: Du kannst deinen Kindern nur die Klarheit und Wärme geben, die du dir selbst gibst. Anders ausgedrückt: Wenn du selbst ständig zwischen Selbstbeherrschung und Selbstvernachlässigung schwankst, hast du deinen Kindern nichts Besseres zu bieten. Aber wenn du dich darin übst, die Selbstablehnung loszulassen, und dein Geist bereits einigermaßen mit seinem vollkommenen Seinszustand vertraut ist, dann ist die Elternschaft plötzlich alles andere als ein spirituelles Hindernis, eine heilige Pflicht, eine lebenslange Fürsorge und ein vollständiger Verlust der Freiheit. Dann wird die Beziehung zu deinen Kindern eine spirituelle Beziehung, in der du die Autonomie und den inhärenten Wert des anderen respektierst wie dich selbst, eine Beziehung, in der du weder den anderen als Eigentum betrachtest, noch dich von ihm aus Angst vor Ablehnung manipulieren läßt. Alle Einschränkungen und Ängste, die eine Elternschaft normalerweise so schwer belasten, verwandeln sich dann in Freude und inspirieren zu weiterer spiritueller Entwicklung.

Sehen wir uns einmal ein konkretes Beispiel aus der täglichen Erziehungspraxis an. Du bist mit deinem Kind im Supermarkt, und die Kleine will unbedingt ein Eis haben. Du fühlst dich etwas unsicher, weil andere Eltern dich beobachten, und willst keinen hilflosen Eindruck machen, obwohl du dich manchmal so fühlst. Nehmen wir an, du willst deinem Kind in diesem Moment kein Eis kaufen. Dann stehst du vor der üblichen Alternative: Manipulieren oder Ignorieren. Du kannst versuchen, das Kind mit vagen Versprechungen zu trösten („Wenn es draußen wärmer wird ..."), es mit schwierigen Aufträgen abzulenken („Such erst mal die Erbsen mit Erdnußbutter") oder ihm mit ernsten Folgen zu drohen („Wenn du nicht sofort aufhörst zu quengeln, bekommst du nie wieder ein Eis!"). Und wenn das alles keine Wirkung zeigt, kannst du das Kind ignorieren, mit mürrischer Miene die Regale entlanggehen und dich für dieses unartige Kind schämen, das jammernd hinter dir herläuft. Im Grunde lehnst du hier dich selbst und dein Kind die ganze Zeit ab, denn du fühlst dich hilflos und als Vater oder Mutter unfähig und machst dafür dein Kind verantwortlich. Das Kind fühlt sich dadurch natürlich ebenfalls abgelehnt, was seine Quengelei noch verstärkt. In beiden Fällen, sowohl durch Manipulation als auch durch Ignorieren, lehnst du dein Kind ab. Das ist völlig unnötig, weil der Mittelweg so einfach ist, fast zu einfach, um daran zu glauben.

Es beginnt natürlich mit der Beziehung zu dir selbst. Du brauchst nicht länger eine „gute" Mutter oder ein „guter" Vater zu sein und mußt dich und deine Unsicherheit daher auch nicht mehr ablehnen. Wenn dein Kind dann ein Eis haben will, mußt du nicht automatisch nein sagen, um deine Ruhe zu haben. Statt dessen erkennst du seine Gefühle an: „Ah, du hast Lust auf ein Eis? Du magst Eis, nicht wahr? Aber jetzt kaufe ich dir keins, weil wir gleich zu Mittag essen.“ Auf diese Weise lehnst du weder das Kind noch sein Verlangen nach einem Eis ab, sondern erkennst es samt seines Verlangens freundlich an, obwohl du eine klare Grenze setzt.

Dies ist die starke Kombination aus bedingungsloser Liebe und glasklaren Grenzen, die Essenz aller wirksamen Methoden, mit Kindern umzugehen. Und es ist eigentlich gar keine „Methode“, sondern eine Einstellung, die entsteht, wenn Ablehnung und Selbstablehnung aus deiner Beziehung zum Kind verschwunden sind. Wenn du aufgehört hast zu erziehen und damit begonnen hast, das Hier und Jetzt zu betrachten, dein Kind in allem, was es fühlt, anzuerkennen und auf die klaren Grenzen zu vertrauen, wirst du sehen, daß sich das Kind ebenfalls anders benimmt, sich weniger ablehnt und ein natürlicheres (bedingungsloses) Selbstwertgefühl entwickelt. Vielleicht läßt sich dadurch nicht verhindern, daß es manchmal quengelt, aber das ist auch gar nicht notwendig. Falls es einmal quengelt, ist das nicht mehr dein Problem, weil du dich nicht mehr in deiner Machtposition als Mutter oder Vater bedroht fühlst. Deshalb brauchst du auch nichts daran zu ändern, ja du kannst sogar Mitgefühl für das Kind empfinden, das mit schmerzlichen Emotionen kämpft. Und weil du dich nicht gegen seine Launen wehrst, lernt es, diese ein wenig loszulassen. In meinem vorigen Buch *Het einde van de opvoeding* habe ich diesen spirituellen Umgang mit Kindern ausführlich erklärt.

In einer spirituellen Beziehung stellen die Partner keinerlei Forderungen an den anderen, haben keinen Anspruch aufeinander und sind für ihre schmerzlichen Gefühle selbst verantwortlich. Das paßt scheinbar nicht zur Elternschaft, denn die allgemeine Meinung lautet ja, Eltern dürften sich nicht trennen, weil das für die Kinder schädlich sei. Kinder mit geschiedenen Eltern haben in der Tat mehr emotionale Probleme als Kinder, die keine Scheidung mitgemacht haben. Aber es ist schwer zu sagen, ob das an der Scheidung selbst liegt oder an den unsäglichen Streitereien, die ihr vorangehen und oft auch folgen. Wenn du versuchst, das Kind vor schwierigen Situationen zu bewahren, koste es, was es wolle, bekommt das Kind Angst und verliert sein Selbstvertrauen. Vielmehr könntest du lernen, mit schwierigen Situationen selbst besser umzugehen. Diese Fähigkeit vermittelst du dann auch deinen Kindern.

Wenn du Kinder hast, ist das eine gute Gelegenheit, damit aufzuhören, deine Selbstablehnung an die folgende Generation weiterzugeben. Es ist natürlich wunderbar, wenn du das zusammen mit einem Partner in einer spirituellen Beziehung machen kannst. Aber wenn das nicht gelingt und die Beziehung eine Quelle zusätzlichen Leids geworden ist, ein Käfig der Ablehnung und Selbstablehnung, dann ist es ziemlich sinnlos, „im Interesse der Kinder" zusammenzubleiben. Natürlich solltet ihr zuerst alles versuchen, um die Beziehungsprobleme gemeinsam so zu transformieren, daß sie euch bei eurer spirituellen Entwicklung helfen. Doch wenn keine liebevolle oder freundliche Kommunikation mehr möglich, kein gegenseitiger Respekt mehr vorhanden ist, keine Aussicht auf Liebe und Offenheit besteht, dann solltet ihr euren Kindern das Beste geben, was ihr ihnen noch geben könnt, und euch trennen. Gebt ihnen zwei getrennt lebende, glückliche Elternteile anstelle eines griesgrämigen Paares, das zusammenbleibt.

Benutze deine Kinder nicht als Vorwand, um dich nicht für dich selbst entscheiden zu müssen, und nicht zur Verschleierung deiner Angst vor dem Alleinsein. Denn in diesem Fall vermittelst du auch ihnen ein Selbstbild, das aus Abhängigkeit und Angst besteht. Laß die Kinder an deinem spirituellen Abenteuer, an der Suche nach deiner vollkommenen Natur, am Überwinden deiner Selbstablehnung teilhaben, am besten gemeinsam mit deinem Partner, aber, wenn das nicht geht, auch alleine. Und laß deine Kinder am Schönsten teilhaben, was du dir selbst jemals geben kannst: an dir selbst.

23 Die vollkommene Illusion

Form ist Leere,
Leere ist Form,
Leere ist nicht anderes als Form,
Form ist nichts anderes als Leere.

Das buddhistische Herzsutra

Aus dem Nicht-Manifesten
entstehen alle Manifestationen.

Tantra Dynamic Energy of the Lion

Ohne etwas, welchen Spaß würde es noch machen,
nichts zu sein?

Byron Katie

Wenn wir die lange und komplexe Serie von Irrtümern betrachten, die zusammen unsere Identität formen und unser Tun und Lassen fast vollständig bestimmen, gerätst du vielleicht in eine düstere Stimmung und denkst: „Was für eine elende Welt! Warum ist alles so verwirrend und leidvoll, warum sind wir nicht einfach alle glücklich?" Das ist verständlich: Du betrachtest die Irrtümer durch die Brille der Irrtümer. Anders gesagt: Du lehnst die Ablehnung ab. Du verurteilst das Verurteilen. Erkennst du darin die subtile Dissoziationsfalle? Das Ablehnen des Ablehnungssystems bleibt weiterhin Ablehnung. Das nützt dir also nicht viel. Und es ist auch gar nicht nötig, denn in Wirklichkeit sind alle Irrtümer Teil eines lückenlosen Systems aus Irrtümern, eine vollkommene Illusion. Solange du glaubst, die Wirklichkeit sei nicht gut, wie sie ist, vergißt du, daß es dein Blickwinkel ist, der nicht gut ist. Daraufhin hält dir die vollkommene Wirklichkeit diesen Irrtum eindringlich vor Augen.

Jedesmal, wenn du Abneigung gegen eine Situation, einen Menschen oder dich selbst spürst, hat dein urteilsloses Gewahrsein sich selbst vergessen und sich in seine eigene Projektion hineinziehen lassen. Und jedesmal, wenn du diesen Irrtum begehst, wirst du sofort darauf aufmerksam gemacht: Es tut weh. Wenn du dann den Irrtum machst, vor dem Schmerz wegzulaufen, erhältst du die nächste Warnung: Es tut noch mehr weh. Das System ist unfehlbar. Und jedesmal, wenn du dich an Situationen oder Menschen klammerst, die dich glücklich machen, und am daraus folgenden Selbstwertgefühl haftest, läßt sich dein vollkommenes Überflußbewußtsein in die Illusion der Bedürftigkeit hineinziehen. Jedesmal, wenn du diesen Irrtum begehst, wirst du auf ihn hingewiesen: Du bekommst Angst, du fürchtest, diesen Menschen oder diese Umstände zu verlieren, du hast Angst vor Ablehnung und Selbstablehnung. Es ist ein unfehlbares System.

Hast du schon einmal in einer schwülen Sommernacht draußen gesessen, die Sterne betrachtet und Staunen und Ehrfurcht angesichts der ungeheuren Größe und Vielfalt des Weltalls empfunden? Es ist alles sogar noch viel erstaunlicher! Sobald du nicht mehr durch die Brille der Zuneigung und Abneigung schaust, sondern vom Standpunkt deines urteilslosen, liebevollen natürlichen Zustandes aus, siehst du die Wirklichkeit so, wie sie ist: als bunte, unendliche Ansammlung von Bildern, Lauten, Ereignissen, Gedanken und Gefühlen, so vollkommen komplex und endlos vielfältig, daß dein Verstand vor Verzückung buchstäblich stillsteht. Du siehst dich als Mitspieler in diesem dreidimensionalen Film aus Bild und Ton, Geruch, Geschmack und Berührung und einem Laufband aus Untertiteln in deinem Kopf. Fasziniert beobachtest du, wie eine Hand, die du als deine erkennst, kochendes Wasser in eine Kanne gießt, während eine andere Hand (ebenfalls deine) den Teebeutel festhält. Gebannt folgst du deiner eigenen Geschichte: Wirst du gleich ein Buch lesen oder zuerst einen Spaziergang machen? Und was für eine Freude, einem anderen Wesen in die Augen zu schauen und darin wieder deine vollkommene Natur zu erkennen! Was für eine Freude, aus dieser überfließenden Natur heraus zu lieben, dich selbst und den anderen ohne Unterschied. Komplimente und Kritik, Anerkennung und Ablehnung, Erfolg und Mißerfolg, sogar Lust und Schmerz bekommen jetzt alle denselben Geschmack von vollkommener Illusion, und du erlebst alles mit dem gleichen Unterton der unbändigen Freude. Dies ist der vollkommene Seinszustand, der immer war und ist und sein wird. Die Tibeter nennen diese Erkenntnis und die Lehre davon *dzogpa chenpo* („Große Vollkommenheit") oder kurz *dzogchen*. Alles Leid entsteht durch Unwissenheit, durch die Unkenntnis dieses vollkommenen Zustandes. Solange du nicht imstande bist, die Vollkommenheit der Realität zu sehen, weist diese dich immer wieder durch Angst und Leid auf vollkommene Weise darauf hin. Erst wenn du endlich die Vollkommenheit der Angst und des Leids begreifst, wird aus dem Leid Erkenntnis, tiefe Freude über die Vollkommenheit, Liebe für die Lehrer und das uralte Wissen, die dich so weit gebracht haben, und warme Fürsorglichkeit gegenüber jedem, der diesen glücklichen Zustand noch nicht erkannt hat.

Die vollkommene Wirklichkeit, die Natur des Geistes und aller Erscheinungen, ist offenes, endloses Gewahrsein. Diese erkennende, gewahrende Qualität verliert sich in ihrem eigenen Gedankenstrom und wird dann als „Ich“, als „Selbst“, als Subjekt erfahren. Gleichzeitig wird der substanzlose Strom aus Sinneseindrücken im Gewahrsein als Wirklichkeit außerhalb des „Selbst“ erfahren, als Objekt. Subjekt und Objekt werden zu unrecht als reale und voneinander unabhängige Entitäten erfahren. Das ist der mentale Zustand, in dem sich die meisten Menschen befinden.

In Wahrheit sind Subjekt und Objekt nicht voneinander verschieden, sondern bilden zusammen eine sich ständig verändernde Erfahrung im weiten und offenen Raum des vollkommenen Geistes. Warum sehen wir das nicht? Weil wir denken! Achte einmal darauf, wie subtil das ist: Wir glauben (denken), die Wirklichkeit sei für unsere Probleme und unser Leid verantwortlich, darum wehren wir uns gegen sie und denken noch mehr, um einen Ausweg aus dem Leid zu finden. Doch in Wahrheit ist es dieser Gedanke, der uns leiden läßt! Die Idee, daß unsere Gedanken die Wirklichkeit, so wie sie tatsächlich ist, widerspiegeln, ist selbst auch nur ein Gedanke, eine Projektion des denkenden Geistes! Und daß diese Projektion wahr sein soll, ist auch nur ein Gedanke. Die ganze Erfahrung eines eingeengten „Ichs“ und einer einengenden „Wirklichkeit“ spielt sich ausschließlich im erfahrenden Geist ab. Selbst das schlimmste

Leid spielt sich in der offenen, gewahr seienden Natur des Geistes ab. Das begreifen wir nur deshalb nicht, weil der gewahr seiende Geist sich in seinem eigenen Strom der Gedanken und Sinneseindrücke verliert.

Also beobachte deinen Geist, und du siehst, daß das, was beobachtet, zugleich das ist, was beobachtet wird! Der alte Dzogchen-Meister Longchenpa (14. Jahrhundert) schrieb: „Erkenne das Gewahrsein im Wahrnehmen des Gewahrseins.“ Wenn du deinen Geist betrachtest, siehst du nichts anders als das, was du schon vorher sahst: Wahrnehmungen, Gedanken, Gefühle. Dennoch ist es ein Unterschied wie Tag und Nacht, ob du die Wirklichkeit als echte Einengung und dich als wehrloses Opfer siehst oder ob du die Wirklichkeit als flüchtigen Strom von Erfahrungen im vollkommenen Geist siehst und dich selbst als diesen vollkommenen Geist. Dies ist der Unterschied zwischen Leid und Vollkommenheit, zwischen Samsara und Nirwana.

Wenn du lernst, die Wirklichkeit zu betrachten, und wenn du erkennst, daß Geist und Erfahrung eine vollkommene Einheit sind, dann wirst du die Vollkommenheit in jeder scheinbaren Unvollkommenheit immer besser erkennen, auch in den beiden großen Problemen auf dem spirituellen Weg: Verschmelzung mit sicheren Denkmustern und Dissoziation von unsicheren Mustern. Jetzt kannst du darin die wichtigsten Eigenschaften der vollkommenen Natur des Geistes erkennen, nämlich die Fähigkeit, die Wirklichkeit mit liebevollem Gewahrsein zu umarmen und mit klarem Gewahrsein über sie hinauszusteigen. Ohne Gewahrsein verkümmert die liebevolle Umarmung zur Verschmelzung und das klare Darüberhinauswachsen schrumpft zur Dissoziation zusammen. Aber wenn diese Eigenschaften innerhalb des klaren, vollkommenen, seiner selbst sich bewußten Gewahrseins wirken, bilden sie die Zwei-Einheit jedes spirituellen Wachstums: Darüber-hinaus-Steigen, Umarmen, Weisheit und Liebe.

Du kannst an dir selbst prüfen, wie subtil dieser Mechanismus ist. Er wird manchmal sichtbar, wenn du allein bist und eine Weile ferngesehen oder gelesen hast. Dann warst du eine Zeitlang vom Hier und Jetzt abgelenkt und mit den Ereignissen im Film oder Buch verschmolzen. Doch irgendwann sind Film oder Buch zu Ende. Die zeitweilige Verschmelzung endet abrupt, und du wirst dir für einen Augenblick deiner selbst im Hier und Jetzt bewußt. Schau genau hin: Du empfindest jetzt vielleicht ein leichtes Gefühl des Unbehagens. Dies ist die subtilste Selbstablehnung, die mit der Ablenkung von deinem Zustand des Gewahrseins verbunden ist. Sie geht mit dem Drang einher, sofort etwas anderes zu tun.

Wenn du wenig oder gar keine Meditationserfahrung hast, erkennst du diesen Drang nicht und gibst ihm daher gleich nach: Du schaltest um, liest etwas anderes, oder du gehst sofort zu Bett oder was auch immer. Du dissoziierst dich von dem unangenehmen Gefühl. Aber wenn du einige Zeit meditiert hast, die subtile Selbstablehnung erkennst und sie mit klarem, urteilslosem Gewahrsein beobachten (umarmen) kannst, verwandelt sich die Dissoziation in einen Übergang zu einem größeren, klareren, sich selbst erkennenden Gewahrsein. Die liebevolle Umarmung der Selbstablehnung führt dazu, daß du die Selbstablehnung in klarem, urteilslosem Gewahrsein übersteigst. Jedesmal, wenn das Gewahrsein sich auf diese Weise wiederfindet, wird es etwas klarer und stabiler und kann die folgende Manifestation der Selbstablehnung oder Beklemmung daher besser und mit noch mehr liebevollem Gewahrsein umarmen. Eines Tages läuft dieser Prozeß des Umarmens und Übersteigens gleichzeitig und mühelos ab, denn es sind ja zwei Seiten desselben vollkommenen Geistes. Das negative Gefühl wird erkannt und umarmt, sobald es entsteht. Es befreit sich sozusagen selbst im offenen, liebevollen Zustand der Natur des Geistes und wird dann als Liebe und Klarheit erfahren.

So wird unsere vollkommene Natur, der Buddha in uns, abgelenkt, von seinen eigenen Projektionen mitgerissen und dadurch seiner selbst entfremdet. Jedesmal, wenn wir damit konfrontiert werden, fühlen wir uns in diesem entfremdeten Seinszustand unbehaglich und heimatlos. Dann fliehen wir rasch vor diesem Gefühl in eine neue Ablenkung. Das ist der Teufelskreis des Samsara, das mentale Leid, das sich selbst aufrechterhält. Jedesmal, wenn wir in Selbstablehnung gefangen sind, will der innere Buddha befreit werden und klopft schmerzhaft laut an unsere Tür. Und jedesmal lassen wir die Tür verschlossen und fliehen erneut vor uns selbst in eine neue Ablenkung. Das ist zwar verständlich, aber unpraktisch.

Dann – nach längerer Zeit – wird dir immer öfter klar, daß diese Strategie nicht funktioniert. Auf die Dauer hast du genug davon, immer im Kreis herum zu tanzen. Erst wenn wir sehen, daß wir selbst für unser Leid verantwortlich sind, fangen wir an, unseren Geist darin zu üben, sich selbst zu betrachten, und suchen unsere wahre Natur. Und erst dann wird das Wunder sichtbar! Erst dann erweisen sich Unbehagen und Selbstablehnung als Tore zu unserer vollkommenen Natur. Dann offenbart sich all unser Leiden als die unerwiderte Liebe unserer vollkommenen Natur zu unserem verwirrten Geist. Dann ist die Schlange keine Schlange mehr, sondern nur noch ein Strick, und wir können sicher in unser eigenes Haus zurückkehren und in unserer eigenen vollkommenen Natur und aus ihr heraus leben.

Das ist die Essenz der Meditation: den Geist betrachten lernen, die Ablenkung erkennen, das subtile Unbehagen darüber bemerken, die Neigung, sich von diesem Unbehagen zu dissoziieren, zur Kenntnis nehmen und es dann doch nicht tun, sondern weiter beobachten, immer wieder abgelenkt werden und das als Verschmelzung, als verzerrte Version der liebevollen Umarmung erkennen, weiter beobachten und immer subtilere Schichten der Selbstablehnung mit liebevollem Gewahrsein umarmen. Dadurch löst sich die Neigung zum Verschmelzen und Dissoziieren in ihrem natürlichen Zustand auf: in der alles übersteigenden Klarheit des sich selbst erkennenden Gewahrseins, im offenen und klaren, liebevollen natürlichen Seinszustand. Übersteigen und umarmen. Klar und liebevoll. Licht und Wärme. So einfach ist es. So schön.

In Amerika wurde unlängst ein Schwamm entdeckt, der sich über eine Strecke von 800 Kilometer ausgebreitet hat. Ein Schwamm ist ein unterirdisches, feinfädiges Wurzelsystem, das an vielen Orten eine Verästelung an der Oberfläche aufweist und dann als eine Art Pilz sichtbar wird. Dieser Schwamm und die Tausende von Pilzen, die ihm entsprießen, bilden also einen einzigen Organismus. Wenn alle Pilze denken könnten, würden sie sich natürlich für selbständige Wesen halten und sich mit ihrer individuellen Form identifizieren, nicht mit ihrer gemeinsamen Natur. Andere Pilze würden sie natürlich auch als individuelle Wesen betrachten. In einige würden sie sich verlieben, auf andere (oder auf dieselben) wären sie böse, und die meisten wären ihnen gleichgültig.

Ähnlich sind auch wir Menschen in Wirklichkeit miteinander verbunden. Wir sind im tiefsten Wesen *ein* vollkommener „Geist", der sich voller Freude in unzähligen Manifestationen ausdrückt und sich infolgedessen darin verliert, weil er sich mit seinen eigenen Manifestationen völlig identifiziert. Betrachte noch einmal Abbildung 1 auf Seite 7. Alle Schalen unseres Selbstbildes hüllen unseren natürlichen Seinszustand ein. Das ist unsere „Buddha-Natur", auf der Abbildung weiß wie das Papier, auf das sie gedruckt wurde. Doch außerhalb der Schalen sehen wir ebenfalls Weiß: Alles, was wir als „außerhalb von uns" wahrnehmen, ist ebenfalls eine Manifestation des vollkommenen Seinszustandes. Andere Wesen sind das auch. Sobald sich die Schalen unserer Identität in urteilslosem Gewahrsein auflösen, unterscheidet sich der weiße Raum innen nicht mehr vom weißen Raum außen. Ist der leere Raum im Inneren einer Flasche verschieden vom äußeren Raum, wenn die Flasche zerbricht?

Du siehst: Wir sind auf der Suche nach unserer vollkommenen Natur; doch sobald wir sie gefunden haben, erkennen wir, daß sie immer schon die Natur von allem war, der unbegrenzte, seiner selbst gewahrseiende Raum, in dem alles eine freudvolle Manifestation der klaren, liebevollen Natur ist. Das Schöne ist: Du bleibst auch du selbst, du tust deine Dinge, du liebst deine Liebsten, du machst deine Arbeit, du stößt dir beim Duschen den kleinen Zeh, du genießt dein Schoko-Dessert. Aber gleichzeitig wird alles vom freudvollen Unterton des urteilslosen Gewahrseins erhellt. Du bleibst du selbst, jedoch ohne die Illusion des Getrenntseins von allem anderen. Statt dessen bist du eins mit allem, was du siehst, hörst, denkst und fühlst. Das „Selbst" ist eine Erfahrung wie jede andere, und in allen befindet sich der unantastbare Kern aus Liebe und Klarheit, der dauerhafte Unterton aus Freude und Humor. Es ist sehr begreiflich, daß wir daran gewöhnt sind, uns „selbst" als Mittelpunkt einer uns umgebenden Realität zu betrachten. Genauso glaubten die Menschen früher, daß sich Sonne und Sterne um die Erde drehen. Wie befreiend wirkt dagegen die Erkenntnis, daß du das Universum nicht kontrollieren, daß du dich „selbst" nicht beschützen mußt, sondern einfach mit allen anderen „sein" darfst, ohne eine einzige Bedingung erfüllen zu müssen.

So zeigt sich unser tiefes Verlangen nach einer vollkommenen Liebesbeziehung, nach dem einen Menschen, der uns liebt und schätzt, wie wir sind, und uns niemals im Stich läßt, als eine Projektion dessen, was wir in Wirklichkeit schon sind! Niemand kann dir jemals geben, was du bereits bist. Darum bringen Beziehungen auf der Basis des Bedürftigkeitsbewußtseins nie das Glück, das du ersehnst. Wenn du das begreifst, kannst du ohne Mangelbeziehungen in Liebe leben und deinen Überfluß mit anderen teilen, egal, in welcher Art von Beziehung. Es gibt kein größeres Glück, keine wärmere Liebe, keine klarere Einsicht, kein intimeres Beisammensein, keine echtere Autonomie, kein stärkeres Selbstwertgefühl als das. Das ist, was du bist, immer warst und immer sein wirst: *dzogchen,* die große Vollkommenheit.

Das war meine Erörterung der Mutter aller Irrtümer: das Verkennen unseres vollkommenen, überfließenden Seinszustandes. Und es ist natürlich nicht meine eigene Geschichte, sondern eine uralte Weisheit, die als Gebrauchsanweisung zum Leben mitgeliefert wird und die Grundlage verschiedener Religionen und spiritueller Strömungen ist. Soweit ich diese uralte Weisheit verstanden habe, habe ich versucht, sie in meine eigenen

Worte zu fassen, um dir als Mitreisendem auf dieser spirituellen Entdeckungsreise vielleicht von Nutzen sein zu können. Falls dabei etwas von der Authentizität und Reinheit dieses Wissens verlorengegangen ist, bin allein ich dafür verantwortlich. Ich hoffe und wünsche von Herzen, daß dieses Buch dich dazu inspiriert, die spirituelle Reise fortzusetzen und dein Licht bei einem authentischen spirituellen Lehrer oder einer spirituellen Tradition zu entfachen, und vor allem, deinen Geist darin zu üben, seine vollkommene Natur zu erkennen. Möge dieses Buch dazu beitragen, das Leid in der Welt zu verringern und das Glück und die Liebe zu vermehren.

Anhang I Quellennachweise, empfohlene Literatur und Danksagung

Schwebt der Mond
ohne Sinn vorbei?
Er ist ein Bote, der dir sagt,
daß dein Leben verrinnt.

Zen-Spruch

Dieses Buch ist im Laufe von Jahren entstanden, und es sind größere und kleinere Beiträge aus verschiedenen Quellen eingeflossen. Deren allerwichtigste ist zweifellos der tibetische Buddhismus, den ich in den letzten zehn Jahren studiert und praktiziert habe. Das Buch, das mich mit dieser alten Weisheitstradition in Kontakt gebracht hat, ist *Das tibetische Buch vom Leben und Sterben* von Sogyal Rinpoche. Dieser tibetische Lama lebt seit dreißig Jahren im Westen, hat in England vergleichende Religionswissenschaften studiert und gibt überall auf der Welt Unterricht. Bald nach dem Lesen seines Buches bin ich zu ihm nach Südfrankreich gereist, um mich von ihm unterrichten zu lassen, und seither ist er mein wichtigster Lehrer. Er hat mir die Sichtweise des Buddhismus und seine Übungen so erklärt, daß ich stets inspiriert wurde und erkannte, daß wir alle Manifestationen des vollkommenen, natürlichen Seinszustandes sind. Rinpoche ist für mich der schlagende Beweis dafür, daß es tatsächlich möglich ist, unser einengendes Selbstbild zu übersteigen und dann aus der mühelos fließenden Liebe und Klarheit des natürlichen Zustandes heraus zu leben.

Wenn du deinen Geist aufrichtig spirituell trainieren möchtest, besuchst du am besten einen Meditationskurs in einer der vielen buddhistischen Schulen, die es auch in unserem Land gibt. Sie haben jeweils ihren eigenen Stil, ihre eigene Atmosphäre und ihren eigenen Ansatz. Schau dich einfach mal danach um, besuche so eine Schule an einem Tag der offenen Tür und triff dann eine Entscheidung. Die Methode, die ich in diesem Buch beschreibe, ist der buddhistischen Schule entlehnt, die man *dzogchen* nennt und die nur im tibetischen Buddhismus gelehrt wird. Eine verwandte Methode wird im tibetischen Buddhismus unter dem Namen Mahamudra praktiziert. In Deutschland gibt es verschiedene tibetisch-buddhistische Zentren, die Meditationskurse geben. Mein Lehrer Sogyal Rinpoche hat mehrere Zentren in Deutschland, die Meditationskurse für Anfänger anbieten. Mehr Informationen findest du auf der Website www.rigpa.de.

In Anhang 2 schreibe ich über die nützliche Verbindung zwischen östlicher Spiritualität und westlichen Trainingstechniken. Viele dieser Techniken habe ich bei der Organisation *Essence* in Amsterdam gelernt, wo ich von 1995 bis 2000 ein Intensivtraining absolviert habe. In diesen und vielen anderen Trainingsinstituten kann man üben, negative, selbstablehnende Muster zu verlernen und positive Muster zu erlernen. Es ist an sich keine spirituelle Ausbildung, weil man nicht lernt, wie der Geist seine vollkommene Natur erkennen kann. Aber man kann gut an allerlei Hemmungen und Blockaden arbeiten und ein positiveres und gesünderes Selbstbild entwickeln. Ich denke mit großer Freude und Dankbarkeit an die Ausbildung zurück, vor allem an Michal Perl aus Haifa, die meine wichtigste Trainerin war. Sie war die erste, die mich einen Blick in meine vollkommene Natur werfen ließ, und sie ist immer noch ein Vorbild, weil sie anderen ihr Wissen und ihre Erfahrung lückenlos und liebevoll zur Verfügung stellt, um deren Entwicklung zu fördern.

Wenn du die Tantra-Methode üben möchtest, kannst du einen der vielen Tantra-Kurse besuchen, die angeboten werden, meist von westlichen Zentren, die uns Westlern die östlichen Tantra-Techniken zugänglich machen. Dabei geht bisweilen ein Teil des ursprünglichen spirituellen Kontextes verloren, so daß sich das westliche Tantra für viele Menschen auf ein Training in liebevollem und ekstatischen Sex beschränkt. Aber wenn du selbst für den spirituellen Kontext sorgst, kannst du in einem westlichen Tantra-Kurs sehr gut die notwendigen Techniken kennenlernen. Ich habe einmal einen Anfängerkurs im *Centrum voor Tantra* von Carla Verberk und Remmelt van Kleef besucht, an das ich sehr gute Erinnerungen habe. Dort herrscht eine freundliche, sichere und integre Atmosphäre. Siehe: www.centrumvoortantra.nl.

Ein gutes und ausführliches Buch über die tantrische Liebe ist *Tantra: oder die Kunst der sexuellen Ekstase* von Margot Anand.

Es gibt derzeit recht viele spirituelle Lehrer im Westen, die sehr inspirierende Bücher über ihre Erleuchtungserfahrung geschrieben haben, aber kaum erklären, wie auch du eine solche erschütternde Klärungserfahrung machen kannst. Eine Ausnahme ist die amerikanische Autorin Byron Katie. Sie hat eine schöne und einfache Methode entwickelt, *The Work*, mit der du sehr wirksam deine einengenden negativen Vorstellungen durchschauen und damit aufhören kannst, sie auf andere und deine Umwelt zu projizieren. Von Byron Katie kannst du lernen, in Harmonie mit der Welt, so wie sie ist, zu leben. Ihr Standardwerk ist *Lieben was ist: Wie vier Fragen Ihr Leben verändern können.* Ein hübsches und erhellendes Buch ist auch *Ich brauche deine Liebe – stimmt das?* Sie gibt auch gelegentlich Workshops. Siehe www.thework.com.

Das Buch *Befreiung vom inneren Richter* des amerikanischen Autors Byron Brown und einer seiner dreitägigen Workshops haben mir sehr geholfen, Selbstablehnung zu überwinden. Das Buch gibt einen klaren Einblick in die Funktion eines typischen Aspekts unserer Selbstablehnung, nämlich unseren inneren Kritiker, die verinnerlichte Stimme unserer Eltern, die uns zuflüstert, was wir tun und lassen sollen, und die uns manchmal ziemlich runtermacht. In dem Buch findest du eine Menge praktische Übungen. Ich gebe hin und wieder selbst einen Workshop mit dem Titel *Frei vom inneren Richter* und benutze dabei unter anderem Material von Byron Brown.

Das Werk des amerikanischen Philosophen und Buddhisten Ken Wilber hat mich sehr angesprochen (siehe auch Anhang 2). Als Philosoph hat er die Wissenschaft und die Spiritualität hervorragend miteinander verbunden. Sein Buch *Eine kurze Geschichte des Kosmos* ist eine gute Einführung in sein philosophisches Werk. Wilber hat seine Erfahrungen auf dem spirituellen Weg sehr klar und inspirierend geschildert. Dieser Aspekt kommt unter anderem in seinem Buch *The Simple Feeling of Being* zum Ausdruck. Seine jüngeren Arbeiten sind meiner Meinung nach wegen ihrer enormen Detailliertheit schwerer zu verstehen.

Die Zahl der buddhistischen Bücher, die mich inspiriert haben, ist zu groß, um alle zu erwähnen. Zudem muß jeder darin seinen eigenen Weg finden. Um dir eine kleine Vorstellung zu vermitteln, möchte ich dennoch einige authentisch-buddhistische Lehrer nennen, die für westliche Leser gut verständlich schreiben. Yongey Mingyur Rinpoche ist ein junger tibetischer Mönch, der mit *Buddha und die Wissenschaft vom Glück* eine besondere Einführung in den Buddhismus und die Meditation geschrieben hat. Das Buch enthält interessante Hinweise auf wissenschaftliche Studien. Sein Bruder Tsoknyi Rinpoche hat mehrere Bücher über *dzogchen* verfasst, die gut lesbar sind. Sein erstes Werk heißt *Furchtlose Einfachheit*. Ein anderer junger tibetischer Lehrer ist Dzongsar Jamyang Khyentse. Sein Buch *Weshalb Sie kein Buddhist sind* ist eine erfrischend originelle Einführung in den Buddhismus. Einer älteren Generation gehört der tibetische Lehrer Namkhai Norbu an, einer der letzten noch in Tibet aufgewachsenen Lamas. Doch er spricht gut englisch und hält viele Vorträge über *dzogchen*. *Dzog Chen – der ursprüngliche Zustand* ist der Titel eines seiner Bücher – eine gute Einführung in diese höchste Form des Meditationsunterrichts. Auch der vietnamesische Mönch Thich Nhat Hanh hat viele Bücher über Buddhismus geschrieben, alle gut verständlich. Diese Lehrer reisen gelegentlich durch Europa, um Unterricht zu geben. Eine Teilnahme kann sehr inspirierend sein.

Wenn du nach der Lektüre dieses Buches glaubst, daß ich dir noch in irgendeiner Weise helfen kann, oder wenn du das Buch kommentieren möchtest, kannst du über meine Website www.

jangeurtz.nl Kontakt mit mir aufnehmen. Allerdings weise ich darauf hin, daß ich kein Therapeut und kein spiritueller Lehrer bin. Aber als Coach und Mitreisender auf dem spirituellen Weg gebe ich manchmal Workshops oder individuelle Beratungen. Auch darüber findest du Informationen auf meiner Website.

Zum Schluß möchte ich allen danken, die mir geholfen haben, dieses Buch zu schreiben. Der größte Teil des Buches ist während eines halbjährigen Retreats in Lerab Ling, Südfrankreich, entstanden, und ich bin sehr dankbar für die Freundschaft der anderen Teilnehmer und für die vielen Gespräche mit ihnen – vor allem mit Karel Lefèvre und Eric Soyeux – über Spiritualität. Besonders danke ich Linde Geurtz (meine Tochter), Marc Matthijsen und Suzanne Kooij. Sie haben mir jeweils aus ihrem Blickwinkel wertvolle Anregungen zum Manuskript gegeben und dadurch enorm zu diesem Buch beigetragen.

Meine größte Liebe und Dankbarkeit gilt meiner spirituellen Geliebten, bei der ich gelernt habe, spirituell zu lieben, und die mich mit ihrer Liebe und Freundschaft beim Schreiben dieses Buches ständig inspiriert hat. Für die deutsche Ausgabe möchte ich mich bei Verena Pfeiffer für ihren Rat zur Übersetzung einiger spiritueller Begriffe bedanken. Vielen Dank an Martin Meier für die aufwendige Bearbeitung der deutschen Übersetzung. Auch Gisela Bongart bin ich für ihre Liebe und Sorgfalt dankbar, mit der sie diese deutschsprachige Ausgabe hat Wirklichkeit werden lassen.

Vielleicht ist es unüblich, aber ich möchte auch mir selbst für dieses Buch danken. Obwohl es vielleicht anderen etwas geben kann, habe ich selbst beim Schreiben auf jeden Fall viel gelernt.

Nichts ist so inspirierend, schön und lehrreich wie der Empfang und die Weitergabe spirituellen Wissens und spiritueller Erfahrung. Diese Freude wünsche ich allen.

Anhang 2 Westliche Widerstände gegen östliche Spiritualität

Wenn es eine Religion gibt, die dem modernen Wissenschaftsanspruch standzuhalten vermag, ist es der Buddhismus.

Albert Einstein, deutsch-amerikanischer
Physiker (1879–1955)

Bei meiner Arbeit als Meditations-Instrukteur habe ich oft erlebt, daß Menschen sich zwar zur Spiritualität hingezogen fühlen, aber gleichzeitig davor zurückschrecken, dem spirituellen Pfad tatsächlich zu folgen. Das liegt an bestimmten Aspekten der östlichen Spiritualität, die im Westen auf Ablehnung stoßen. Der hartnäckigste Widerstand beruht auf der Überzeugung, Spiritualität sei etwas Nebulöses, eine Art Glaube, der allein auf Wunschdenken basiert und im Grunde nichts weiter als eine Flucht vor der wissenschaftlichen Wirklichkeit ist. Der wichtigste Grund für dieses Mißverständnis ist das, was Philosophen als „Prä-Trans-Verwechslung" bezeichnen: Jeder Mensch macht von Kindheit an eine Entwicklung durch, die verschiedene Phasen oder Stadien umfaßt. Das Bewußtsein des Kindes entwickelt sich aus einer körperlichen Phase über eine magische Phase (böse Ungeheuer und gute Feen), eine emotionale Phase und mehrere rationale Stadien des konkreten, formalen und abstrakten Denkens hin zur erwachsenen Form der sozialen Rationalität, die in der Lage ist, das unmittelbare Eigeninteresse zu übersteigen.

Wenn wir die historische Entwicklung der Menschheit betrachten, sehen wir, daß sich auch das Gruppenbewußtsein oder das „Denkniveau" eines Volkes oder einer Gesellschaft in ähnlichen Phasen oder Stadien entwickelt. Primitive Völker hatten zuerst nur ein Körperbewußtsein, so wie Tiere. Danach entstand ein magisches und mythisches Bewußtsein: Zauberei, viele Götter und unsichtbare Geister beeinflußten das tägliche Leben. Die Entwicklung ging weiter über das emotionale Stadium (Familien-, Stammes-, Landesbewußtsein) zum rationalen Stadium, das sich heute in der Entwicklung befindet und in dem ein Anfang von Weltbewußtsein entsteht: die zunehmende Erkenntnis, daß alle Wesen gleichwertig sind (so wie die universelle Menschenrechtserklärung es unlängst festgelegt hat).

Die „spirituelle Wissenschaft" behauptet (und hat für manche bewiesen), daß es noch weitere Wachstumsstadien gibt, sowohl im individuellen Bewußtsein als auch in dem der Menschheit. Das sind die Erkenntnis der „Leere" oder Substanzlosigkeit aller Erscheinungen *(shunyata)*, die Erkenntnis der eigenen vollkommenen Natur (der „Natur des Geistes") und das Wissen um die Verbundenheit all dessen, was existiert (Nondualismus). Diese drei höchsten Stadien überschreiten also das rationale Stadium und werden daher auch „transzendent" oder „transrational" genannt. Die gesamte Reihe der Entwicklungsphasen, sowohl des Individuums als auch der Gesellschaft, läßt sich also zusammenfassen in vorrationale Stadien (körperlich, magisch, mythisch, emotional), rationale Stadien (konkret, formal und abstrakt) und transrationale Stadien (*shunyata*, Natur des Geistes,

Nondualismus). Ich habe die einzelnen Stadien hier sehr knapp und ungenau wiedergegeben. Der amerikanische Philosoph Ken Wilber (siehe Anhang 1) hat sie viel besser und ausführlicher beschrieben.

Die Prä-Trans-Verwechslung entsteht, wenn man etwas Präratio-nales für transrational hält oder umgekehrt. Viele Menschen, vor allem Wissenschaftler, urteilen über die Spiritualität, ohne etwas über die transrationalen Stadien zu wissen, und halten daher alle Formen von Spiritualität für prärational, also irrational, und somit für Quatsch. Bestätigt werden sie in ihrem Irrtum durch viele andere Menschen, denen eine umgekehrte Verwechslung unterläuft: Sie glauben, transrationale Spiritualität zu üben, während sie sich in Wirklichkeit mit prärationalen Dingen beschäftigen. Diese Scheinspiritualität spielt sich bisweilen auf der traditionellen religiösen Ebene ab und sehr oft in den verschiedenen modernen New-Age-Formen von Gefühlsmanipulation, die einen Anschein von Verbundenheit oder Tiefsinnigkeit erwecken, etwa durch Gruppensitzungen, Mantras, Trance-Tanz, Schwitzhütten und Feuerzeremonien, oder durch ekstatische Erfahrungen mit Sex und Stimulanzien. Das ist an sich kein Problem, und es macht manchmal sogar Spaß. Aber solange diese Erfahrungen ein Ziel an sich sind, also nicht mit den transrationalen Aspekten des Bewußtseins verbunden sind und nicht darauf abzielen, den vollkommenen Seinszustand zu erreichen, handelt es sich nicht um Spiritualität im tiefsten Sinne.

Eine häufige Prä-Trans-Verwechslung habe ich in diesem Buch bereits genannt: den Irrtum, daß Kinder sich in einem natürlichen Seinszustand befinden, daß wir diesen Zustand als Erwachsene verloren haben und daß wir zu ihm zurückkehren müssen, um unseren spirituellen Weg zu vollenden. Das prärationale kindliche Stadium (in dem das Ego sich noch nicht vollständig ausgebildet hat) wird hier mit dem transrationalen Stadium der Egolosigkeit verwechselt.

Eine umgekehrte Prä-Trans-Verwechslung liegt bei jemandem vor, der glaubt, wer in eine buddhistische (transrationale) Meditation versunken ist, betreibe „Nabelschau" (prärationale Besessenheit von den eigenen Emotionen).

In einem harmonischen spirituellen Weg sind alle Stadien integriert. Man versucht nicht, sich von prärationalen Aspekten seiner Entwicklung zu lösen, sondern umarmt sie im urteilsfreien Gewahrsein und macht sie zu einem Teil seiner spirituellen Übung. Körperliche Gesundheit und ausgeglichene Emotionen tragen zur spirituellen Entfaltung bei. Auch religiöse Aspekte wie Rituale und Gebete können auf dem spirituellen Pfad eine Rolle spielen, sofern sie mit den transrationalen Aspekten verknüpft sind. Losgelöst von diesen sind sie nur noch Religion. Auch daran ist nichts falsch. Religiöse Übungen können uns beispielsweise dazu inspirieren, negatives Verhalten aufzugeben und positives zu entwickeln, was zu mehr Glück und weniger Leid beiträgt und insofern nicht irrational ist. Aber ohne die transrationale Perspektive führt die Religion nicht zur Erkenntnis des natürlichen Seinszustandes und ist daher im Grunde kein spiritueller Weg.

Neben dieser Prä-Trans-Verwechslung gibt es noch andere Gründe dafür, daß Spiritualität im Westen oft als Wischiwaschi abgetan wird. Die überaus erfolgreichen wissenschaftlichen Errungenschaften des letzten Jahrhunderts haben zusammen mit dem fast totalen Zusammenbruch des Christentums eine

Art neue „rationale Religion“ geschaffen, nämlich die Wissenschaft. Und so wie viele Individuen versuchen, sich von einem bereits überwundenen Stadium zu lösen, ist auch die westliche Gesellschaft nach fast zweitausend Jahren Christentum dazu übergegangen, sich von ihrem religiösen Stadium zu dissoziieren. Viele Menschen im Westen haben eine Art Religionsphobie. Sobald irgendwo Hymnen oder Mantras gesungen, Rituale zelebriert werden oder auf andere Weise etwas „Höheres“ angestrebt wird, steht der skeptische Geist bereit, diesen Unsinn mit scharfen Argumenten niederzumachen. Natürlich gibt es auch echte Quacksalber und falsche Gurus oder Heilige, und es ist gut, diese an den Pranger zu stellen. Doch leider sind die Kriterien dafür nur wissenschaftlich-rational (und manchmal auch rein emotional-ablehnend), so daß nicht nur prärationale Auswüchse als unwissenschaftlich abgelehnt werden, sondern auch jede prä- und transrationale authentische Spiritualität. Dabei wird immer wieder derselbe Denkfehler begangen: Was nicht wissenschaftlich bewiesen ist, gilt als widerlegt. Aber es gibt Phänomene, zum Beispiel die transrationalen Stadien unserer Entwicklung, die man a priori nicht wissenschaftlich beweisen kann, weil sie nicht in den rationalen, konzeptuellen Bereich der Wissenschaft fallen.

Daß diese transrationalen Phänomene dennoch nicht der Vernunft widersprechen, läßt sich bisweilen sogar rational beweisen. Neuere wissenschaftliche Studien über die Wirkung regelmäßiger Meditation auf das Gehirn belegen, daß jene Hirnregionen, in denen wir Glück und Sicherheit empfinden, unter dem Einfluß der Meditation deutlich größer werden und auch nach der Meditation größer bleiben. Die Veränderung ist also dauerhaft. Für Meditierende sind diese Studien nebensächlich, denn sie erfahren die positive Wirkung auf ihre Gesundheit und ihr Gefühlsleben ja selbst. Immerhin können solche wissenschaftlichen Veröffentlichungen dazu beitragen, daß die Prä-Trans-Verwechslung geringer wird und das gesellschaftliche Interesse an einem echten spirituellen Weg zunimmt.

Ein großer Teil des östlichen spirituellen Wissens ist mit der prärationalen Kultur und Religion des Herkunftslandes vermischt. Der tibetische Buddhismus ist ein gutes Beispiel dafür: Seine religiösen Aspekte stammen aus dem prärationalen Schamanismus (der magischen Phase). Diese Religion wurde in Tibet Jahrhunderte lang ausgeübt, bevor sie sich mit dem später aus Indien importierten Buddhismus vermischte. Ein Tibeter hat keinerlei Probleme damit, die prärationalen Aspekte des Schamanismus, die er ja mit der Muttermilch eingesogen hat, in den rationalen und transrationalen Buddhismus zu integrieren. Die prärationale Religiosität war in Tibet ein brauchbares Hilfsmittel, um die höheren transrationalen Stadien der Spiritualität zu erreichen.

Aber wenn man eine prärationale Religion westlichen Erwachsenen anbietet, die sich in einer rationalen Phase der persönlichen Entwicklung befinden und in einer rationalen Gesellschaft leben, kommt es oft zu einer zweifachen Prä-Trans-Verwechslung. Eine große Gruppe rational ausgerichteter Westler, die sich von ihrer magischen und religiösen Phase dissoziiert haben, lehnt den tibetischen Buddhismus als Ganzes ab, weil sie seine transrationale Weisheit nicht erkennt, die mit prärationaler Religion vermischt ist: „Wenn man Opferrituale ausführen muß, kann es keine echte Spiritualität sein." Leider wird hier das kostbare Geschenk des spirituellen Wissens zusammen mit der für die Kritiker unansehnlichen religiösen Verpackung weggeworfen.

Eine kleinere Gruppe im Westen, die noch ein wenig mit ihrer religiösen Phase verschmolzen ist, begeht den umgekehrten Irrtum und hält die prärationalen Aspekte für transrational, für eine „höhere Wahrheit". Schamanistische Übungen gelten dann als spirituell, und man glaubt, daß die Rituale an sich zur Erleuchtung führen. Sie geben der religiösen Form also den Vorrang gegenüber dem spirituellen Inhalt. Das wahre transrationale Wissen wird dadurch ignoriert oder religiös interpretiert: viel Glaube, aber wenig eigene Überprüfung seines Wahrheitsgehaltes.

In beiden Fällen gibt es ein spirituelles Hindernis. Der rationale Religionsphobiker kann dieses Hindernis überwinden, indem er seine Dissoziation von der prärationalen Religiosität rückgängig macht und untersucht, welche religiösen Aspekte für ihn auf dem spirituellen Weg brauchbar sind. Der religiöse Buddhist sollte seinen Glauben auf die Probe stellen und „spirituell-wissenschaftliche" Studien betreiben, also meditieren – neben oder anstelle der Ausübung religiöser Liturgie.

Vielleicht gibt es noch einen Grund, warum viele Menschen im Westen zögern, einen spirituellen Weg einzuschlagen. Sie glauben nämlich, daß sie dann auf viele schöne Dinge im Leben verzichten und sich einem schweren, jahrelangen Training mit täglichem, stundenlangem Meditieren unterwerfen müssen, während das Ziel – die Erleuchtung – anscheinend ziemlich vage ist und sich in weiter Ferne befindet. Das ist ein verständlicher Irrtum und im Grunde ein Teil des Problems, für das der spirituelle Weg die Lösung bietet. Eine ähnliche Verzerrung der Wirklichkeit erlebt jeder, der mit dem Rauchen oder mit einer anderen Sucht aufhören will. Obwohl die Sucht viel Unheil in deinem Leben anrichtet, löst der Gedanke ans Aufhören sofort

Angst davor aus, daß das Leben danach viel öder und grauer sein wird, ohne Spaß und Freude. Diese Angst und die Aussichtslosigkeit sind ein Teil der Suchtillusion. Die Wirklichkeit ist genau umgekehrt: Es ist die Sucht, die Leiden verursacht und dich einengt, und wenn du dich von ihr befreist, empfindest du große Freude und hast ein viel schöneres Leben.

Auch wenn du über eine eher spirituelle Lebensweise nachdenkst, fürchtest du, daß das Leben langweiliger wird, daß du nie wieder über die Stränge schlagen und nur noch ernst und diszipliniert auf einem Kissen sitzen und meditieren darfst. Wieder sieht die Wirklichkeit umgekehrt aus: Spiritualität ist befreiend! Sie befreit dich von deiner Sucht nach der Liebe und Anerkennung anderer. Sie befreit dich von deiner zwanghaften Verkrampfung in Bezug auf die Wirklichkeit und deine Gefühle, und sie ermöglicht einen Zustand der Liebe und des Glücks, der mit nichts zu vergleichen ist.

Ein weiterer Aspekt des spirituellen Weges, den wir im Westen oft falsch verstehen, ist der spirituelle Lehrer. Nach zweitausend Jahren religiöser Dominanz der römischen Kirche und vielen christlichen Abspaltungen haben die meisten Menschen die Nase voll von Fügsamkeit und Gehorsam – doch genau daran scheint ein spiritueller Lehrer zu appellieren. Wir alle kennen Sekten, in denen der Gehorsam zu Massenhysterie oder gar Gruppenselbstmord geführt hat. Darum haben wir große Bedenken, einem spirituellen Lehrer zu folgen, und das ist eigentlich gut so. Aber ein echter spiritueller Lehrer hat große Vorteile. Obwohl Spiritualität auch ohne Lehrer möglich ist, machst du viel schnellere Fortschritte, wenn du einen Lehrer hast. Dafür gibt es zwei Gründe.

Erstens ist es äußerst inspirierend, jemanden kennenzulernen, der auf dem spirituellen Pfad viel weiter vorangekommen ist als man selbst. Der Lehrer ist ein Vorbild, das zum Studieren und Üben inspiriert. Er ist der Beweis dafür, daß es möglich ist, sich von der einengenden Identität zu befreien und eine Quelle der Liebe und Inspiration zu werden. Zudem kann der Lehrer einem praktische Anleitungen geben, wenn man Probleme beim Üben hat, und er kann einem aufgrund seiner eigenen Erfahrung sagen, was man anders machen kann, um seine Meditation wieder in Gang zu bringen.

Die zweite Aufgabe des Lehrers besteht darin, dir einen Spiegel vorzuhalten, in dem deine verborgenen Hindernisse sichtbar werden. Das sind meist Selbstschutzmuster, mit denen du noch verschmolzen bist, so daß sie sich in der Meditation noch nicht bemerkbar machen. Der Lehrer konfrontiert dich mit diesen Mustern und bringt dir bei, sie ohne Urteil zu betrachten und in urteilslosem Gewahrsein aufzulösen. Diese Konfrontationen können manchmal ganz schön schmerzhaft sein. Ein guter Lehrer ist kein Weichei und hat keinerlei Interesse an deiner Bewunderung oder Anerkennung. Darum muß er sich auch nicht zurückhalten, wenn er dich mit deinen negativen Mustern konfrontiert. Wie ich bereits erklärt habe, neigen wir dazu, jemanden, der unsere Knöpfe drückt, für schmerzliche Gefühle verantwortlich zu machen. Aber wenn dein Lehrer deine Knöpfe drückt, wird dir sofort klar, wie du selbst die Verantwortung für deinen Schmerz besser übernehmen kannst. Dadurch spielt sich der ganze Prozeß – Erkennen, Loslassen und Umarmen von Ego-Mustern – viel schneller ab als ohne Lehrer.

Nach einer etwas längeren Zeit entwickelt sich zwischen dem Schüler und dem Lehrer allmählich eine Art „Liebesbeziehung“, die mit keiner anderen Beziehung vergleichbar ist. Man erkennt den natürlichen Seinszustand des Lehrers immer deutlicher, man sieht immer klarer, daß alles, was er sagt und tut, frei von Eigeninteresse und Hintergedanken ist und unmittelbar der Quelle bedingungsloser Liebe der Natur des Geistes entspringt. Und je besser man dadurch die eigene vollkommene Natur erkennt, desto stärker wird das tiefe Gefühl von Liebe und Dankbarkeit für denjenigen, der dieses Wissen und diese Erkenntnis in einem geweckt hat.

Eine andere Form des westlichen Widerstandes gegen spirituelle Traditionen aus dem Osten entsteht manchmal aus einem psychologischen Blickwinkel. Die westliche Psychologie hat eine völlig andere Vorstellung vom menschlichen Geist als die spirituelle. Psychologische Methoden zielen darauf ab, ein gesundes Ego aufzubauen oder wiederherzustellen, so daß dein System aus Schleiern, die deine Selbstablehnung mit der Liebe und Anerkennung anderer verhüllen sollen, optimal funktioniert. Spirituelle Methoden haben das Ziel, dieses Verhüllungssystem zu durchschauen, es loszulassen und den vollkommenen Seinszustand zu erkennen, den dieses System deinem Blick entzogen hat. Kurz gesagt: Die Psychologie sieht den kranken Geist und will ihn heilen; die Spiritualität sieht den vollkommenen Geist und will ihn verwirklichen. Doch es ist sehr wohl möglich, auf dem spirituellen Weg auch Gebrauch von den vielen psychologischen Entwicklungen zu machen, die der Westen zu bieten hat. Die psychologischen Methoden sind ja oft besser auf die westliche Art zu denken und zu fühlen abgestimmt. Obwohl sie an sich nicht spirituell sind, können sie durchaus für spirituelle Ziele genutzt werden. So wie ein hektischer Geist außerstande ist, seine eigene Natur zu erkennen, und deshalb zuerst einigermaßen beruhigt werden muß, so kann auch ein zu neurotischer, zu ängstlicher und sich selbst ablehnender Geist niemals seine vollkommene Natur erkennen. Dein Ego muß schon ein wenig gesund sein, um darüber hinauswachsen zu können. Deine Identität muß etwas freier von starken Ängsten und Beklemmungen sein, bevor du begreifen kannst, daß sie eine ausschließlich erlernte, illusorische Identität ist. So können psychologische Methoden, die eine gesunde Identität anstreben, zusammen mit spirituellen Methoden, die dir zeigen, daß jede Identität eine Verhüllung deines wahren Seinszustandes ist, insgesamt eine sehr wirksame spirituelle Übung ergeben. Es kann sogar sein, daß eine psychologische Therapie, der du dich früher unterzogen hast, plötzlich im Rahmen einer spirituellen Ausbildung ihren Zweck erfüllt oder daß eine jahrelange spirituelle Praxis dank der Konfrontationen in einem intensiven westlichen Workshop auf einmal in deinem Geist Früchte zeigt.

Vielleicht inspiriert dich dieses Buch, einen spirituellen Weg zu gehen. Das wäre die wichtigste Entscheidung deines Lebens. Doch genau deswegen solltest du vorsichtig beginnen. Im Kapitel über Meditation hast du bereits gelesen, daß du anfangs nicht zu lange meditieren solltest. Dasselbe gilt, wenn du einen spirituellen Lehrer suchst oder eine Methode, die dir liegt. Überstürze nichts. Schau dich erst einmal um. Lies spirituelle Bücher, um herauszufinden, welche Tradition dich anspricht. Westliche Lehrer sind oft leichter erreichbar und leichter zu verstehen, aber auch unverbindlicher, und es ist schwer, die Spreu vom Weizen zu trennen. Ehrgeizige Egos wollen von der wachsenden Beliebtheit spiritueller und pseudospiritueller Angebote profitieren. Ein östlicher Lehrer kommt aus einer Jahrhunderte alten spirituellen Tradition und ist daher meist verläßlicher, aber oft auch schwerer zu verstehen, und seine Botschaft ist manchmal stark mit östlicher Kultur und Religion vermischt, die anfangs fremder und unzugänglicher auf uns wirkt. Besuche also zunächst einen öffentlichen Vortrag, einen Workshop oder ein kurzes Retreat bei einem Lehrer. Einen guten Lehrer erkennst du daran, daß er dich inspiriert aber mitunter auch konfrontiert. Was er anderen rät, sollte er in Wort und Tat selbst beherzigen.

Vielleicht mußt du dich jahrelang umschauen, bis du deinen Lehrer findest, und in dieser Zeit kannst du natürlich auch alleine Fortschritte machen. Aber wenn du weitersuchst, findest du irgendwann einen echten spirituellen Lehrer, einen, bei dem es „klickt" und für den du immer mehr Liebe empfindest. Wenn du diesen „äußeren Lehrer" gefunden hast, dauert es nicht mehr lange, bis du auch deinen „inneren Lehrer" kennenlernst, deinen vollkommenen, natürlichen Seinszustand.

Also, schau dich um; aber hör mit dem „spirituellen Shopping" auf, sobald du einen Lehrer, der dir liegt, oder eine Methode, die dich anspricht, gefunden hast. Vertiefe dich ganz in diese eine Methode – früher oder später wehrt sich dein Geist nämlich gegen jede Methode, und wenn du dann jedesmal eine neue suchst, schwankst du ständig zwischen verschiedenen Ansätzen hin und her. Erst wenn du diesen Widerstand als Hemmschwelle vor den tieferen Ebenen deines Geistes erkennst und deiner Methode dennoch treu bleibst, kannst du auch diese subtileren Ebenen durchqueren und wahre Einsicht erlangen.

Wenn du schon seit einiger Zeit auf der Suche bist, verschiedene spirituelle Angebote ausprobiert hast und nicht so recht weißt, ob du auf dem „richtigen“ spirituellen Weg bist, gibt es eine einfache Richtschnur: regelmäßiges Üben. Wenn du mehr oder weniger jeden Tag übst, und seien es nur fünf Minuten, bist du auf dem Weg. Wenn du einmal im Jahr an einem intensiven spirituellen Workshop oder an einem Retreat teilnimmst, aber nicht täglich übst, befindest du dich nicht wirklich auf dem spirituellen Weg. Vielleicht sammelst du Inspirationen, und das ist sehr nützlich. Aber wenn du ernsthaft deine vollkommene Natur kennenlernen willst, mußt du jeden Tag üben, mehr oder weniger lange, je nach deiner Erfahrung und abgestimmt auf die Umstände.

Unsere verschleiernden Muster sind schon sehr lange da und verrichten ihr Werk automatisch. Du kannst nur dann durch sie hindurchsehen und sie nur dann ablegen, wenn du regelmäßig in dich hineinschaust, den Geist ruhen läßt und seine klare und liebevolle Natur erfährst. Das mag dir anfangs wie eine spirituelle Arbeit vorkommen, doch sehr bald werden deine Übungen für dich zur schönsten Zeit des Tages, zum „Moment für dich selbst“ im tiefsten Sinne des Wortes. Diese Momente dehnen sich aus und reihen sich aneinander, bis du dich nie mehr verlierst, egal, was geschieht. Dann ist dir den ganzen Tag lang freudig bewußt, was die Essenz jeder Erfahrung ist: liebevolles und urteilsloses Gewahrsein.

Literaturangaben

Anand, Margot:
Tantra: oder die Kunst der sexuellen Ekstase, München 1995, ISBN 978-3-442-13847-0

Brown, Byron:
Befreiung vom inneren Richter – Die Intelligenz der Seele erkennen, Bielefeld 2001, ISBN 978-3-933496-04-1

Katie, Byron:
Lieben was ist: Wie vier Fragen Ihr Leben verändern können, München 2002, ISBN 978-3-442-33650-0

Ich brauche deine Liebe – stimmt das? München 2002, ISBN 978-3-442-33743-9

Khyentse, Dzongsar Jamyang:
Weshalb Sie kein Buddhist sind, Oberstdorf 2008, ISBN 978-3-893-85564-3

Norbu, Namkhai:
Dzog Chen – der ursprüngliche Zustand, Ffm. 1993, ISBN 978-3-980-16350-7

Rinpoche, Sogyal:
Das Tibetische Buch vom Leben und Sterben, Ffm. 2004, ISBN 978-3-596-16099-0

Rinpoche, Tsoknyi:
Furchtlose Einfachheit: Der Dzogchen Weg zu einem Leben in Freiheit, München 2007, ISBN 978-3-933-52917-6

Rinpoche, Yongey Mingyur:
Buddha und die Wissenschaft vom Glück: Ein tibetischer Meister zeigt, wie Meditation den Körper und das Bewusstsein verändert. München 2007 , ISBN 978-3-442-21779-3

Wilber, Ken:
Eine kurze Geschichte des Kosmos, Ffm. 2004, ISBN 978-3-596-13397-0

The Simple Feeling of Being: Embracing Your True Nature, Boston 2004, ISBN 978-1590301517

Über den Autor

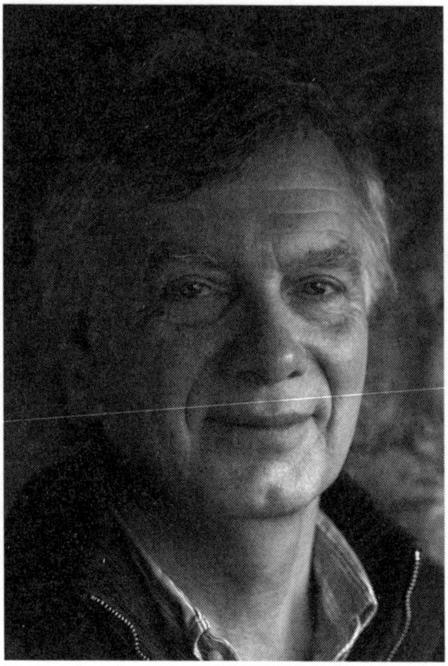

Jan Geurtz, Jahrgang 1950, studierte niederländische Literatur, Pädagogik und Wissenschaftsphilosophie. Danach arbeitete er als Lehrer und IT-Berater. Seit 1995 praktiziert der Vater von vier Kindern erfolgreich als Suchttherapeut. 1998 begann er, sich mit Buddhismus zu befassen. Er ist Schüler von Sogyal Rinpoche (Autor von *Das tibetische Buch vom Leben und Sterben*) und lebt teils in dessen Retreat in Südfrankreich, teils auf seinem alten Segelboot in Amsterdam.

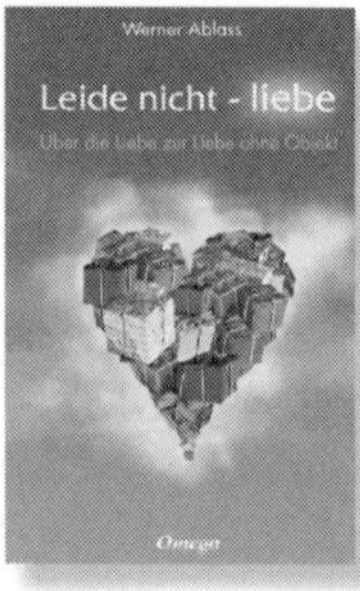

Werner Ablass

Leide nicht - liebe

Über die Liebe zur Liebe ohne Objekt

202 S., gebunden • € 10,80 [D] • ISBN 978-3-930243-30-3

Auch als Hörbuch auf 2 CDs, 136 Min.

€ 16,20 [D] • ISBN 978-3-930243-40-2

Alles im Kosmos basiert auf Schwingung und Resonanz. Wer leidet, befindet sich auf einer tiefen Schwingungsebene und zieht dementsprechend negative Lebensumstände an. Wer liebt, schwingt auf der höchstmöglichen Schwingungsebene und wird dadurch automatisch zum Magneten für Harmonie, Glück und Erfolg.

Dieses Buch zeigt, wie man trotz aller Widrigkeiten im Alltag in die Schwingung von Agape gelangt – einer Liebe, bei der das Objekt völlig zweitrangig ist. Das heißt: Es geht nicht darum, WAS man liebt, sondern darum, DASS man liebt – weil es einem dabei soooo gut geht!

„Lerne die Liebe zu lieben - und du wirst auf eine Goldader stoßen!"

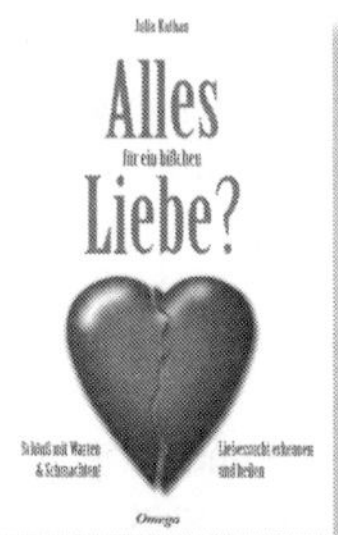

Julia Kathan

Alles für ein bißchen Liebe?

Schluß mit Warten & Schmachten

Liebessucht erkennen und heilen

192 S., Softcover • € 13,50 [D] • ISBN 978-3-930243-46-4

Ein Ratgeber für chronisch unglücklich Verliebte! Vor allem Frauen neigen dazu, sich auf Liebe und Beziehung als Lebenselixier zu fixieren, und sich ständig in die „Falschen" zu verlieben: in Verheiratete, Arbeits-, Drogen- oder Alkoholsüchtige, Beziehungsunfähige, in Traumprinzen, die weit weg wohnen, oder eine Kombination aus alledem – in Männer, die ihnen garantiert nicht geben können, was sie sich wünschen, und die weniger Interesse an ihnen zeigen als umgekehrt.

Dennoch tun Frauen, die sich solche „Partner" aussuchen, alles für ein bißchen Liebe von ihrem Auserkorenen, machen sich klein, oft genug wohlwissend, daß sie es tun. Doch sie können es nicht lassen! Ihre Sehnsucht führt oft zu verzweifelter Besessenheit, die die Macht hat, sie selbst in Depressionen und sogar vom Balkon zu stürzen.

Die Autorin beschreibt nicht nur eindringlich die Symptome der Liebessucht. Sie bietet auch klare Lösungsansätze an, deckt die Muster hinter den Wiederholungen auf, zeigt, wie sich süchtige in wahre Liebe verwandeln läßt, und macht Mut und Lust auf Veränderung.

Zu beziehen in jeder guten Buchhandlung

Omega®-Verlag G. Bongart & M. Meier (GbR)

Karlstraße 32, D-52080 Aachen
tel 0241–16 81 630, fax 0241–16 81 633
e-mail: info@omega-verlag.de, http://www.omega-verlag.de

Fordern Sie auch unser kostenloses Verlagsverzeichnis an!

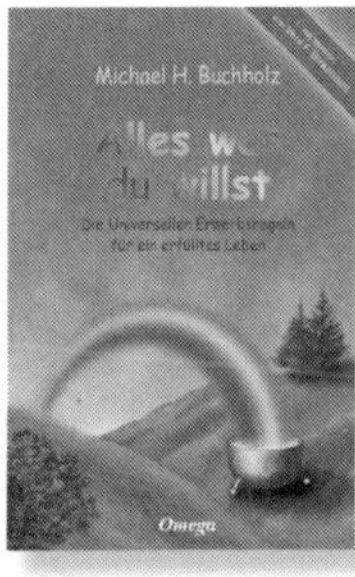

Michael H. Buchholz

Alles was du willst

Die Universellen Erwerbsregeln für ein erfülltes Leben

mit Vorwort von Vera F. Birkenbihl,

240 S., gebunden • € 15,30 [D] • ISBN 978-3-930243-19-8

Alles was du willst ist bereits vorhanden, behauptet der Persönlichkeitstrainer Michael H. Buchholz. Du mußt es dir nur erwerben.

Dabei geht es um so viel mehr als nur um Geld – nämlich um Gesundheit, Wohlstand, Glück und Erfolg – kurz: um (d)ein erfülltes Leben.

Ein erfülltes Leben aber ist immer auch ein Leben in Fülle. Und wie du diese Fülle, den Schatz am Ende des Regenbogens, erwerben kannst, zeigen die „Universellen Erwerbsregeln".

Diese „Universellen Erwerbsregeln" gelten immer: Sie prägen stets deine augenblickliche Situation und formen deine Realität. Folgst du ihnen, so bringen sie dich deiner wahren Lebensaufgabe näher und offenbaren dir zugleich die immense Kraft, die in deinen eigenen Erwartungen verborgen ist. Denn: „Was wir erwarten, werden wir finden", wußte schon Aristoteles.

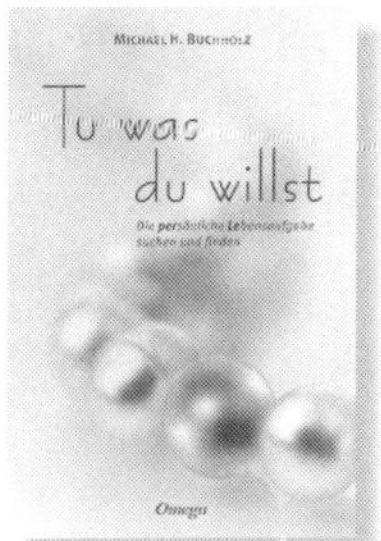

Michael H. Buchholz

Tu was du willst

Die persönliche Lebensaufgabe suchen und finden

250 S., gebunden • € 14,95 [D] • ISBN 978-3-930243-55-6

Nach dem erfolgreichen ersten Buch **Alles was du willst** ist **Tu was du willst** der nächste Schritt auf dem Weg zu einem erfüllten Leben. Dabei handelt es sich um ein Lebensprinzip, das dem Leser hilft, seine Persönliche Lebensaufgabe (kurz Perle) zu finden und zu erfüllen – zum Wohle aller und mit Respekt gegenüber allen Lebewesen.

Vermittelt wird dieses Prinzip in 24 Universellen Einsichten. Wesentliche Kernsätze der dahinter stehenden Philosophie sind z. B.: Jeder erschafft sich seine Realität selbst oder: Es gibt keine Zufälle, folglich hat alles im Leben einen Sinn.

Der Autor selbst sagt zum vorliegenden Werk: „Das, was du am meisten magst, ist das, was du am besten vermagst. Kurz: Jedes Vermögen (ein Künstlerisches, ein Intellektuelles, ein Handwerkliches, auch ein finanzielles Vermögen) kommt von deinem Mögen. Und was unserem Wesen entspricht, mögen wir am meisten. **Tu was du willst** meint daher: Tu, was dir wesensgemäß ist. Darauf wartet das Universum. Denn nur darum bist du hier."

Zu beziehen in jeder guten Buchhandlung

Omega®-Verlag **G. Bongart & M. Meier (GbR)**

Karlstraße 32 D-52080 Aachen
tel 0241–16 81 630 fax 0241–16 81 633
e-mail: info@omega-verlag.de http://www.omega-verlag.de

Fordern Sie auch unser kostenloses Verlagsverzeichnis an!

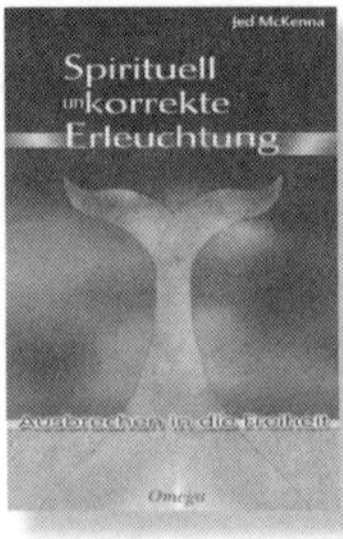

Jed McKenna

Spirituell unkorrekte Erleuchtung

Ausbrechen in die Freiheit

368 S., gebunden • € 19,80 [D] • ISBN 978-3-930243-34-1

Das Ausbrechen in die Freiheit nondualen Bewußtseins ist für Jed McKenna ein „spirituell unkorrekter" Vorgang: Spiritualität nährt das Ego, Erleuchtung löscht die falsche Identifikation mit dem Ich für immer aus. In seinen schonungslosen Demaskierungen zeigt der Autor, wie die Ego-Verhaftetheit uns in einem Käfig beschränkender Vorstellungen gefangenhält und unser Sein auf Kindergartenniveau reduziert. Ums Erwachsenwerden geht es McKenna und ums Erwachen zu unserem grenzenlosen Potential. Wer darin aufgehen will, dem empfiehlt er „Spirituelle Autolyse" – ein schmerzhafter Selbsthäutungsprozeß. Praktisch vorgeführt wird er am Beispiel der New-Age-Journalistin Julie. Literarisch dokumentiert findet McKenna ihn auch in dem mysteriösen Walfänger-Epos Moby Dick, das er als westliche Version des indischen Mahabharata entschlüsselt. Der Prozeß endet in jenem unbeschreiblichen Land jenseits aller Illusionen, von dem der Autor sagt: „Komm und sieh selbst."

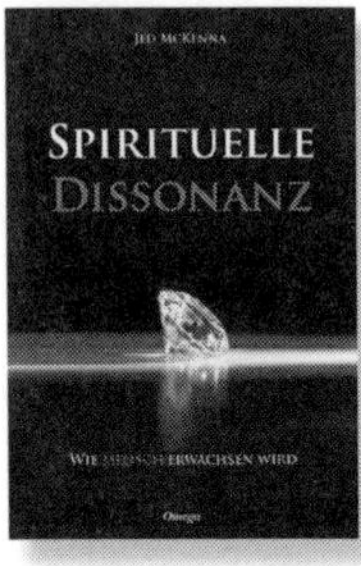

Jed McKenna

Spirituelle Dissonanz

Wie mensch erwachsen wird

432 S., gebunden • € 19,80 [D] • ISBN 978-3-930243-47-1

Erleuchtungstheorie aus erster Hand, provokant, selbstironisch, unterhaltsam präsentiert vom spirituellen enfant terrible Jed McKenna, der den Leser verbal aus seinem Bewußtseinskoma ohrfeigt. Unterschieden wird zwischen Erleuchtung und menschlichem Erwachsensein. Der Autor konzentriert sich in diesem Buch vor allem auf das Erwachen zum spirituell Erwachsenen, das für jeden erreichbar ist.

„Glauben bedeutet, nicht wissen zu wollen, was wahr ist." (Friedrich Nietzsche) Spirituelle Dissonanz ist ein Buch für diejenigen, die wissen wollen. Es handelt vom Übergang zum ganzheitlichen Stadium des menschlichen Erwachsenseins, in dem Gebete, Wunschtechniken, Affirmationen und die Gesetze der Anziehung überflüssig werden, so wie es überflüssig wird, bei einem Test zu schummeln, wenn man die Antworten weiß. Dazu gilt es, aus unserem Traumzustand zu erwachen und zu erkennen, daß wir in einem selbstgezimmerten Kerker der Täuschung gefangen, ja regelrecht süchtig nach dieser Selbsttäuschung sind. Wir werden von unseren eigenen Ängsten und unserer eigenen Dummheit versklavt. Doch wir können frei sein, sobald wir fähig sind, es zu wollen.

Zu beziehen in jeder guten Buchhandlung

Omega®-Verlag **G. Bongart & M. Meier (GbR)**

Karlstraße 32 D-52080 Aachen
tel 0241–16 81 630 fax 0241–16 81 633
e-mail: info@omega-verlag.de http://www.omega-verlag.de

Fordern Sie auch unser kostenloses Verlagsverzeichnis an!